臓器灌流実験講座

臓器灌流研究会 編

株式会社 新興医学出版社

臓器灌流実験講座の発刊によせて

　本書は臓器灌流研究会の会員が執筆したものである．臓器灌流研究会は平成4年3月21日に仙台市において第1回の会合をもって発足した．そして年1回，3月頃に研究会が行われている．この十数年来遺伝子工学的手法を用いた分子生物学の領域が華々しい成果をあげ，新しい技術の発展に伴う新物質の発見や新しい薬物の登場，そして遺伝子治療など素晴らしい発展を遂げつつある．しかしヒトは一つの個体であり，臨床医学の分野では全体を把握検証する必要がある．生理学が人体の原点であり，病態生理の解明と疾患の理解が重要である．過去において灌流系を用いた研究が多数行われた．しかしながら今日の著しい医学の進歩に伴い，もう一度，灌流実験を見直し，病態生理の解明のための一つの手段として，臓器全体の仕組みを理解することは，より意義のある方法ではないかという趣旨で本研究会は発足した．

　今や，1900年代に終わりをつげ，2000年に突入した．先人の今までの数々の輝かしい医学の成果をふまえて，原点である生理学を進展させる一つの研究の手段として臓器灌流実験の利点を活かすことは大切なことではなかろうか．

　本書は臓器別にVI章から成り立っており，脳以外のほとんどすべての臓器灌流実験について書かれており，それぞれ総論と各論に分けて執筆されている．

　総論では一般的に認知された方法や手技，結果，注意事項などについてまとめてある．各論では方法から結果まで留意事項を含めて，実際に執筆者が行ったテーマ実験を中心に具体的に記載されている．いわば生の"実験"である．研究論文を読んで，そのとおりの結果を得ることはなかなか難しい．そんなとき，本書が活用されれば幸いである．

　2000年　正月

　　　　　　　　　　　　　　　　　　　編者を代表して
　　　　　　　　　　　　　　　　　　　帝京大学医学部第三内科　坂本　美一

執筆者一覧

峯　徹哉
東京大学医学部内科・講師

菅野　司
大阪府立大学農学部獣医生理学講座・教授

森山　光章
大阪府立大学農学部獣医生理学講座・助手

茂久田　修
帝京大学医学部第三内科・講師

中島　浩司
社会保険京都病院小児科

衣笠　昭彦
京都府立医科大学小児科・助教授
向陽保健所・所長

中嶋　敏宏
大津市民病院小児科・医長

池田　匡
鳥取大学医学部保健学科・教授

木村　和弘
北海道大学大学院獣医学研究科
比較形態機能学講座生化学教室・助教授

山谷　恵一
燕労災病院内分泌・代謝内科・部長

木崎　善郎
京都府立医科大学小児科・講師

横山　裕一
慶應義塾大学医学部内科・講師

福田　正彦
慶應義塾大学医学部内科・助手

水上　健
慶應義塾大学医学部内科・助手

岡村　幸重
慶應義塾大学医学部内科・助手

石井　裕正
慶應義塾大学医学部内科・教授

丸山　博
慶應義塾大学医学部内科・講師

安田浩一朗
京都大学総合人間学部環境適応論講座・助手

鍵本　伸二
京都大学大学院医学研究科
病態代謝栄養学講座

清野　裕
京都大学大学院医学研究科
病態代謝栄養学講座・教授

川井　紘一
川井クリニック・院長

横田千津子
いちはら病院内科・医長

石田　均
杏林大学医学部第三内科・教授

吉田　和正
前東北大学医学部第三内科・助手

小泉　勝
前東北大学医学部第三内科・助教授

広瀬　寛
慶應義塾大学保健管理センター・講師

伊東　克彦
慶應義塾大学医学部内科

黒瀬　健
宮崎医科大学内科学第三講座・助手

向　英里
京都大学大学院医学研究科
病態代謝栄養学講座

藤田　晴久
慶應義塾大学医学部先端医科学研究所
生体制御研究部門・講師

瀬戸　淑子
慶應義塾大学医学部先端医科学研究所
生体制御研究部門・講師

藤山　勝巳
米子中海病院・院長

小坂喜太郎
京都府立医科大学小児科

小山　一憲
国立病院東京医療センター内科

島袋　充生
琉球大学医学部第二内科・助手

大槻　眞
産業医科大学第三内科・教授

橘　真郎
The National University of Singapore；
Senior Fellow

中川　淳
金沢医科大学内分泌内科・講師

中林　肇
金沢大学保健管理センター・教授

杉山　和彦
済生会山形済生病院糖尿病内分泌科

間中　英夫
山形大学医学部内科学第三講座・助教授

成宮　学
国立西埼玉病院内科・医長

（執筆順）

編者代表
坂本　美一
帝京大学医学部第三内科・助教授

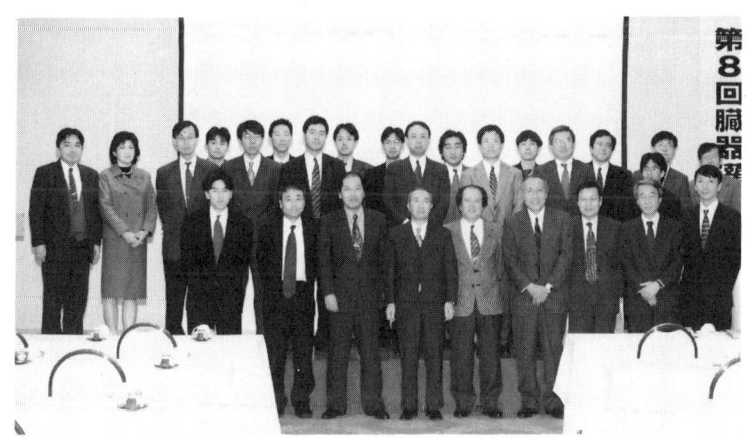

第8回臓器潅流研究会　（於　土浦　99'3月6日）

目　次

第I章　肝

総論

肝臓の灌流とは …………………………………………………………… 1
　　基本的な灌流操作 …………………………………………………… 3
　　灌流を行う際の注意するポイント ………………………………… 4

各論

1. インスリンによるグリコーゲン分解抑制作用 ……………………… 6
　　基本的な灌流操作 …………………………………………………… 6
　　実験と結果 …………………………………………………………… 8
　　留意点と応用 ………………………………………………………… 9

2. グルカゴン ……………………………………………………………… 12
　　方　法 ………………………………………………………………… 13
　　　1. グルカゴンの灌流肝における作用 …………………………… 13
　　　2. 灌流液中および組織中の cyclic AMP 測定 ………………… 13
　　　3. ^{45}Ca efflux study ……………………………………………… 14
　　　4. 肝細胞の作成と灌流肝の相違 ………………………………… 15
　　　5. グルカゴンの作用機序の検討 ………………………………… 15
　　　6. グルカゴン効果と Ca^{2+} の働き（他の実験系を含めて）…… 18
　　　7. これからのグルカゴン研究 …………………………………… 20

3. 乳酸からの糖新生 ……………………………………………………… 22
　　実験の原理 …………………………………………………………… 22
　　灌流実験 ……………………………………………………………… 22
　　glucose-^{14}C の測定 ………………………………………………… 22

ii 目次

  結　果 ……………………………………………………… 23
  応　用 ……………………………………………………… 24

4．肝灌流によるケトン体産生の測定 …………………… 25
  材料と方法 ………………………………………………… 25
  結　果 ……………………………………………………… 28

5．尿素の生成 …………………………………………… 29
  測定原理 …………………………………………………… 29
  試　薬 ……………………………………………………… 30
  測 定 法 …………………………………………………… 30
  灌流肝における尿素の生成 ……………………………… 31

6．IGF-I の分泌 ………………………………………… 33
  方　法 ……………………………………………………… 33
  結　果 ……………………………………………………… 34

7．T_4 から T_3 への転換 ………………………………… 36
  方　法 ……………………………………………………… 36
  結　果 ……………………………………………………… 37

8．プロスタノイドの生成とグリコーゲン分解 ………… 39
  材料と方法 ………………………………………………… 39
  実験と結果 ………………………………………………… 40
  留意点と応用 ……………………………………………… 41

9．アクチビン A ………………………………………… 43
  1．灌流肝におけるアクチビン A の効果 ……………… 44
  2．灌流肝におけるアクチビン A の取り込みまたは失活の検討 ……… 45
  3．灌流肝におけるアクチビン A による肝糖原分解
    効果抑制因子放出の有無 ……………………………… 45

10. ホルモンによる胆汁分泌 …… 49
材　　料 …… 49
標本作製 …… 49
結　　果 …… 50
応　　用 …… 50

11. 門脈・肝静脈 2 血管灌流 …… 52
方　　法 …… 53
結　　果 …… 53
考　　察 …… 54

12. 肝類洞に放出されるスーパーオキサイドアニオンの検出 …… 56
実験方法 …… 56
結　　果 …… 57
まとめ …… 58

13. 再生肝のフルクトース代謝と脂肪酸による調節 …… 60
材料と方法 …… 60
実験と結果 …… 61
留意点と応用 …… 63

第II章　膵内分泌

総論
膵灌流 …… 64
　A．摘出膵灌流の手技（ラット）
　　準　　備 …… 64
　　方　　法 …… 66
　B．*in situ* 膵灌流の手技（マウス）
　　準　　備 …… 67

方　　法 ………………………………………………………… 68

|各論|

1．膵灌流によるグルコース濃度連続変動下での
　　インスリン分泌の検討 ……………………………………… 70
　　方　　法 ………………………………………………………… 70
　　結　　果 ………………………………………………………… 71
　　考　　察 ………………………………………………………… 72

2．Pulsatile（搏動状）インスリン分泌 …………………………… 74

3．カルシウムおよびカリウムとインスリン分泌 ……………… 79
　　1．K_{ATP}チャネル ……………………………………………… 79
　　2．VDCC ………………………………………………………… 81

4．アミノ酸刺激とインスリン分泌 ……………………………… 84

5．長鎖遊離脂肪酸のインスリン分泌作用 ……………………… 86
　　灌　流　液 ……………………………………………………… 86
　　灌　流　実　験 ………………………………………………… 86
　　結　　果 ………………………………………………………… 87

6．自律神経系とインスリン，グルカゴン分泌 ………………… 89
　a．交感神経系 …………………………………………………… 89
　　方　　法 ………………………………………………………… 89
　　結　　果 ………………………………………………………… 93
　　結　　論 ………………………………………………………… 93

　b．副交感神経系 ………………………………………………… 95
　　対象と方法 ……………………………………………………… 95
　　実験結果 ………………………………………………………… 96

考　　察 …………………………………………………………… 101

　C．電気刺激 …………………………………………………………… 103
　　実験に必要な器具，および装置 …………………………………… 103
　　手術の実際 …………………………………………………………… 105

7．グルカゴンスーパーファミリーペプチドによる
　　インスリン・グルカゴン分泌 ……………………………………… 107

8．SU 剤とインスリン分泌 …………………………………………… 111
　　SU 剤と K_{ATP} チャネル …………………………………………… 111

9．ハムスターの膵灌流（*in situ*）におけるアミノ酸誘導体
　　A-4166 と KAD-1229 のインスリン分泌促進作用 ……………… 117
　　1．グルコースによるインスリン分泌 …………………………… 117
　　2．A-4166 と KAD-1229 によるインスリン分泌 ……………… 119

10．インスリンによるグルカゴン分泌抑制 ………………………… 121
　　対象と方法 …………………………………………………………… 121
　　実験結果 ……………………………………………………………… 122
　　考　　察 ……………………………………………………………… 124

11．低グルコース時グルカゴン分泌 ………………………………… 127
　　対象および方法 ……………………………………………………… 127
　　成　　績 ……………………………………………………………… 128
　　考　　察 ……………………………………………………………… 131

12．膵 D 細胞からのソマトスタチン分泌とその作用 …………… 134

13．膵ラ島 B,A,D 細胞相関 ………………………………………… 138
　　対象および方法 ……………………………………………………… 140

成　績 …………………………………………………… 140
考　察 …………………………………………………… 140
結　語 …………………………………………………… 142

14. 高果糖食と高インスリン血症 …………………………… 144
方　法 …………………………………………………… 144
結　果 …………………………………………………… 144

15. チアミン欠乏マウスでのインスリン分泌 ………………… 146
材　料 …………………………………………………… 146
実　験 …………………………………………………… 146
結　果 …………………………………………………… 147
考　察 …………………………………………………… 147

16. OLETF のインスリン分泌変動周期の検討 ……………… 149
対象および方法 ………………………………………… 149
結　果 …………………………………………………… 150
考　察 …………………………………………………… 151

17. Zucker fatty rat および WBN/Kob rat における
インスリン・グルカゴン分泌 ……………………………… 153
方　法 …………………………………………………… 153
結　果 …………………………………………………… 155
結　論 …………………………………………………… 156

18. レプチンとインスリン分泌
レプチン過剰発現ラットとレプチン受容体発現
膵ラ島での検討 …………………………………………… 157
1. レプチン過剰発現ラットの作製と特徴 ……………… 157
2. インスリン分泌 ………………………………………… 157
3. *fa/fa* ラット膵ラ島での OB-Rb の発現 ……………… 159

4. 結　　論 …………………………………………………………160

第III章　膵外分泌

総論
Exocrine pancreas ……………………………………………………161
　注意点 …………………………………………………………162
　膵管内灌流液 ……………………………………………………163
　灌流標本で生じる問題点 ………………………………………163

各論
1. セルレイン，セクレチンによる膵液分泌 …………………………165
　a. CCKによる膵外・内分泌反応とCCK受容体拮抗剤の作用 …165
　　灌流液の組成 …………………………………………………165
　　摘出膵灌流標本の作製 ………………………………………166
　　摘出膵灌流実験 ………………………………………………167
　　実験結果 ………………………………………………………168

　b. Love-Tachibana model ……………………………………171
　　膵外分泌測定法の動物モデル ………………………………171
　　ラットの膵外分泌モデルの作製 ……………………………171
　　セクレチンに対する膵液分泌 ………………………………172

2. 十二指腸分離，単離膵外分泌灌流 ………………………………175
　a. ラット ………………………………………………………175
　　標本作製 ………………………………………………………175
　　準　備 …………………………………………………………175
　　方　法 …………………………………………………………175
　　実　験 …………………………………………………………176

b．モルモット（guinea pig） …………………………………178

3．遊離膵腺房による膵外分泌反応 …………………………………180
　　実験に必要な溶液 ……………………………………………………180
　　遊離膵腺房の作製 ……………………………………………………180
　　遊離膵腺房実験 ………………………………………………………183
　　実験結果 ………………………………………………………………183

4．逆行性膵灌流と膵外分泌 …………………………………………187
　　1．逆行性膵灌流を用いた膵外分泌組織間液中に
　　　　高濃度膵ホルモンが存在することの証明 ……………………187
　　2．逆行性膵灌流を用いた islet-acinar axis を介する
　　　　膵ホルモンの膵外分泌調節作用の検討 ………………………191

第IV章　胃　　腸

総論
血管灌流・内腔灌流 ………………………………………………………192

各論
1．胃－ガストリン分泌 ………………………………………………194
　　標本作製 ………………………………………………………………194
　　実　　験 ………………………………………………………………195
　　応　　用 ………………………………………………………………196

2．腸－GLP-1分泌（ラット） ……………………………………197
　　方　　法 ………………………………………………………………197
　　実　　験 ………………………………………………………………198
　　結　　果 ………………………………………………………………198
　　ラット空腸回腸灌流の特徴 …………………………………………199

3．腸－グルコース吸収（イヌ） ……………………………201
　標本作製 ……………………………………………………201
　実　　験 ……………………………………………………202
　結　　果 ……………………………………………………202
　留意点と応用 ………………………………………………203

4．腸管運動とVIP分泌（イヌ） ……………………………205
　標本作製 ……………………………………………………205
　実　　験 ……………………………………………………205
　結　　果 ……………………………………………………205
　利点と応用 …………………………………………………207

第V章　骨格筋

総論
下肢灌流の実験 ………………………………………………208
　灌流標本作製手技 …………………………………………208
　灌　流　液 …………………………………………………209
　分析方法 ……………………………………………………210
　灌流速度についての検討 …………………………………211

各論
1．糖利用
　骨格筋の糖利用の代謝性調節因子についての検討 ………213
　方　　法 ……………………………………………………213
　結　　果 ……………………………………………………214
　結　　論 ……………………………………………………215

2．脂肪酸利用

糖尿病ラット下肢の脂肪酸利用についての検討 ……………217
　方　　法 …………………………………………………217
　結　　果 …………………………………………………217
　結　　論 …………………………………………………218

3．ケトン体利用 ………………………………………………221
　方　　法 …………………………………………………221
　結　　果 …………………………………………………222

第VI章　心，腎，副腎，甲状腺

> 総論

1．心　　臓 ……………………………………………………223
　方　　法 …………………………………………………223

2．腎臓，副腎 …………………………………………………225
　方　　法 …………………………………………………225

3．甲状腺 ………………………………………………………227
　方　　法 …………………………………………………227

> 各論

1．ラット心臓の解糖とグルコース酸化 ……………………229
　材料と装置 ………………………………………………229
　実　　験 …………………………………………………229
　結　　果 …………………………………………………230
　応　　用 …………………………………………………231

2．腎臓からのレニン分泌 ……………………………………232
　方　　法 …………………………………………………232

| 　結　　果 ……………………………………………………………233

3．腎臓からの尿中 NAG 分泌 ……………………………………235
　　方　　法 ……………………………………………………………235
　　採　　尿 ……………………………………………………………235
　　結　　果 ……………………………………………………………236

4．腎臓におけるホルモン代謝（T_4からT_3への転換）………237
　　方　　法 ……………………………………………………………237
　　結　　果 ……………………………………………………………238

5．腎臓，副腎からのアルドステロン分泌 ………………………240
　　方　　法 ……………………………………………………………240
　　結　　果 ……………………………………………………………240

6．モルモット副腎
　　ACTH によるコルチゾール分泌 ………………………………242
　　材　　料 ……………………………………………………………242
　　標　　本 ……………………………………………………………242
　　実験と結果 …………………………………………………………243
　　留意点と応用 ………………………………………………………243

7．甲状腺からの T_4 分泌 …………………………………………245
　　結　　果 ……………………………………………………………245

索　　引 …………………………………………………………………247

第Ⅰ章　肝

総論　肝臓の灌流とは

はじめに

　肝臓に対する研究における実験方法にはさまざまなものがある。大きく分けてひとつは in vivo の系であり，次に灌流の系であり，さらに遊離肝細胞や初代培養肝細胞系および cell line を用いる系である。おのおのの系はそれぞれ長所短所を有している。例えば in vivo の系は肝臓のみならずさまざまな臓器の影響が生じたものをみていることが多く，また，初代培養肝細胞や遊離肝細胞系で実験を行うと in vivo または灌流系の実験とは，その反応性が異なっている可能性が生じてくる。例えば，α または β adrenergic 受容体[1]やグルカゴン受容体の反応性等[2]は灌流肝と細胞系の実験では異なる。この理由のひとつには，肝臓は必ずしも肝実質細胞のみからできているわけではないことによる。初代培養肝細胞[3]および遊離肝細胞[4]の系で，肝細胞と他の細胞との関係をみることはかなり難しい。in vivo，灌流肝であればその関係をみることもできる。さらに cell line を用いるとその細胞が本来あるべき細胞自体の素質をもっているかどうかがかなり疑わしくなる。遊離肝細胞および初代培養肝細胞についてもその分離の際に生ずる受容体等への障害もかなり大きいと考えられる。これらのことよりその in vivo の系と細胞系の中間として考えられたのが灌流系である。灌流系には大きく分けて，肝臓の位置によって in situ[5]（ラットに肝臓をつけたまま灌流する方法）と isolated[6]（肝臓をラットの体から離して灌流する方法）の二つの方法がある。

　さらに細かく分けると，肝臓の灌流にはさまざまな方法，手技がある（**表1**）。すなわち，肝臓の支配血管は動脈，門脈，静脈と3本あり，基本的に灌流というものは灌流液を流し（これを afferent 側という），灌流した液を回収することである（これを efferent 側という）。afferent としては門脈および肝動脈があるが，その支配領域からいうとその3/4が門脈支配といわれ

表1 肝臓の灌流方法の分類

1) afferent の違い ①門脈のみ，②門脈＋動脈
2) 灌流方向 ①順行性，②逆行性
3) 肝臓の状態 ① in situ, ② isolated
4) 定速と定圧
5) flow throngh 方式と recirculation
6) 灌流液の内容
　　①血球成分を含む場合，含まない場合
　　②Krebs-Ringer Bicarbonate buffer, Krebs-Ringer Hepes buffer, Krebs-Ringer Tris buffer

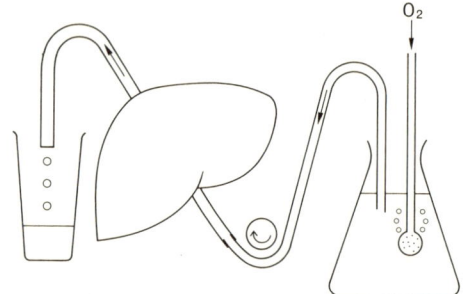

図1　Flow-through の灌流法

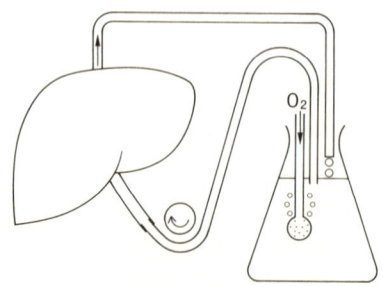

図2　Recirculation の灌流法

ており，肝臓の灌流実験の afferent として門脈が使われることが非常に多いが，門脈および肝動脈から同時に afferent として灌流する方法もある。いずれの場合もすべて efferent は肝静脈となる。灌流液の採取方法によりさらに flow through 方式（図1）と recirculation 方式（図2）に分けられ

る。このどちらをとるかはその灌流に含まれる substrate がかなり貴重であったり，肝臓での産生される物質の量が少ない場合には recirculation 方式を採用する。さらに灌流液として赤血球成分を含む場合と含まない場合もある。また，zonation 等をみるために通常の順行の方向（門脈→肝静脈）（図1）ではなく，逆行性に（肝静脈→門脈）灌流することもある。さらに実際灌流する際に定速（灌流速度を一定にする場合）と定圧（肝内の血管に対する圧を一定にする）の2種類がある。このように灌流と一口にいってもさまざまな方法があり，それぞれが独立してその方法が確立されている。また灌流という操作は初代培養肝細胞の作成の際に必ず行う手技である。また，前述のごとく，順行および逆行性の灌流を用いることにより zonation の研究[7] が採取された細胞でもできる。

基本的な灌流操作

　体重 180〜250 g のラットまたはマウスを用いて行う。（われわれはウィスター系雄性ラットを用いている）。グリコーゲン分解の調節を検討する場合は摂食ラットを，グリコーゲン合成や糖新生の検討は 24 時間または 48 時間の絶食ラットを用いる。ラットは夜行性の動物であり，夜間に摂食するのでグリコーゲンの蓄積から考えるとグリコーゲン分解をみる場合，午前 11 時までに実験を終了させる方がよい。ラットに sodium pentobarbital（用量：50 mg/kg）を腹腔内投与して麻酔した後，腹部を切開し，灌流液を流しながらカニューレを門脈に挿入後，直ちに腹部下大静脈を切開して，肝臓内の血液を洗い流す。次に胸腔を開き右心房を切開して，流出用カニューレを胸部下大静脈に挿入する（in situ 肝灌流）。Krebs-Ringer Bicarbonate 緩衝液（95%O_2-5%CO_2で飽和）を用い，flow-through 方式により一定流速で灌流する。同様の効果は Krebs-Ringer Tris buffer を用いて行っても得ることができる[5]。流速の調整中の肝臓の腫脹に注意して，灌流温度 37°C の条件下で以後 2.5 ml/g 肝/分の流速で行うと組織の十分な酸素の供給と良好な肝機能を維持し得る（約2時間くらい）。各種の生化学的指標は灌流開始 15 分後くらいにほぼ定常状態になるので，通常この時点で実験を開始する。薬物の注入および，その濃度を変化させたい場合は，速度可変型微量注

表2　灌流肝を用いる研究

1）合成および分解に関わる代謝
　　　糖代謝
　　　エネルギー代謝
　　　コレステロール合成
　　　胆汁酸合成
　　　尿素合成
2）解毒代謝　ホルモンの取り込みや分解
3）肝細胞の増殖機構
4）肝実質細胞と非実質細胞との連関
　　　フリーラジカルの動態
5）肝臓での電解質の動き

入ポンプを用い，必要な最終濃度を与える速度で門脈に流入直前の灌流液中に注入する。注入した被験物質の流出灌流液中の濃度の他に種々の代謝物や各種電極により pH, O_2 濃度やイオンの測定が可能である。灌流した肝臓の組織の代謝物の測定には実験終了後，液体窒素にすぐ浸漬して組織を固定後測定する。さらに放射性同位元素を用いることにより，イオンの動き（^{45}Ca efflux 等）や代謝状態も知ることができる（表2）。

灌流を行う際の注意するポイント

　1）門脈へのカニューレの挿入には時間をかけないで行う。少なくとも2～3分以内にカニューレの挿入を行った方が良い。そのためには門脈の挿入の時はあらかじめ門脈に2本糸を通しておき肝側のものは輪を作っておく。小さなはさみで切開を入れ，上腸間膜静脈側の糸を引きながら先をとがらせたカニューレを挿入する。挿入すると同時に肝臓の色が黄土色に変化する。変化しない箇所があれば血液塊の残存により肝循環系に部分的な無酸素状態が生じたと考え，少しカニューレの位置を変更し全部の色が変化することを確かめる。これが非常に重要なポイントである。
　2）次に肝臓が腫大していないことが重要である。腫大してくると肝臓の腫大のみではなく，水滴が見えるようになる。すなわち，肝臓の一過性の膨潤などによって代謝活性やホルモン応答性が著しく減弱するためである。肝

臓を他の組織から分離せず，*in situ* での灌流も可能である。特に門脈周囲の神経刺激による代謝反応を検討するときは分離しないのがよい。腫大してきた時はまず，灌流の速度を減少させる。そして，下大静脈からの採液する場合サイホンの原理のように必ず採液を行うチューブの先端をラット肝臓より低い位置にもってきて肝臓の腫大が改善するかどうかを正確に観察する。

3) その後は常に肝臓の腫大および酸素（空気）の混入に気を付けていく。

文 献

1) Itoh H, Okajima F, Ui M : Conversion of adrenergic mechanism from an α-to a β-type during primary culture of rat hepatocytes. Accompanying decreases in the function of the inhibitory guanine nucleotide regulatory component of adenylate cyclase identified as the substrate of islet-activating protein. J Biol Chem 259 : 15464-15473, 1984

2) Mine T, Kojima I, Ogata E : Difference in sensitivity to glucagon action in three different rat liver systems. Metabolism 39 : 321-326, 1990

3) Shimaoka S, Nakamura T, Ichihara A : Stimulation of growth of primary cultured adult rat hepatocytes without growth factor by coculture with non-parenchymal liver cells. Exp Cell Res 172 : 228-242, 1987

4) Berry MN, Friend DS. High-yield preparation of isolated rat liver parenchymal cells. J Cell Biol 43 : 506-520, 1969

5) Kimura S, Tada R, Ogata E : Role of calcium ion in the glycogenolytic effect of glucagon and cathecholamine. Proc Symp Chem Physiol Path 18 : 144, 1978 (in Japanese)

6) Mortimore GE, Tietze EF, Stetten D : Metabolism of ^{131}I-insulin studies in isolated, perfused rat liver and hind-limb preparation. Diatetes 8 : 307-314, 1959

7) Quistorff B, Dich J, Grunnet N : Peripoital and perivenors hepatocytes retain their zonational characteristics in primary culture. Biochem Biophys Res Commun 139 : 1055-1061, 1986

（峯　　徹哉）

第Ⅰ章　肝　　　　　　　　　　　　　　　　　　　　各論

1. インスリンによる
　　グリコーゲン分解抑制作用

　肝臓のインスリン受容体へのインスリンの結合は細胞内基質であるIRS-1（insulin receptor substrate-1）のリン酸化を経て，ホスファチジル イノシトール 3 キナーゼ（PI-3 kinase）を介し，glycogen synthase a を活性化してグリコーゲン合成を促進する。一方，cAMP phosphodiesteraseを活性化することによりcAMP量を減少させ，phosphorylase a 活性の低下をもたらし，グリコーゲンの分解を抑制する。Phosphorylase a の除去はグリコーゲン分解速度の減少をもたらすだけでなく，PP-1G（glycogen associated protein phosphatase-1）のglycogen synthase a へのアロステリック抑制を減少させ，結果としてグリコーゲン合成の増加をもたらす[2]。

　レプチンは脂肪組織より分泌され，その受容体は中枢神経系のみならず広く末梢組織にも分布する。レプチンの肝臓糖代謝に対する作用が注目されており，インスリン作用と比較されている。本項では肝臓灌流系におけるインスリンとレプチンのグリコーゲン分解抑制効果を紹介する[1]。

基本的な灌流操作[3]

　体重 180〜250 g のラットを用いる。グリコーゲン分解の調節を検討する場合は摂食動物を，グリコーゲン合成や糖新生の調節の検討は絶食動物を用いる。ラットに sodium pentobarbital（用量：50 mg/kg）を腹腔内投与して麻酔した後，腹部を切開し，灌流液を流しながらカニューレを門脈に挿入後，直ちに腹部下大静脈を切開して，肝臓内の血液を洗い流す*[1]。次に胸腔を開き右心房を切開して，流出用カニューレを胸部下大静脈および胆管（胆汁を使用しない場合でも胆管は解放のこと）に挿入した後，肝臓を他の

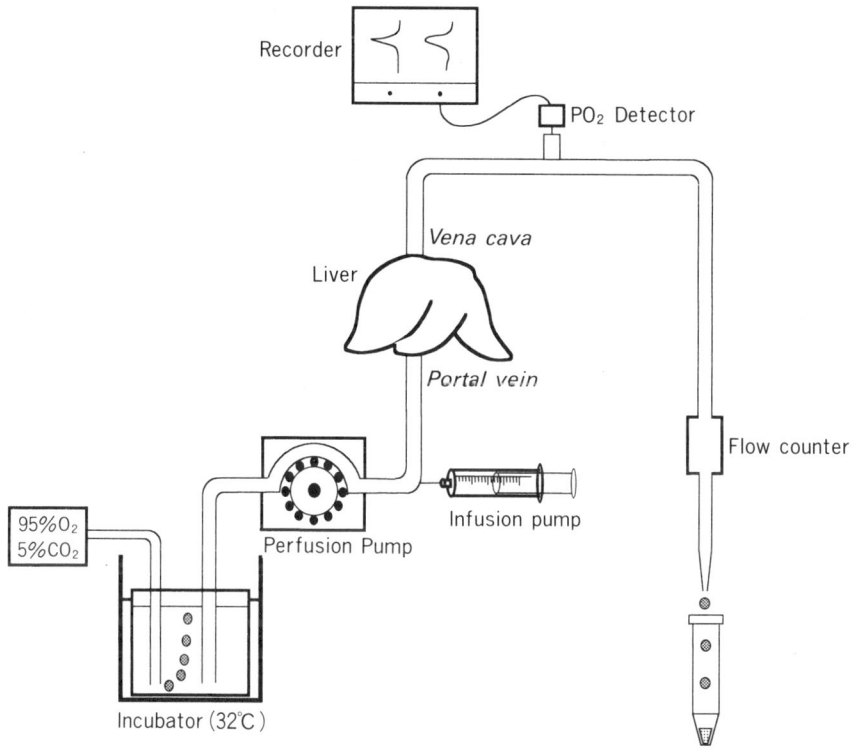

図1　灌流装置

組織から分離して灌流台に設置する[*2)]（図1）。Krebs-Bicarbonate 緩衝液[*3)]（95%O_2-5%CO_2 で飽和，32〜37℃）を用い，flow-through 方式（実験目的により循環も可）により一定流速で灌流する。調整中の肝膨潤に注意

- [*1)] 門脈へのカニューレの挿入に時間を要し，血球塊の残存により肝循環系に部分的な無酸素状態が生じる場合，あるいは摘出操作中での肝臓の一過性の膨潤などによって代謝活性やホルモン応答性が著しく減弱する。
- [*2)] 肝臓を他の組織から分離せず，"*in situ*" での灌流も可能である。特に門脈周囲の神経刺激による代謝反応を検討するときは分離しないのがよい。
- [*3)] 灌流液の組成は 115 mM NaCl，5.9 mM KCl，1.2 mM $MgCl_2$　1.2 mM NaH_2PO_4，1.2 mM Na_2SO_4，2.5 mM $CaCl_2$，25 mM $NaHCO_3$ で実験により，Glucose（〜5 mM），乳酸/ピルビン酸比（10:1）を（2〜3 mM・0.2〜0.3 mM）や 0.2〜0.5％ウシ血清アルブミンを添加する。

すれば，灌流温度32°Cの条件下で以後3.0～3.5 ml/分/g肝の流速で組織の十分な酸素化と良好な肝機能を約2時間維持し得る。各種の生化学的指標は灌流開始20～30分後にほぼ定常状態になるので，通常この時点で実験を開始する。被験物質，および濃度を変化させたい基質などは速度可変型微量注入ポンプを用い，必要な最終濃度を与える速度で門脈に流入直前の灌流液中に注入する。注入した被験物質の流出灌流液中の濃度の他に種々の代謝物や各種電極によりpH，O_2濃度やイオンの測定が可能である。灌流肝臓の組織の代謝物は実験終了後液体窒素で冷やしたアルミニウムtongsを用いて組織を固定後測定する。

実験と結果

摂食ラットの肝臓灌流は灌流操作に記述した通りに実施された。灌流液には5 mmol/l D（+）グルコースと0.2％ウシ血清アルブミンを含有した。流出灌流液は5分間隔で採取した。40分間の前灌流後，インスリン（最終濃度1 nmol/l）と組み換えマウスレプチン（10 nmol/l）[*4]の単独あるいは組み合わせて30分間灌流後，これらのホルモン注入を持続しながらその後30分間エピネフリンのグリコーゲン分解効果を検討した。グルコースはヘキソキナーゼ法で，cAMPはラジオイムノアッセイで測定された。

図2に示すようにグルコース産生はインスリン，レプチンおよび両者の組み合わせで影響されなかった。エピネフリンの注入によりグリコーゲン分解によるグルコース放出が増加した（最大値2.30±0.23 mmol/分/g肝）。エピネフリンのグリコーゲン分解効果はインスリンとレプチンで有意に抑制を受け，両者の組み合わせにより相加効果を示さなかった[*5]。表1に示すように灌流液中のcAMP量はインスリン，レプチンおよび両者の組み合わせにおいて対照群との間に差は認められなかった。エピネフリン添加による灌流液中のcAMP量はすべての群で約2倍に増加した。

絶食したラット灌流肝で乳酸からの糖新生はグルカゴン（1 nmol/l）お

[*4] ヒト，マウスのレプチンの門脈血中濃度は0.5～0.8 nmol/l，肥満のヒトでは2～2.6 nmol/lで灌流実験に用いた濃度は肥満のヒトの約2倍である。
[*5] グリコーゲン合成に対するレプチンとインスリンの相加的な効果に関するデータは一致していない。

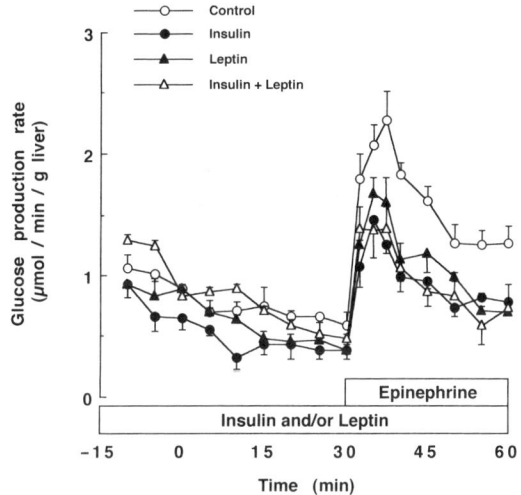

図2 エピネフリンによるグリコーゲン分解に対するインスリンまたはレプチンの作用

表1 灌流液中のcAMP含量（pmol/l）

	(−) Epinephrine	(＋) Epinephrine
Control	380±82	785±154
Insulin	349±35	523±54
Leptin	346±49	662±121
Insulin＋Leptin	360±63	681±144

およびレプチン（5 nmol/l）の添加によりそれぞれ90分間の灌流で約180％および約100％刺激された（図3）。

実験結果はインスリンとレプチンはグリコーゲン分解抑制効果をもつが，糖新生に対してレプチンはインスリンと逆の作用をもつことを示唆している[1,4]。

留意点と応用

1) インスリンの作用を灌流肝で検討する場合，灌流液に低濃度（0.1〜0.3％）のウシ血清アルブミンを添加するか，あるいはインスリンを

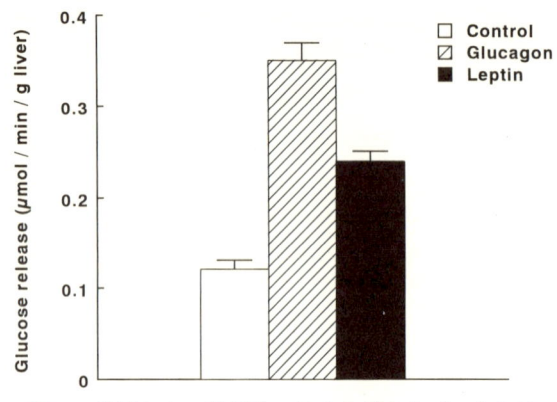

図3 乳酸からの糖新生に対するグルカゴンまたはレプチンの作用

アルブミン（＜0.03％）で溶解するのがよい。

2）最近，インスリンは Na^+，K^+ や Cl^- の細胞内蓄積を促進し，細胞の膨潤をきたし，PI-3 kinase を介してグリコーゲン合成を刺激することが示唆されている。インスリン受容体，細胞の膨潤と PI-3 kinase の活性化との関連は明らかではない。灌流液の NaCl や KCl 濃度を変えたり，K^+ や Na^+ 電極を用いてイオンの取り込み量を測定して，インスリンによる細胞内水分量の変動とグリコーゲン代謝の関連が検討できる。

3）インスリンによる PKC（protein kinase C）に媒介されるアデニル酸シクラーゼの抑制や α アドレナリン情報伝達系の抑制の機序の解明にも利用できる。

文　献

1）　Nemecz M, Preininger K, Englisch R, et al：Acute effect of leptin on hepatic glycogenolysis and gluconeogenesis in perfused rat liver. Hepatology 29：166-172, 1999

2）　Bollen M, Keppens S, Stalmans W：Specific features of glycogen metabolism in the liver. Biochem J 336：19-31, 1998

3）　Sugano T, Suda K, Shimada M, et al：Biochemical and ultrastructural evaluation of isolated rat liver systems perfused with a hemoglobin-free

medium. J Biochem 83：995-1007, 1978
 4) Wang Y, Kuropanwinski KK, White DW, et al：Leptin receptor action in hepatic cells. J Biol Chem 272：16216-16223, 1997

（菅野　　司／森山　光章）

第Ⅰ章　肝　　　　　　　　　　　　　　　　　　　　　各論

2．グルカゴン

はじめに

　グルカゴンは Sutherland ら[1]により，肝細胞に作用し，cyclic AMP のみを産生し，糖原分解効果および糖新生効果を発現すると初めて報告された後，現在もなおその説は正しいと信じられている．これが，グルカゴン効果における cyclic AMP 単独説であり，細胞情報伝達研究の第一歩であった．しかし，これにはいくつかの説明できない点が存在した．すなわち，cyclic AMP の上昇が認められない濃度のグルカゴンを作用させても糖原分解効果の律速酵素である phosphorylase a の活性の上昇が認められること[2]などである．従来はこの現象を説明するために cyclic AMP の存在は一律ではなく局在しており，平均すると上昇していないようにみえるが，局所で cyclic AMP は上昇しているために効果が発現できるという compartmentalization 仮説が用いられこれによって説明されてきた．しかし最近，細胞内 Ca^{2+} 濃度が測定できるようになり，グルカゴンが肝細胞に作用すると細胞内 Ca^{2+} 濃度を上昇させることが明らかとなった[3,4]．しかも，この事実は灌流肝の ^{45}Ca efflux の study[5]により予測可能であった．これらのことよりグルカゴンが肝細胞に作用すると cyclic AMP を産生するのみではなく，細胞内 Ca^{2+} 濃度を上昇させることが明らかとなった．このような Ca^{2+} の動きはグルカゴン効果にどのような影響を及ぼしているかということである．次の問題点として，このような Ca^{2+} の動きが cyclic AMP の2次的な変化かどうかということがあげられる．さらに，グルカゴンによる細胞内 Ca^{2+} 濃度の上昇には細胞内 Ca^{2+} プールからの Ca^{2+} の放出および細胞外からの Ca^{2+} の流入の関与が必要であるとされている．これらのことより，グルカゴンが肝細胞に対しどのように Ca^{2+} を動かし，グルカゴンの糖代謝効果にどのように影響を及ぼすかを検討することにした．

方法

1. グルカゴンの灌流肝における作用

体重 180〜250 g のラットまたはマウスを用いて行う（われわれはウィスター系雄性ラットを用いている）。グリコーゲン分解の調節を検討する場合は摂食ラットを，グリコーゲン合成や糖新生の検討は 24 時間または 48 時間の絶食ラットを用いる。ラットは夜行動物であり，夜間に摂食するのでグリコーゲンの蓄積から考えるとグリコーゲン分解をみる場合，午前 11 時までに実験を終了させる方がよい。ラットに sodium pentobarbital（用量：50 mg/kg）を腹腔内投与して麻酔した後，腹部を切開し，灌流液を流しながらカニューレを門脈に挿入後，直ちに腹部下大静脈を切開して，肝臓内の血液を洗い流す。次に胸腔を開き右心房を切開して，流出用カニューレを胸部下大静脈に挿入する（*in situ* 肝灌流）[5]。Krebs-Ringer Bicarbonate 緩衝液（95%O_2-5%CO_2で飽和）を用い，flow-through 方式により一定流速で灌流する。同様の効果は Krebs-Ringer Tris buffer を用いて行っても得ることができる[5]。調整中の肝臓の腫脹に注意して，灌流液の温度 37°C の条件下で 2.5 ml/g 肝/分の流速で行うと組織の十分な酸素の供給と良好な肝機能を維持し得る（約 2 時間くらい）。各種の生化学的指標は灌流開始 15 分後くらいにほぼ定常状態になるので，通常この時点で実験を開始する。グルカゴンを 57 pM の濃度で灌流液に添加すると，図 1[6]のように流出液中の糖の濃度が増加する（ここで注意しなければいけないのは，系によってグルカゴンの halfmaximal 濃度が異なることである）[7]。灌流開始後，10 分くらいで plateau に達する。これを計算して糖の放出とする。糖新生については灌流液に 1 mM Lactate を入れ絶食ラットの灌流液を recirculation 法により糖の産生をみていく。

2. 灌流液中および組織中の cyclic AMP 測定

グルカゴン添加と灌流液中および組織中の cyclic AMP が増加する。他の組織では cyclic AMP を不活化する phosphodiesterase を阻害する薬剤（IBMX 等）を前投与しておくことが多いが，肝灌流は必ずしも前投与しなくてよい。グルカゴン添加前および添加 3 分後に組織をとり，直ちに dry ice-acetone で凍結する。

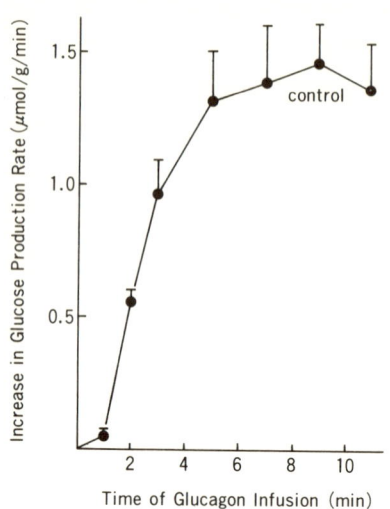

図1 灌流肝における糖放出効果 （文献[6]より）

表1 グルカゴンによる肝組織中の cyclic AMP 産生効果に対する Co^{2+} の影響

Condition	Net increase in cAMP (3 min*)
Glucagon (57 pM)	0.233±0.041**
Glucagon (57 pM) + Co^{2+}	0.004±0.007

*グルカゴンを添加してからの時間，**mean±SEM (nmol/g wet weight)

　その組織を 6 %TCA で抽出し，サクシニール化した後に radioimmunoassay で測定する（表1）[8]。灌流液のサンプルについては直ちに冷凍し，測定時に融解して測定する。

3. ^{45}Ca efflux study[5]

　肝臓を 50 μCi の $^{45}CaCl_2$ (1 mM) を含んだ 200 ml の KRT buffer で再灌流を 20 分間行い，その後，通常の ^{45}Ca を含まない灌流液を用い 15 分間 flow-through 方式 (washout perfusion) を行い，その後にホルモンを添加した。Co^{2+} は通常の灌流と同様にホルモン添加 10 分前より持続的に投与する。流出液中の radioactivity はわれわれの施設では scintillation spectrometer (Beckmann, Model LS-3150 P) で測定する。次に肝細胞系の作成の方法と灌流肝との相違点を述べる。

4．肝細胞の作成と灌流肝の相違

灌流肝によって遊離肝細胞を作成し，その細胞で糖の放出をみることができる。肝糖原分解効果の検討で用いる遊離肝細胞の作成については灌流肝と同様に飽食状態のウィスター系雄性ラットを用いる。遊離した肝細胞をバッチインキュベートし，それから放出される糖を測定する。灌流肝では通常 flow-through 方式で行い，溶液と肝細胞が長時間接触することはないが，遊離肝細胞系では，常に細胞と溶液が接している。肝糖新生作用の検討で用いる肝細胞の作成について16時間絶食したウィスター系雄性ラットを用い，基質として 10 mM Lactate を使用する。

肝細胞は灌流肝と異なり細胞質内の Ca^{2+} 濃度を測定することが可能である。以前，われわれは Ca^{2+} と接触することにより蛍光を発するエクオリンを細胞内に封入し，Ca^{2+} 濃度の上昇を Chronolog platelet aggregometer で測定していた。最近では Fura 2 を用いて2波長で測定している。cyclic AMP の測定は modified Hanks'solution 1 ml をインキュベートし，0.5 mM IBMX を加え，グルカゴンを添加し，2分後に反応を止め，cyclic AMP 測定キットを用い測定した。灌流肝では IBMX は用いないが，細胞系では用いた方がより結果がきれいに出る蛋白量は Lowry らの方法に準じて測定した。肝細胞による ^{45}Ca の取り込みを測定することにより，Ca^{2+} 流入を検討することができる。原液を15秒，75秒後に氷冷した 50 mM Tris, 100 mM NaCl, 5 mM $CaCl_2$ (pH 7.4) を添加して止めた。細胞はフィルターを用い分離して，細胞の radioactvity を測定する。これらを総合すると，細胞系の方がより詳細な検討が可能であるが，やはり灌流肝にも多くの長所がある。

5．グルカゴンの作用機序の検討

（1）グルカゴン効果に対するインスリンの作用

インスリンは血糖を低下させ，その機序は主にさまざまな組織へのブドウ糖の取り込みを促進することにあると言われている。しかし，肝臓はブドウ糖をグリコーゲンから産生する臓器であり，それに対してもインスリンは拮抗的に作用すると考えられる。グルカゴンは糖原分解効果を促進し，ブドウ

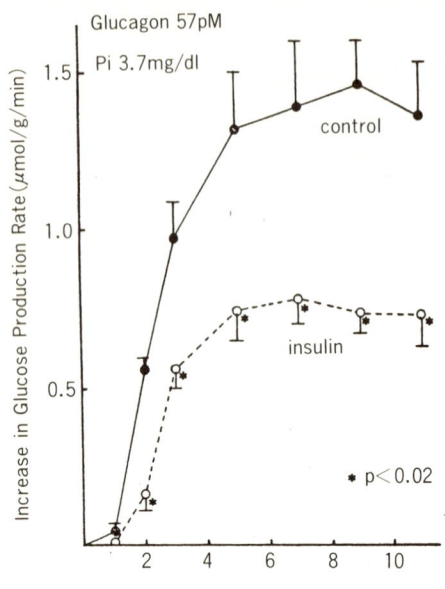

図2　灌流肝におけるグルカゴン効果に対する
　　　インスリン作用　（文献[6]より）

糖の放出を促進するので，その効果に対するインスリンの作用を検討した。インスリン（100 μU/ml）をグルカゴン投与前から添加し，その後に投与するグルカゴン（57 pM：halfmaximal 濃度）の効果に対する影響をみると，グルカゴン（57 pM）に対してインスリンは有意に抑制した（図2）。肝細胞の系ではこのようにインスリンの抑制作用をみにくいので，グルカゴンに対するインスリンの作用をみる系は灌流肝がもっとも望ましい。

　（2）グルカゴンおよび dibutyryl cyclic AMP の肝糖原分解効果に対する
　　　　Co^{2+}およびLa^{3+}の影響

　グルカゴンの作用機構として cyclic AMP のみではなく，Ca^{2+}も重要であると考えられ，灌流肝において Ca channel blocker の作用等も検討されたが，Ca channel blocker は単にグルカゴンの結合を阻害しているだけであるという報告もなされたので，このような阻害作用のないCo^{2+}およびLa^{3+}を用い，グルカゴン効果に対する作用を検討した。グルカゴン 57 pM

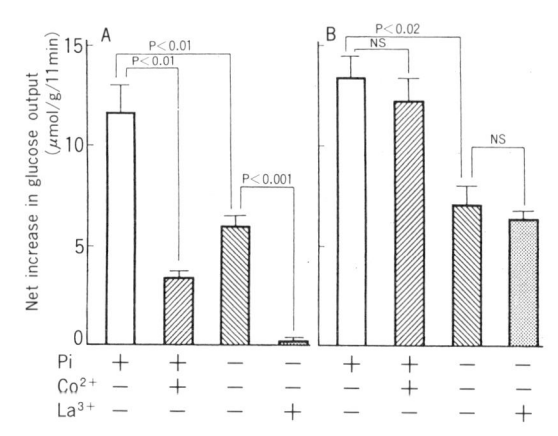

図3 グルカゴンおよび dibutyryl cyclic AMP の肝糖原分解効果に対する Co^{2+} La^{3+} およびリン酸の影響[6]

実験条件は図1と同様である。グラフの縦軸はグルカゴン（57 pM）あるいは DBCA（0.5 μM）添加後のグルコース放出増加分の総和を示している。灌流条件はグラフの下に列記した。A：グルカゴン 57 pM に対する Co^{2+}（2 mM）および La^{3+}（0.5 mM）の影響。B：DBCA（0.5 μM）に対する Co^{2+}（2 mM）および La^{3+}（0.5 mM）の影響。

がこの系での halfmaximal の濃度であり，図3 A はグルカゴン 57 pM に対しての Co^{2+} および La^{3+} の影響を検討したものである。縦軸はグルカゴン添加後 11 分間におけるグルコース放出増加量の総和として表わしており，Co^{2+} 2 mM の前投与によりグルカゴン効果は有意に抑制された。La^{3+} 0.5 mM も同様グルカゴン効果を有意に抑制した。この効果がグルカゴンによる cyclic AMP 産生の以前あるいは以後のどのステップに Co^{2+} および La^{3+} が作用して生ずるかを明らかにするために，cyclic AMP 効果に対する Co^{2+} および La^{3+} の影響を検討した。図3 B は dibutyryl cyclic AMP（DBCA）0.5 μM（half-maximal dosis）に対する Co^{2+} および La^{3+} の影響をみたものであるが，DBCA の効果に対しては通常のリン酸の濃度では Co^{2+} および La^{3+}（未発表）ともに影響を及ぼさなかった。さらにデータには示さないが，cyclic AMP でも DBCA と同様の結果であった。Co^{2+} および La^{3+} はグルカゴンによる cyclic AMP 産生のステップで抑制することが判明した。

（3）グルカゴンによる肝組織中の cyclic AMP 産生効果に対する Co^{2+} および La^{3+} の影響

グルカゴンにより肝臓での cyclic AMP 産生の亢進をみるが，これに対する Co^{2+} および La^{3+} の影響を検討した。実験方法にあるようにグルカゴン投与 3 分後の組織中 cyclic AMP 含量を差し引いたものが表 1 であるが，Co^{2+} により有意にグルカゴンによる cyclic AMP 産生効果が抑制された。後に肝細胞を用いたグルカゴンとの結合実験で Co^{2+} および La^{3+} ともに肝細胞とグルカゴンとの結合を抑制しないことが判明した。

（4）グルカゴンおよびフェニレフリンによる ^{45}Ca efflux に対する Co^{2+} および La^{3+} の影響

実験方法に記載した通りに行い，^{45}Ca の放出をみた。^{45}Ca を含んだ KRT buffer より ^{45}Ca を含まない KRT buffer に交換して 15 分後にグルカゴンあるいはフェニレフリンを投与すると，図 4 A，図 4 B あるいは図 4 C，図 4 D の白丸のごとく ^{45}Ca efflux の増加が認められる。グルカゴンの投与 10 分前より持続的に Co^{2+} を投与したのが図 4 A，図 4 B の黒丸であり，明らかに Co^{2+} はグルカゴンによる ^{45}Ca efflux を抑制した。cyclic AMP の投与 10 分前より持続的に Co^{2+} を投与したのが図 4 C の黒丸であり，Co^{2+} は cyclic AMP による ^{45}Ca efflux を抑制した。図 4 D の黒丸はフェニレフリンの投与 10 分前より Co^{2+} を持続的に投与したものであるが，フェニレフリンによる ^{45}Ca efflux を抑制した。これらのことより，従来からグルカゴンは cyclic AMP を介してのみ，その効果を発現するという説は必ずしも正しくないことが判明した。さらにグルカゴンが Ca^{2+} の動きと深く関わっていることが容易に推測される。しかし，灌流肝の研究はここでいきづまり，新たな研究システムが必要となる。それが遊離肝細胞系である。

6．グルカゴン効果と Ca^{2+} の動き（他の実験系を含めて）

Ca^{2+} の動きもグルカゴンの効果に深く関わっていることが明らかとなった。灌流肝の系ではその後の機序を解明することはかなり難しい。そこで肝細胞系を作成し，検討する。低濃度のグルカゴン効果と高濃度のグルカゴン効果に対する Ca^{2+} の動きは異なることが示された。すなわち，低濃度のグルカゴン効果は細胞内 Ca^{2+} プールからの Ca^{2+} の放出に依存し，細胞外からの Ca^{2+} の流入には影響を受けないことが判明した。これと対照的に高濃度

図4 灌流肝における ^{45}Ca efflux
A：グルカゴン，B：灌流液中に 0.5 mM の EGTA を加えてグルカゴン，C：Cyclic AMP，D：Phenylephrine
○単独，● Co^{2+}（2 mM）前投与　　（文献[8]より）

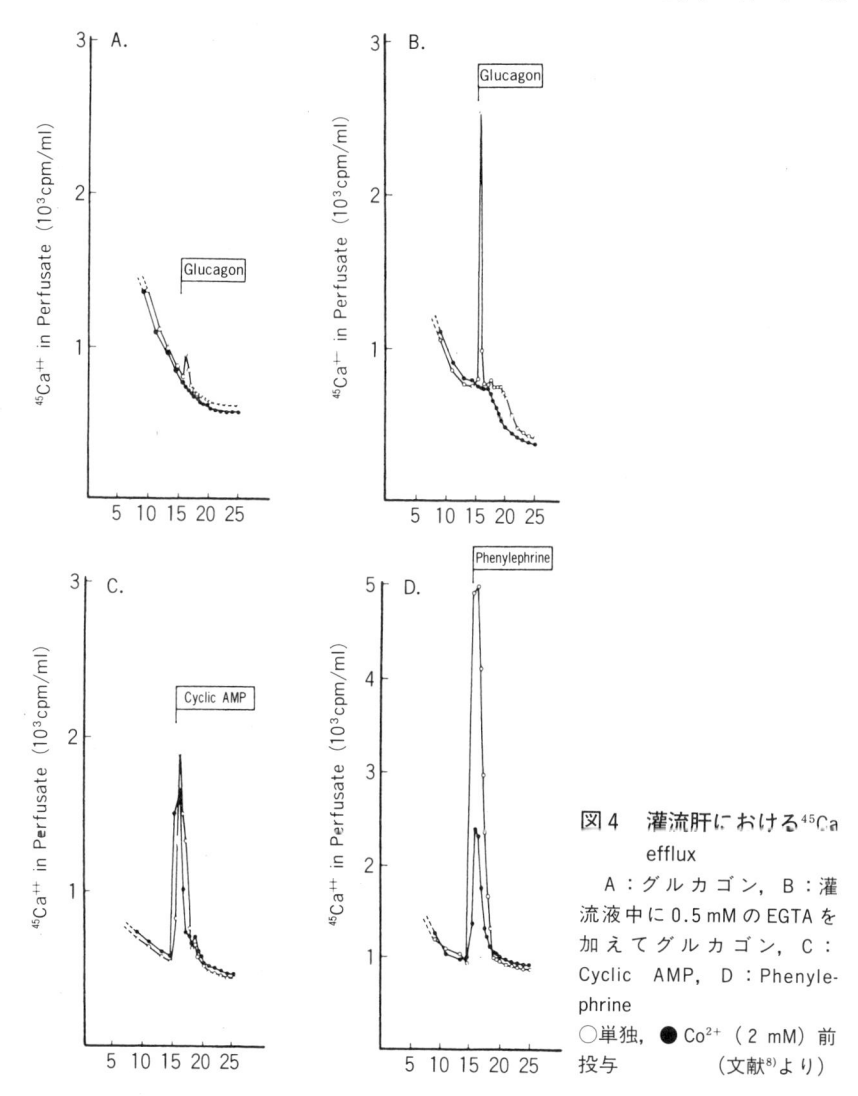

のグルカゴン効果は主に細胞外からの Ca^{2+} の流入に依存し，細胞内 Ca^{2+} プールからの Ca^{2+} の放出にはあまり影響を受けないことが判明した。さらに問題となるのはこのような Ca^{2+} の動きと cyclic AMP との関係である。われわれは以前に高濃度のグルカゴンの Ca^{2+} の動きは必ずしも cyclic

AMPのみでは説明できず，cyclic AMP以外の経路もグルカゴンによる細胞内Ca^{2+}濃度の上昇に関与していることを報告している[4]。さらにグルカゴンの有意なcyclic AMP産生は$5×10^{-10}M$の濃度を境として生じているという結果（未発表データ）も得ている。すなわち，$5×10^{-10}M$以上の濃度のグルカゴン効果がcyclic AMPの産生と深く関係している可能性もあると思われる。すなわち，この条件下でCa^{2+}の流入がグルカゴン効果にかなり強い影響を与えていることを考えると，cyclic AMPはCa^{2+}の流入と互いに協調してグルカゴン効果を発現していることも十分に考えられる（しかもこの場合のCa^{2+}の流入はcyclic AMPの2次的な効果のみではない）。低濃度のグルカゴン効果についてもIP_3 (inositol trisphos-phate) が産生され，細胞内Ca^{2+}プールからのCa^{2+}の放出を示唆する報告[9]もある（一部われわれも追試を行いIP_3の産生を確かめている[10]）（未発表データ）。以上のことより，グルカゴン効果には濃度により二つのmodalityがあり，$5×10^{-10}M$以下と$5×10^{-10}M$以上に分かれ，さらにcyclic AMPは高濃度の場合にCa^{2+}と協調して作用していることが推測された[11]。近年，グルカゴン受容体のクローニングがなされ[12,13]グルカゴン受容体が1種類であると報告されているが，これから先十分な検討が必要であると考える。

7．これからのグルカゴン研究

このように従来から言われた説が必ずしも正しくないことが灌流肝の結果から疑われ，肝細胞の系で証明された。しかし，グルカゴンは他のものと違い，灌流肝および細胞系でまったく反応性が異なる[7]ことでも有名である。われわれは，灌流肝と細胞系の中間に位置するperifusionの系をつくり，肝細胞での実験系ではグルカゴンが作用すると抑制物質が生じる可能性を明らかにした[7]。これらのことを考えると，肝臓研究の基本はあくまで灌流肝であると強く考えられる。いずれ生体または灌流肝そのままの状態で各細胞ごとにすべての物質の測定ができるようになればさらに研究は進んでいくと思われる。

文献

1) Sutherland EW, Rall TW : Fractionation and characterization of cyclic adenine ribonucleotide formed by tissue particles. J Biol Chem 232 : 1077-1091,

1958

2) Okajima F, Ui M : Lack of correlation between hormonal effects on cyclic AMP and glycogenolysis in rat liver. Arch Biochem Biophys 175 : 549-557, 1976

3) Combetts L, Berthon B, Binet A, Claret M : Glucagon and vasopressin interactions on Ca^{2+} movements in isolated hepatocytes. Biochem J 237 : 675-683, 1986

4) Mine T, Kojima I, and Ogata E : Evidence for cyclic AMP-independent action of glucagon on calcium mobilization in rat hepatocytes. Biochim Biophys Acta 970 : 166-171, 1988

5) Kimura S, Koide Y, Tada R, Abe K, Ogata E : Inhibitory effect of calcium channel blockers on α-adrenergic activation of glycogenolysis and calcium efflux in perfused rat liver. Endocrinol Japon 28 : 69-78, 1981

6) 峯 徹哉, 木村 哲, 尾形悦郎 : 肝における糖代謝調節 hormone の作用機構とリン酸 (Pi) 濃度, Peptide hormone in pancreas 2 : 29-38, 1982

7) Mine T, Kojima I, Ogata E : Difference in sensitivity to glucagon action in three different rat liver systems. Metabolism 39 : 321-326, 1990

8) Mine T, Kimur S, Osawa E : Inhibition of the glycogenolytic effects of α-adrenergic stimulation and glucagon by cobalt ions in perfused rat liver. Life Science 38 : 2285-2292, 1986

9) Wakelam MJO, Murphy GJ, Hruby VJ, Houslay MD : Activation of two signal-transduction systems in hepatocytes by glucagon. Nature 323 : 68-71, 1986

10) Mine T, Kojima I : Glucagon induced Ca^{2+} movement Biomed. Res 2 : 343-346, 1994

11) Mine T, Kojima I : Ogata E : Role of calcium fluxes in the action of glucagon on glucose metabolism in rat hepatocytes. Am J Physiol 265 : G 35-G 42, 1993

12) Jelinek LJ, Lok S, Rosenberg GB, Smith RA, Grant FJ, Biggs S, et al : Expression cloning and signaling properties of the rat glucagon receptor. Science 259 : 1614-1616, 1993

13) MacNeil DJ, Occi JL, Hey PJ, Strader CD, Graziano MP : Cloning and expression of a human glucagon receptor. Biochem Biophys Res Commun 198 : 328-334, 1994

〔峯　徹哉〕

第Ⅰ章 肝　　　　　　　　　　　　　　　　　　　　　各論

3．乳酸からの糖新生

　非糖質からグルコースが作られることを糖新生という。糖新生はエネルギーを使う反応であるため，肝スライスのインキュベーション実験ではまったく観察されないが，肝の血管灌流では活発な糖新生が観察される。肝では解糖，糖新生，グリコーゲン分解，グリコーゲン合成が同時に起こっているので，放射性トレーサーを用いて糖新生活性を測定した。

実験の原理

　乳酸の3位の^{14}Cは糖新生によりほぼ半分ずつ glucose-1-^{14}C と glucose-6-^{14}C に分布する。glucose → glucose-6-P → 6-phosphogluconate → ribulose-5-P＋$^{14}CO_2$ の酵素反応によりグルコースの1位の炭素を脱炭酸し，その放射活性により糖新生活性を知る。

灌流実験

　灌流液は Krebs-Ringer 重炭酸液にウシ血清アルブミン2％，グルコース5 mM，乳酸5 mM，lactate-U-^{14}C 0.5 μCi/ml および 20 mM HEPES を加え NaOH 液で pH 7.4 に合わせたものを用いた。一晩絶食の体重約 200 g のウィスター系雄性ラットから肝を摘出し 25 ml の灌流液を門脈より 20 ml/min の流速で循環灌流した。心灌流の項（第Ⅵ章各論1）に示した装置（図1左側）を用いた。

glucose-^{14}C の測定

　灌流液 0.5 ml に 2％Ba(OH)$_2$ 液 0.75 ml と 2％ZnSO$_4$ 液 0.75 ml を加え

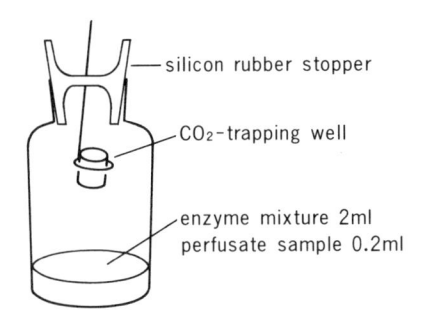

図1　グルコースの脱炭酸反応バイヤル
　　　フェネチルアミンを入れたガラス製小容器をステンレス線でつり下げた。

遠沈し除蛋白した。除蛋白した灌流液は100℃で10分間加温し，溶解していた$^{14}CO_2$を揮発させる。図1のように20 ml用液体シンチレーションバイアル内で酵素液2 mlと除蛋白加熱処理した灌流液0.2 mlを37℃で60分間反応させ，シリコン栓より注射針を刺して25％硫酸1 mlを注入する。揮発した$^{14}CO_2$をフェネチルアミンを滲み込ませたガラス線維濾紙に吸着させ，放射活性をトルエン系シンチレーターで測定する。酵素液の組成は60 mMリン酸Na緩衝液（pH 7.0）に$MgCl_2$ 5 mM，NH_4Cl 2 mM，ウシ血清アルブミン0.3％，ATP 0.6 mM，NADP 0.7 mM，α-ketoglutaric acid 2.4 mM，hexokinase 0.5 U/ml，glucose-6-P dehydrogenase 0.5 U/ml，6-phosphogluconic dehydrogenase 0.5 U/ml，l-glutamic dehydrogenase 1.5 U/mlを加えたものである[1]。

結　果

図2のように15分間でlactate-^{14}Cの全^{14}Cの4％がグルコースの1位に組み込まれた。エタノール0.5％を添加すると強く抑制され，グルカゴン1000 pg/mlを添加すると約2倍に促進された。

応　用

副腎摘出ラット，副腎皮質ホルモン投与ラットの肝では，グルカゴン作用の変化が観察された[2]。灌流終了後の肝よりグリコーゲンを抽出して，その放射活性を測定すれば糖新生からのグリコーゲン合成の傾向を推測でき

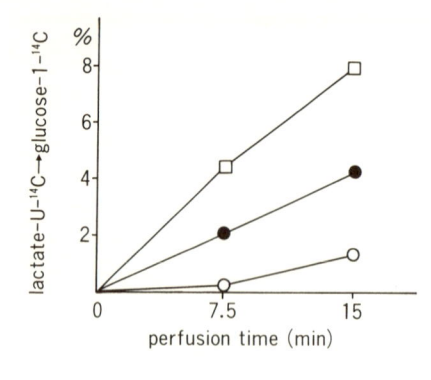

図2 乳酸の^{14}Cのグルコースへの組み込み率
対照（●），0.5%エタノール添加（○），1000 pg/ml グルカゴン添加（□）。

る[3,4]。

文 献

1) Mokuda O, Sakamoto Y, Kawagoe R, Shimizu N : Effects of arterial-portal glucose difference on gluconeogenesis from lactate in the isolated bivascular-perfused rat liver. Horm Metab Res 25 : 285-288, 1993

2) Mokuda O, Sakamoto Y : Increased glucagon action on lactate gluconeogenesis in perfused liver of dexamethasone-treated rats. Biochem Mol Med 62 : 65-69, 1997

3) Mokuda O, Sakamoto Y : Regulation of liver glycogen synthesis from (^{14}C) glucose and (^{14}C) lactate by portal arterial glucose difference in the perfused rat liver. Biochem Med Metab Biol 49 : 74-78, 1993

4) Mokuda O, Ubukata E, Sakamoto Y : Impaired glucose uptake and intact gluconeogenesis in perfused rat liver after carbon tetrachloride injury. Biochem Mol Med 54 : 38-42, 1995

（茂久田　修）

第I章 肝　　　　　　　　　　　　　　　　　　　　　　各論

4．肝灌流によるケトン体産生の測定

　飢餓状態の時，生体は主な熱源を炭水化物から脂肪へ変換する。その際ミトコンドリアでの脂肪酸酸化経路が重要な役割を果たす。脂肪酸酸化が亢進している代謝条件のもとでは肝臓で大量の β-hydroxybutyrate と acetoacetate を産生する。これらを総称してケトン体と言う。ケトン体は肝臓では利用されず，末梢，特に脳に運ばれ重要なエネルギーとなる。脂肪酸酸化過程でのほとんどすべてのステップで遺伝的酵素欠損症が報告されているが，これらの共通する臨床症状は飢餓時での意識障害と低血糖である。そして低血糖下での異常な尿中ケトン体の低値がほぼ唯一の手掛かりであることから，これらの疾患は見逃されやすい。脂肪酸酸化はカルニチンサイクルの過程，β 酸化の過程そしてケトン体合成の過程に大別される（図1）。カルニチンサイクルに関するモデル動物としてカルニチントランスポーター欠損の jvs マウス，薬剤性2次性低カルニチン血症ラットがあり，β 酸化サイクルに関しては短鎖アシル CoA 脱水素酵素欠損マウスがある。これらのモデル動物肝や灌流肝に薬物を投与しケトン体産生を調べることによって肝臓での脂肪酸酸化の指標とすることができる。

材料と方法

1．動　物
　手技上6週齢雄性ラット（体重約200 g）またはマウス（体重約25 g）が作業しやすい。24時間絶食にする。

2．麻酔および肝臓の摘出
　ペントバルビタールナトリウム（50 mg/kg）の腹腔内投与により全身麻酔を行う。腹部を正中線に沿って横隔膜まで切開する。右腎静脈より上部で下大静脈に結紮糸をかける。門脈に2本の結紮糸を通し肝から約15〜20

```
                    palmitate
                       ↓
                  C₁₅-CO-CoA
                       ↓ CPT-1           ⎫
               C₁₅-CO-carnitine          ⎪
inner mitochondrial ---TRANS---          ⎬ Carnitine
    membrane                             ⎪   Cycle
               C₁₅-CO-carnitine          ⎪
                       ↓ CPT-2           ⎭
    Electron      C₁₅-CO-CoA
    Transfer
Electron  ETF-DH  ETF  FAD ⎫
Transport ←────         FADH₂⎭   ACD
  Chain
              R-CH₂-CH=CH-CO-CoA         ⎫
                       ↓ hydratase       ⎪
              R-CH₂-CHOH-CH-CO-CoA       ⎬ ß-Oxidation
                  NAD ↓ 3-OH-ACD         ⎪   Cycle
                  NADH                   ⎪
              R-CH₂-CHO-CH₂-CO-CoA       ⎪
      acetyl-CoA ←──      thiolase       ⎪
                  C₁₃-CO-CoA             ⎭
      acetyl-CoA ←──
                  C₁₁-CO-CoA
      acetyl-CoA ←──
                  C₉-CO-CoA
      acetyl-CoA ←──
                  C₇-CO-CoA
      acetyl-CoA ←──
                  C₅-CO-CoA
      acetyl-CoA ←──
                  C₃-CO-CoA
      acetyl-CoA ←──
                  acetyl-CoA
                       ↓ HMG-CoA synthase ⎫
leucine --→ --→  hydroxymethylglutaryl-CoA ⎬ Ketone
                       ↓ HMG-CoA lyase    ⎭ Synthesis
                  acetoacetate
                       ↕
                  ß-hydroxybutyrate
```

(Nelson Textbook of Pediatrics 15 th edition, 360, Figure 72-1 より引用)

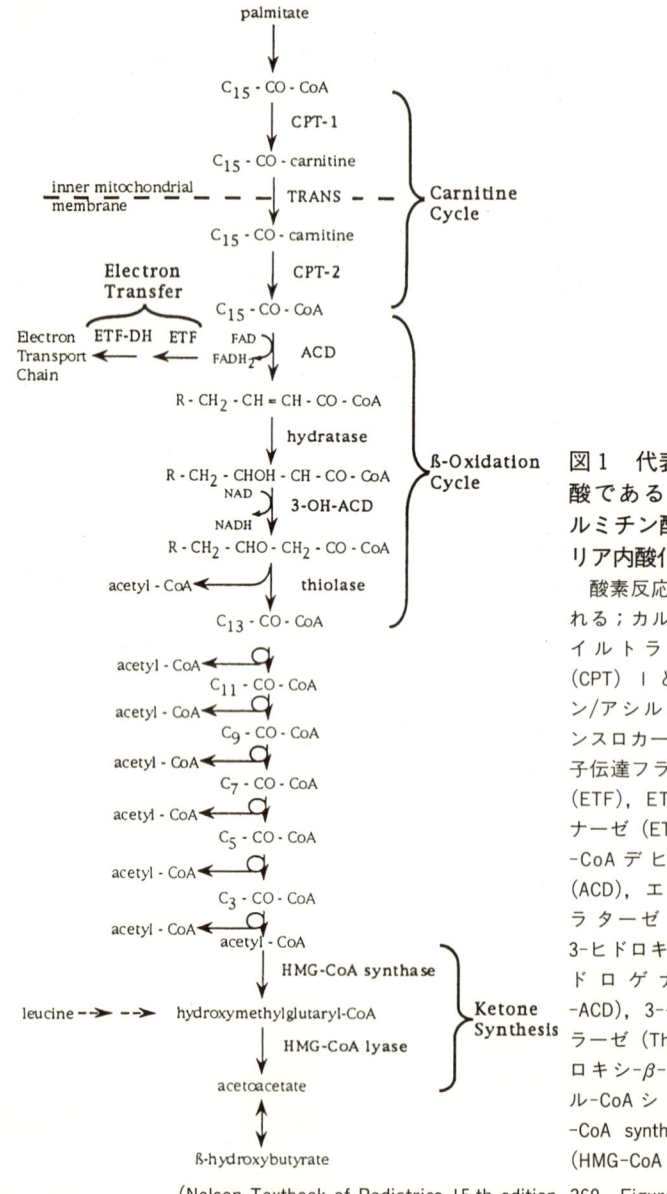

図1　代表的な長鎖脂肪酸である炭素数16のパルミチン酸のミトコンドリア内酸化経路

　酸素反応には以下が含まれる；カルニチンパルミトイルトランスフェラーゼ（CPT）1と2，カルニチン/アシルカルニチントランスロカーゼ（TRANS），電子伝達フラビンタンパク質（ETF），ETF-デヒドロゲナーゼ（ETF-DH），アシル-CoAデヒドロゲナーゼ（ACD），エノイル-CoAヒドラターゼ（hydratase），3-ヒドロキアシル-CoAデヒドロゲナーゼ（3-OH-ACD），3-ケトアシルチオラーゼ（Thiolase），β-ヒドロキシ-β-メチルグルタリル-CoAシンターゼ（HMG-CoA synthase）とリアーゼ（HMG-CoA lyase）。

mm離れたところで切開を入れカニューレを素早く挿入する。カニューレ挿入後，速やかに腎静脈との交点より下の腹部大静脈を切開し肝血液を流出させると同時に肝の膨潤を防ぐ。次に開胸し大静脈洞よりカニューレを入れ横隔膜との接合部まで挿入してから結紮する。腹部大静脈にかけた糸を結紮しすべての灌流液がカニューレより流出することを確認する。次いで肝周辺の靭帯，間膜，腹膜を切断し肝を周辺臓器より分離し保持台に安置する（マウスの場合肝を傷つけやすいため in situ で灌流する）。

3．灌　　流

灌流液としては Krebs-Henseleit Bicarbonate 緩衝液を用いる（115.9 mM NaCl, 4.7 mM KCl, 1.3 mM $CaCl_2$, 1.2 mM KH_2PO_4, 1.2 mM $MgSO_4$, 24.9 mM $NaHCO_3$）。この液は 95%O_2-5%CO_2 で飽和させたとき pH が 7.4 となる[3]。非循環方式で灌流する。灌流温度 32℃条件下で 3.0〜3.5 ml/min/g 肝の速度で約2時間組織の十分な酸素化と良好な肝機能を維持できる[5]。

4．脂肪酸の調整

脂肪酸としてオレイン酸を用いることが多い。オレイン酸は水に難溶であり 200 g/l の仔ウシ血清アルブミン溶液に溶解し pH 7.4 に調整したものを用いる。炭素数8以下の脂肪酸は水溶性であるので水溶液として使用可能である。

5．検体の採取および処理

約20分後，酸素電極で酸素消費が安定していることを確認した後 0.2 mmol/l のオレイン酸を10分間灌流し，流出液を2分ごとに 3 ml 採取する。採取した検体に 60%過塩素酸を 158 μl 加え撹拌，除蛋白し直ちに氷冷する。15分間遠心した後，上清 2 ml に 1.5 mol/l 重炭酸カリウムを 0.67 ml 加え中和し測定に使用する。

6．ケトン体の測定

ケトン体の測定は β-hydroxybutyrate dehydrogenase を用い反応過程での NADH を 366 nm の吸光度で測定する Williamson らの方法によった[1,4]。β-hydroxybutyrate と acetoacetate の和を総ケトン体とした。参考にわれわれの実験結果を図2に示す。

結果

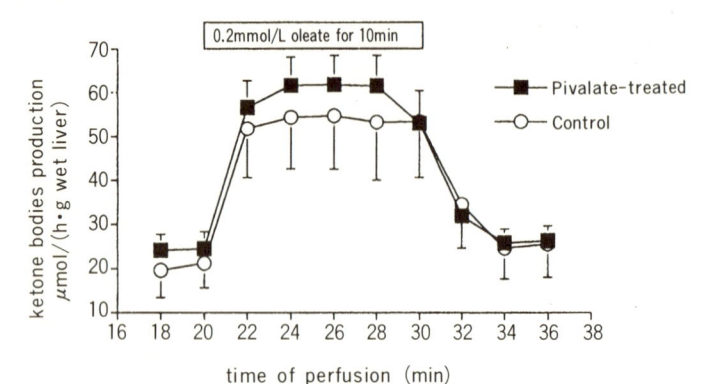

図2 0.2 mmol/l オレイン酸を 10 分間（開始より 20 分から 30 分まで）灌流したときのピバリン酸投与群と対照群の総ケトン体産生

灌流液は 2 分ごと下大静脈より採取した。値は平均±標準誤差；ピバリン酸群 n=6, 対照群 n=4。オレイン酸を 6 分灌流した時点で，総ケトン体産生に両者の間では有意差はなかった。 (Nakajima, H et al：J Nutr 126, p 1686, 1996, Figure 2 より引用)

文献

1) Mellanby J, Williamson DH：Acetoacetate. In Methods of Enzymatic Analysis. Vol.4 (Bergmeyer HU ed.) p 1840-1843. Verlag Chemie Weinheim Academic press, New york, 1974

2) Nakajima H, Kodo N, Inoue F, et al：Pivalate affects carnitine status but causes no severe metabolic changes in rat liver. J Nutr 126：1683-1687, 1996

3) Scholz R, Hansen W, Thrman RG：Interaction of mixed-function oxidation with biosynthetic processes. 1. Inhibition of gluconeogenesis by aminopyrine in perfused rat liver. Eur J Biochem 38：64-72, 1973

4) Williamson DH, Mellanby J：D-(-)3-Hydroxybutyrate. In：Methods of Enzymatic analysis. Vol.4 (Bergmeyer HU ed.) p 1836-1839, Verlag Chemie Weinheim Academic Press, New York, 1974

5) Sugano T, Suda D, Shimada M, et al：Biochemical and ultrastructual evaluation of isolated rat liver system perfused with a hemoglobin-free medium. J Biochem 83：995-1007, 1978

(中島　浩司／衣笠　昭彦)

第Ⅰ章　肝　　　　　　　　　　　　　　　　　　　　　　　　　各論

5．尿素の生成

　生体内では蛋白質の分解を中心に絶えずアンモニアが生成されている。アンモニアは潜在的に有毒であるが通常状態では有用な窒素源として再利用されており，過剰なアンモニアは肝臓に存在する尿素サイクルにて無害で水溶性な尿素に転換されて腎臓より排出されている。尿素サイクルは6種の酵素反応により構成され，尿素合成の調節には長期では尿素サイクル酵素量濃度増減が，短期ではカルバモイルリン酸シンセターゼ（CPS）の活性化物質であるN-アセチルグルタミン酸と尿素サイクル中間体であるオルニチンの濃度が重要であると考えられている。オルニチントランスカルバモイラーゼ（OTC）欠損症は尿素サイクル代謝異常症の中でもっとも頻度が高く伴性劣性遺伝を示す。

　尿素の測定方法にはジアセチルモノオキシムなどを直接反応させる比色法やウレアーゼを利用して尿素から生成するアンモニアを測定するネスラー法，インドフェノール法，グルタミン酸デヒドロゲナーゼ（GlDH）による紫外部測定法などがあるが，今回は大量のアンモニアや灌流肝より放出されるアミノ酸が存在する灌流液中の尿素を測定することを考慮して，ロッシュ・ダイアグノスティック（株）（旧ベーリンガー・マンハイム（株））の尿素/アンモニア測定キットを用いたGlDH法を紹介する。

測定原理

（1）$NH_3 + 2\text{-}オキソグルタル酸 + NADH + H^+$

　　　　↓　GlDH（グルタミン酸デヒドロゲナーゼ）

　　　L-グルタミン酸 $+ NAD^+ + H_2O$

(2) 尿素＋H_2O

  ↓ ウレアーゼ

 2 NH_3＋CO_2

　(1)の反応にてサンプル中に存在するアンモニアを消去する。その後(2)の反応にて尿素をアンモニアへ加水分解し，引き続き(1)の反応にてアンモニアを反応させ，340 nm の吸光度にて NADH の減少をみるエンドポイントアッセイ法である。この方法ではサンプル中のアンモニア濃度も同時に測定することができる。

試　薬

  F-キット　尿素/アンモニア（ベーリンガー・マンハイム）
- 溶液 I　　triethanolamine buffer（0.2 M）：pH 8.0　60 ml
    2-oxoglutarate 220 mg　（25 mM）
- 溶液 II　　溶液 I　5 ml に対し NADH 錠 4 錠（1.6 mg）を溶解
- 溶液 III　ウレアーゼ：約 80 U/0.7 ml
- 溶液 IV　グルタミン酸デヒドロゲナーゼ（GlDH）：約 1000 U/1.2 ml

測 定 法 （表 1）

　測定条件は波長 340 nm，光路長 1 cm，測定温度 20〜25°C，NADH 吸光係数：6.3 l/mmol/cm

  △E（アンモニア）＝E_1-E_1blank
  △E（尿素）＝(E_1-E_2×1.62/1.61) − (E_1blank-E_2blank×1.62/1.61)
  アンモニア（mM）＝△E（アンモニア）×1.61/1/0.1/6.3
  尿素（mM）＝△E（尿素）×1.62/1/0.1/2/6.3

測定上限は尿素 1 mM まで，また 1 mM のアンモニアの存在下では尿素 0.5 mM まで測定できる。

表1

	blank	sample
sample	—	0.10 ml
溶液II	0.50 ml	0.50 ml
蒸留水	1.10 ml	1.00 ml
溶液IV	0.01 ml	0.01 ml
混和し15分後に吸光度E1を測定する		
溶液III	0.01 ml	0.01 ml
混和し15分後に吸光度E2を測定する		

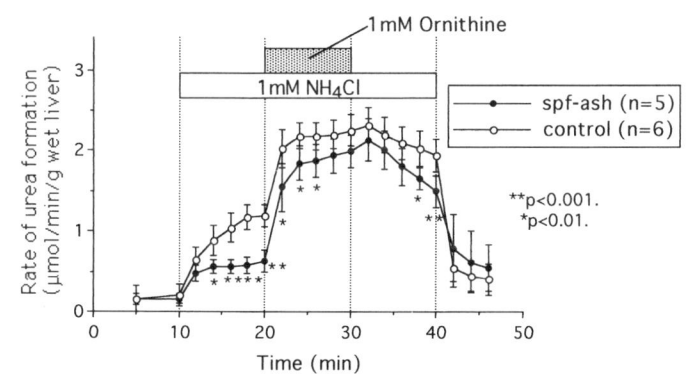

図1 spf-ashマウスの灌流肝におけるアンモニアによる尿素生成とオルニチンの影響

灌流肝における尿素の生成

　OTC欠損症のモデルマウスであるspf-ashマウスは肝臓，小腸のOTC活性が正常の5％であり，投与したアンモニウム塩の代謝が悪く尿中オロト酸排泄が上昇することよりアンモニア代謝が障害されている。このマウスをNakajimaらの方法で肝灌流を行いコントロールと尿素生成を比較した（図1）。灌流液中に1 mM塩化アンモニウムおよび1 mMオルニチンを投与し，灌流液中の尿素およびアンモニアを上述の方法にて測定した。spf-ashマウスの灌流肝におけるアンモニアからの尿素生成はコントロールに比べ有

意に低下していたが，オルニチンを投与すると spf-ash マウス，コントロールの両者とも尿素生成は増加し両者に有意差はなくなった。

文 献

1) Gutmann I, Bergmeyer HU : Urea. Methods of Enzymatic Analysis, Bergmeyer HU, Vol 4, p 1791-1801, Academic Press, 1974
2) Nakajima T, Horiuchi M, Yamanaka H, et al : The effect of carnitine on ketogenesis in perfused livers from juvenile visceral steatosis mice with systemic carnitine deficiency. Pediatr Res 42 : p 108-113, 1997
3) Saheki T, Katunuma N : Analysis of regulatory factors for urea synthesis by isolated perfused rat liver I. Urea systhsis with ammmonia and glutamine as nitrogen sources. J Biochem 77 : p 659-669, 1975

〈中嶋　敏宏／衣笠　昭彦〉

第Ⅰ章　肝　　　　　　　　　　　　　　　　　　　　各論

6．IGF-Iの分泌

　甲状腺ホルモンは成長ホルモンの欠如したマウスにおいて骨成長促進作用を有し，また成長ホルモンと関係なく肝臓からのIGF-I分泌を促進することが示唆されている。そこで甲状腺ホルモンが直接的に肝臓からのIGF-I分泌に影響を与えるかどうかについて検討した。

方　法

　体重約100gのウィスター系雄性ラットを用いた。大きなラットを用いれば肝臓も大きくなり灌流液も大量に必要となるので，経済的な意味もあり若いラットを使用した。ネンブタール腹腔内注射による麻酔下に，門脈を流入路，大静脈を流出路とする肝灌流標本を作製した。5.5mMブドウ糖，0.5%BSA，4.6%DextranT-70を含んだKrebs-Ringer重炭酸緩衝液に，古くなったヒト赤血球を（赤血球による物質代謝をできるだけ少なくするために古くなった赤血球を用いたが，その点を考慮しないのであれば新鮮な赤血球を用いた方が溶血も起こりにくくてよい）ヘモグロビン濃度2.5%となるように混合したものを灌流液として用いた。灌流液はスターラーでゆっくりと撹拌しながら，95%O_2-5%CO_2の混合ガスでbubblingすることによりpHを7.4に保ち，3.5ml/g liver weight/minの液量でflow-through方式にて灌流した。15分間の基礎灌流後，T_4（Sigma社）を2, 5, 10 μg/dl，T_3（Sigma社）を50, 100, 250, 500, 1000 ng/dlの濃度にて添加し30分間灌流した。採液は5分ごととし，その一部を測定まで凍結保存した。T_4およびT_3の測定は市販のキットを用いてRIA法により，また流出液中のIGF-Iおよび肝臓より抽出したIGF-IはD'Ercoleらの方法によりRIAにて測定した。

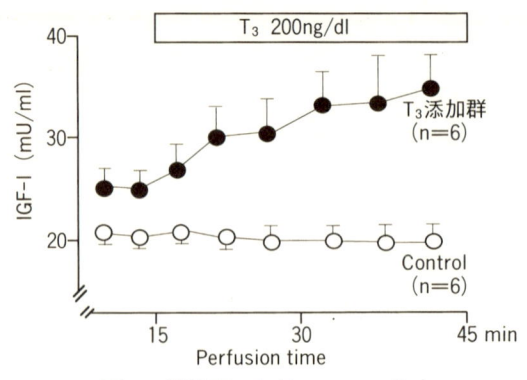

図1　灌流肝におけるIGF-Ⅰ放出

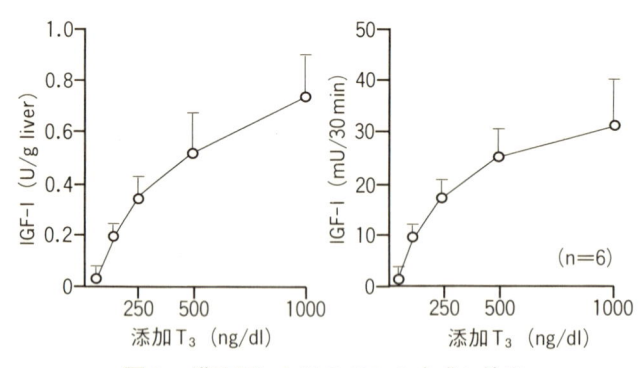

図2　灌流肝におけるIGF-Ⅰ合成と放出

結　果

　T_4添加によっては，肝臓からのIGF-Ⅰ放出ならびに肝臓のIGF-Ⅰ含量にはまったく変化がみられなかったが，図1に示すようにT_3（200 ng/dl）添加により10分後にはIGF-Ⅰの有意な上昇が認められ約20分でIGF-Ⅰ放出は一定となった。また図2にみられるようにT_3刺激による肝臓からのIGF-Ⅰ放出ならびに肝臓におけるIGF-Ⅰ含量の増加は用量依存性であった。

文 献

1) D'Ercole AJ, Stiles AD, Underwood LE : Tissue concentrations of somatomedin C : Further evidence for multiple sites of synthesis and paracrine or autocrine mechanisms of action. Proc Natl Acad Sci USA 81 : 935-939, 1984

2) Ikeda T, Fujiyama K, Takeuchi T, et al : Effect of thyroid hormone on somatomedin-C release from perfused rat liver. Experientia 45 : 170-171, 1989

3) Ikeda T, Fujiyama K, Hoshino T, et al : Stimulating effect of thyroid hormone on insulin-like growth factor- I release and synthesis by perfused rat liver. Growth Regulation 1 : 39-41, 1991

(池田　匡)

第I章 肝　　　　　　　　　　　　　　　　　　　　　　　　各論

7．T_4 から T_3 への転換

　甲状腺から分泌されたサイロキシンは肝臓，腎臓などの末梢臓器で T_4-5'-deiodinase により脱ヨード化され T_3 および reverse T_3（rT_3）へと転換される。糖尿病においてはしばしば low T_3 syndrome がみられるが，この原因としてサイロキシンの脱ヨード化が T_3 の方向へ向かわず，むしろ代謝を抑制したいがためにホルモン活性をもたない rT_3 への転換の方向へ向かっている可能性がある。そこで直接的に肝臓におけるサイロキシンの T_3 および rT_3 への転換を検討するため糖尿病ラットの肝臓を用いた灌流実験を行った。

方　法

　体重約180ｇのウィスター系雄性ラットを用いて，ストレプトゾトシンの腹腔内注射により糖尿病ラットを作製した。灌流方法は，さきに各論6 IGF-Ⅰの項で述べた方法とほぼ同様であるが，ネンブタール腹腔内注射による麻酔下に，門脈を流入路，大静脈を流出路とする標本を作製し，5.5 mM ブドウ糖，0.5%BSA，4.6%DextranT-70 を含んだ Krebs-Ringer 重炭酸緩衝液に古くなったヒト赤血球をヘモグロビン濃度を2.5%となるように混合したものを灌流液として用いた。灌流液はスターラーでゆっくりと撹拌しながら，95%O_2-5%CO_2の混合ガスで bubbling することにより pH を7.4に保ち，3.5 ml/g liver weight/min の液量で flow-through 方式にて灌流した。15分間の基礎灌流後，T_4（Sigma 社）を 6 μg/dl の濃度にて添加し30分間灌流した。灌流後の肝臓はエタノールでホモジナイズし T_4, T_3, および rT_3 を抽出して測定した。

7. T_4からT_3への転換

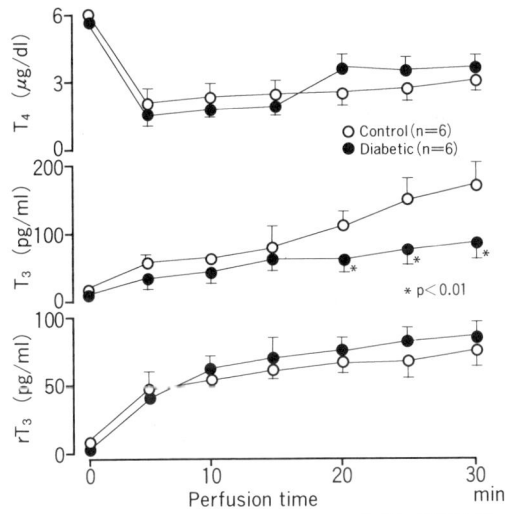

図1 灌流肝におけるT_4からT_3, rT_3への転換（糖尿病の影響）

結　果

　図1のように，肝臓におけるT_4の取り込みは最初の5分間が最大であり以後わずかずつながら減少する傾向にあった。T_3の放出は5分から観察され以後30分にわたり増加した。rT_3も5分から放出され以後増加し20分でほぼ一定の値となった。糖尿病ラットにおいてはT_3の放出が有意に低下しており，図2にみられるように肝臓におけるT_3の産生およびT_4からT_3への転換率が著明に低下していた。一方，rT_3の産生およびT_4からrT_3への転換率には変化がみられなかった。われわれはまた，TSH添加により灌流肝におけるT_4からT_3への転換が直接的に促進される事実も観察しており，このように直接的な薬物の影響の観察も可能な実験系である。なお灌流液としては赤血球を含まない灌流液を使用した場合でも，赤血球を使用した場合に比較してそれほどの違いはみられなかった。

図2 灌流肝におけるT_4からT_3, rT_3への転換（糖尿病の影響）

文 献

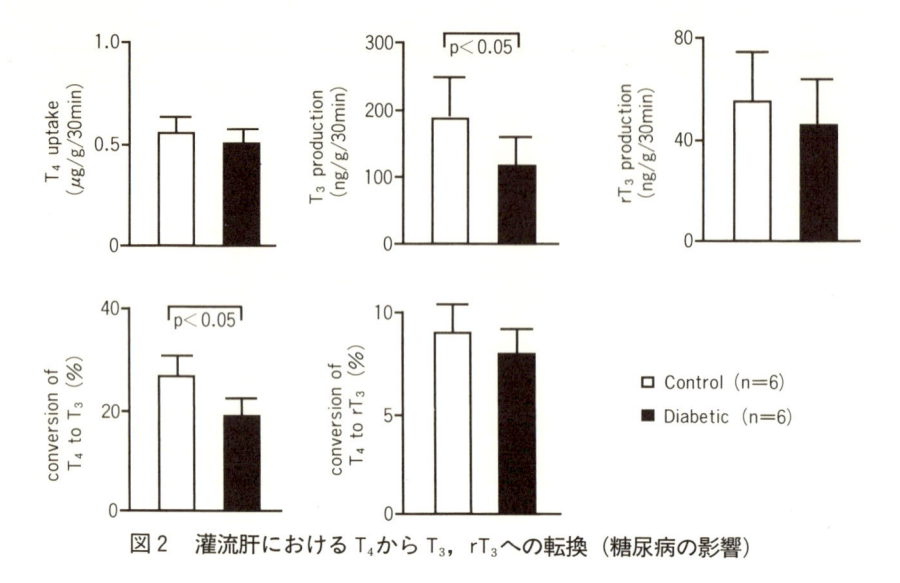

1) Ikeda T, Ito Y, Murakami I, et al : Effect of diabetes on triiodothyronine and reverse triiodothyronine production in the perfused rat liver and kidney. Diabetes 34 : 647-652, 1985

2) Ikeda T, Takeuchi T, Ito Y, et al : Effect of thyrotropin on conversion of T_4 to T_3 in perfused rat liver. Life Sci 38 : 1801-1806, 1986

（池田　匡）

第Ⅰ章 肝 　　　　　　　　　　　　　　　　　　　各論

8. プロスタノイドの生成とグリコーゲン分解

　カテコールアミンなどの古典的ホルモンに加え，肝非実質細胞で合成・分泌されるサイトカインやプロスタノイドによって肝臓の代謝機能が調節されることが明らかにされつつある。本項では血小板活性化因子PAFが肝グリコーゲン分解に及ぼす影響について紹介する[4]。

材料と方法

1. 肝臓の灌流

　180〜210 gのSprague-Dawleyラットを用いた。麻酔後，門脈にカニューレーションを行い，32°C，95%O_2-5%CO_2で飽和したKrebs-Bicarbonate buffer (115 mM NaCl, 5.9 mM KCl, 1.2 mM $MgCl_2$, 1.2 mM NaH_2PO_4, 1.2 mM Na_2SO_4, 25 mM $NaHCO_3$, 2.5 mM $CaCl_2$) で肝臓を灌流した。灌流の流速は肝臓1 g重量あたり3.5 ml/分とした。灌流液は後大静脈に留置したカニューレから回収した。

2. グリコーゲン分解

　肝臓を通過した灌流液のグルコース濃度をグルコースオキシダーゼ法で測定し，肝臓からのグルコース放出量として示した。

3. 肝臓の酸素消費量

　肝臓を通過した灌流液の酸素濃度をクラーク型酸素電極を用いて測定し，算出した。

4. Prostaglandin (PG) D_2の定量

　灌流液を同量の酢酸エチルと混合し，10分間，激しく振盪した。静置後，分離した酢酸エチル層の一部を別の試験管に移し，30°Cで窒素ガスを吹き付

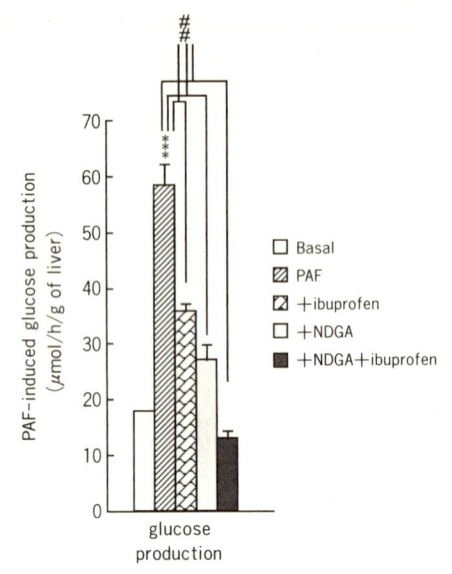

図1 PAFによる肝グリコーゲン分解
***p＜0.001 basalとの比較, ##p＜0.01 阻害剤非存在下との比較

けながら酢酸エチルを揮発させた。試験管に下記の EIA kits に添付の buffer 液を加え，超音波発生器にかけた。PG D_2 に特異的な EIA kits (Cayman Chem Co, Ann Arbor, MI, USA) を用いて，抽出された PG D_2 を定量した。

実験と結果

　肝臓は 30 分間灌流液のみで灌流し，肝臓の酸素消費量を安定させた。PAF を 1% BSA を含む灌流液に溶解し，終濃度 20 nM となるように灌流液に 5 分間加えた。図 1 に示すように PAF は肝臓からのグルコース放出を増大させた。PAF はまた PG D_2 生成も飛躍的に増大させた（図 2）。Ibuprofen (cyclooxygenase 阻害剤, 20 μM) は PAF による PG D_2 生成を完全に抑制し，グルコース放出を部分的に抑制した。NDGA (nordihydroguaiaretic acid, lipoxygenase 阻害剤, 10 μM) は PG D_2 生成には影響

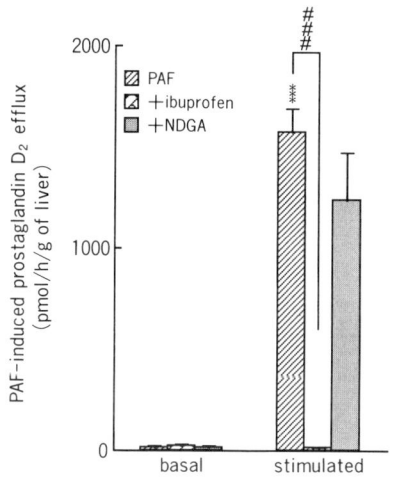

8. プロスタノイドの生成とグリコーゲン分解 41

図2 PAFによる肝臓からのprostaglandin D_2の放出
***$p<0.001$ basalとの比較，###$p<0.001$ 阻害剤非存在下との比較

しなかったが，グルコース放出を部分的に抑制した。PAFによるグルコース放出は両阻害剤の存在下で完全に抑制された。

PAF受容体はKupffer細胞等の肝非実質細胞に存在することが知られており，PAFはこれらの細胞を刺激し，PG, Thromboxane（Tx）およびLeukotriene類を生成して肝グリコーゲン分解を促進することが明らかとなった。

留意点と応用

1）上述の阻害剤はDMSO等に溶解し，1％BSAを含む灌流液で希釈した。必要な終濃度になるようにPAF刺激の5分前から刺激終了の5分後まで注入した。

2）酢酸エチルを揮発させる場合，ガス吹き付けユニット付きのアルミブロック恒温層を用いてドラフト内で行う。

3）PG D_2の他，PG E_2, PG $F_{2\alpha}$, 6-oxo-PG $I_{1\alpha}$およびTx B_2の定量が可能であった[1,3]。

4）PAFの他，latex beadやzymosan等の不溶性分子を用いてKupffer細胞を刺激（貪食）することも可能である[1,2]。

文　献

1) Kimura K, Shiota M, Mochizuki K, et al : Different preparation of zymosan induced glycogenolysis independently in the perfused rat liver : involvement of mannose receptors, peptide-leukotrienes and prostaglandins. Biochem J 283 : 773-779, 1992

2) Kimura K, Hamada M, Moriyama M, et al : Phorbol ester, but not endotoxin, desensitizes mannan-induced glycogenolysis in the perfused rat liver. J Biochem 120 : 488-493, 1996

3) Kimura K, Moriyama M, Nishisako M, et al : Endotoxin modulates arachidonic acid-induced glycogenolysis in the perfused rat liver. Horm Metab Res 30 : 178-181, 1998

4) Kimura K, Moriyama M, Nishisako M, et al : Modulation of platelet activating factor induced glycogenolysis in the perfused rat liver after administration of endotoxin *in vivo*. J Biochem 123 : 142-149, 1998

〔木村　和弘〕

第Ⅰ章　肝　　　　　　　　　　　　　　　　　　　　各論

9. アクチビンA

はじめに

　アクチビンAはTGF-β遺伝子ファミリーに属する多機能蛋白である[1,2]。アクチビンAは分子量約25000の二量体蛋白であり，FSH分泌抑制因子であるインヒビンの精製過程にFSH分泌促進因子として分離された。アクチビンはインヒビンと類似した構造を持ち，いずれもTGF-β遺伝子ファミリーに属している。インヒビンのβ_AサブユニットのホモダイマーがアクチビンAである。アクチビンは性腺，下垂体，神経系，骨髄，副腎，膵臓[3]などに存在しホルモンとして作用する一方，また中胚葉分化誘導作用[4]や神経成長作用[5]を有し，サイトカインとしての役割も明らかになっており，現在では局所因子として細胞の増殖[6,7]や分化など多彩な生物活性を有するものと考えられている。われわれはマウスの腹腔内にアクチビンAを投与すると長時間にわたって低血糖が得られることから，アクチビンと糖代謝の関連について検討を重ねてきた。そしてラット膵ラ氏島非β細胞にアクチビンAの免疫活性が存在することが判明した[3]。膵ラ氏島に存在するアクチビンAは門脈を経由してその下流にあたる肝臓にも作用している可能性があるが，実際にラット門脈血中には非常に高いアクチビンの生物活性が認められ，アクチビン受容体mRNAが肝臓に豊富に存在し，またラット遊離肝細胞に対しアクチビンAは強力な糖原分解効果を発揮することなどから，肝細胞もアクチビンの標的細胞の一つと考えられる。まず，遊離肝細胞を用いてアクチビンAのグリコーゲン分解効果をみた。

　飽食状態のウィスター系雄性ラットから肝細胞をBerry and Friend法[8]により作成した。4×10^6個/mlの肝細胞をmodified Hanks液でインキュベートし，肝細胞から生ずる糖を測定した。インキュベーション時間はアクチビンAを添加してから11分間とし，Corveraら[9]の方法を用い測定した。アクチビンAは1 nMの濃度で遊離肝細胞でグリコーゲン分解を促進し，糖

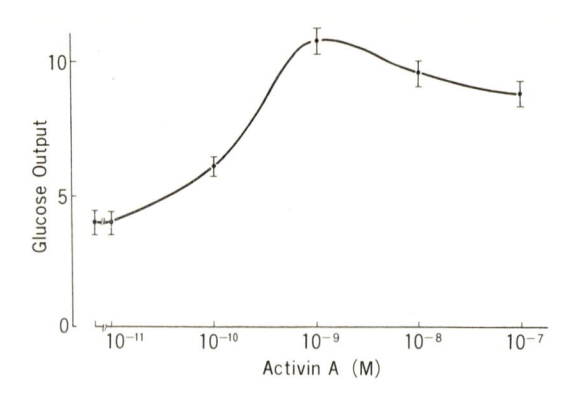

図1　遊離肝細胞系におけるアクチビンAの効果

を放出した。しかもアクチビンAの濃度を増加させると、それに順じて糖の放出効果が増加した（図1）[10]。これらの機序を解明するためにアクチビンAによる肝細胞と、細胞質内のCa^{2+}濃度を測定し、これも増加していることが判明した。さらにCa^{2+}の動員に重要だと考えられている inositol tris-phosphate（IP_3）の動きについても調べてみるとアクチビンAはIP_3の産生を介してCa^{2+}を上昇させ、糖の放出を増加させることが明らかとなった[10]。そこで灌流肝でアクチビンAの効果をみた。

1. 灌流肝におけるアクチビンAの効果

体重180〜250gのウィスター系雄性ラットを用いてラットに sodium pentobarbital（用量：50 mg/kg）を腹腔内投与して麻酔した後、腹部を切開し、灌流液を流しながらカニューレを門脈に挿入後、直ちに腹部下大静脈を切開して、肝臓内の血液を洗い流す。次に胸腔を開き右心房を切開して、流出用カニューレを胸部下大静脈に挿入する。Krebs-Ringer Bicarbonate 緩衝液（95%O_2-5%CO_2で飽和）を用い、flow-through 方式により一定流速で灌流する。同様の効果は Krebs-Ringer Tris buffer を用いて行っても得ることができる。実験の結果、灌流液にアクチビンAを1 nM、10 nMの濃度を添加しても灌流肝ではアクチビンAの糖放出効果は認められなかった（図2）[11]。

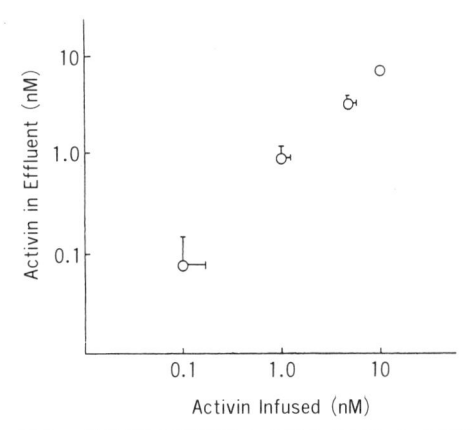

図2　灌流肝の流出液中のアクチビンAの活性

2. 灌流肝におけるアクチビンAの取り込みまたは失活の検討

次に灌流肝を用いて以下の実験を行った。すなわち，アクチビンAが灌流中に肝組織により取り込まれるか失活する可能性を否定するために灌流を行い，下大静脈から採取した灌流液を用いてアクチビンAの濃度を測定し，さらに肝細胞系での糖の放出効果をみた。灌流液で肝細胞からの糖放出効果が再現できた。方法としては灌流を行い，その中にアクチビンAを添加し，灌流液を採取する。この液中のアクチビンAの濃度を測定する。この中に，ブドウ糖はほとんど含まれていないのでこの液を1 ml 分注し，前述のごとく調整された遊離肝細胞系に添加し，糖の放出の有無をみることができる。これで糖の放出が認められればアクチビンは活性をしたまま灌流液に残存していることにより肝組織で取り込まれたり，失活させられることはほとんど考えられない。結果は図2[11)]のごとく，アクチビンAを添加し採取した肝灌流液は十分にアクチビンAの濃度を維持しており，さらに肝細胞の系で糖の放出効果を生じた。

3. 灌流肝におけるアクチビンAによる肝糖原分解効果抑制因子放出の有無

灌流肝において肝糖原分解効果を促進すると同時に，抑制因子を出すのではないかと考え，以下のような実験を行った。すなわち，アクチビンAを灌流しながらアンギオテンシンIIを灌流した。アンギオテンシンIIによって糖

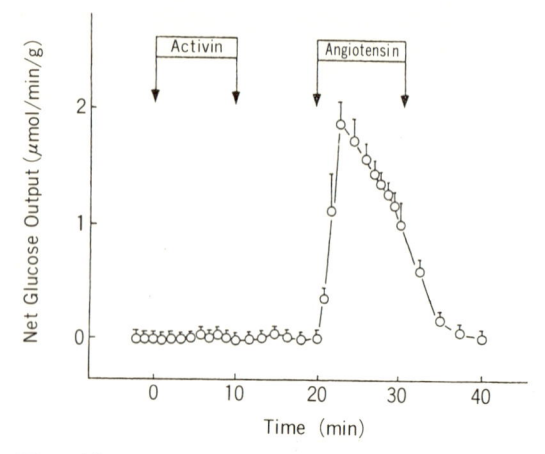

図3 灌流肝におけるアクチビンAの効果およびアンギオテンシンに対する作用

放出増加が生じたが，アクチビンAを添加しない場合と差はなかった（図3）[11]。

　これらのことより，アクチビンAが肝臓に取り込まれその効果を発揮できないという可能性は否定された。灌流肝においてのみ抑制因子が発現するという考え方も否定された。さらに検討すると，やはり肝細胞膜の状態によってアクチビンAの情報伝達が生じない場合もあることが判明した。このように灌流系と細胞系の異同については従来からわずかしか報告[12]されていないが，その物質の性質を論ずるにはこの二つの系はなくてはならないものである。

おわりに

　肝細胞系と灌流肝の結果が異なることは比較的あり得ることである[13]。これは肝細胞系の作成の過程でコラゲナーゼや機械的な刺激の影響で膜が多少変化するためであると考えられており，通常は肝細胞系で反応がみにくく，灌流肝でその反応を明らかにできることが多い。しかし，今回のアクチビンAの結果はまさにその逆であり，稀なケースであると思われる。しかし，われわれの検討ではこのように相違を生ずるものはアクチビンAのみではなく，PTHについても同様の結果であると思われる。この場合，肝細胞系の

実験結果が artificial なものと考えやすいが，両方とも正しいというのが筆者の考え方である。肝臓はいろいろな細胞の集団でできており，肝灌流系は多数の細胞の集団をみているが，肝細胞系はほぼ単一の系である点および，肝細胞膜の状態も前者と後者では必ずしも同一ではないと思われるからである。事実，肝切除を行った系ではアクチビンAの効果を灌流肝でみることが可能である。アクチビンAについては，おそらく詳細な機序は必ずしもいまだ明らかではないが，前述のごとく，アクチビンAの作用自体が通常の状態では作用せず，何か異常な事態で発現すると考えれば説明可能であると思われる。これらを究明することは逆に情報伝達機構のより一層の解明につながると思われる。

謝辞：共同研究において御指導をいただいた小島教授に深謝致します。

文献

1) Vale W, Rivier J, Vaughan J, McClintock R, Corrigan A, Woo W, Karr D, Spiess J : Purification and characterization of FSH releasing protein from porcine ovarian follicular fluid. Nature 321 : 776-779, 1986

2) Ying S-Y : Inhibins, activins and follistatins : gonadal proteins modulating the secretion of follicle-stimulating hormone. Endocrine Rev 9 : 267-293, 1988

3) Yasuda H, Inoue K, Shibata H, Takeuchi T, Eto Y, Hasegawa Y, Sekine N, Totsuka Y, Mine T, Ogata E, Kojima I : Existence of activin A in A-and D-cells of rat pancreatic islets. Endocrinology 133 : 624-630, 1993

4) Smith J, Price C, Van Nimmen BMJ, Huylebroeck KD : Identification of a potent xenopus mesoderm-inducing factor as a homologue of activin A. Nature 345 : 729-734, 1990

5) Ohnishi H, Ohgushi N, Tanaka S, Mogami M, Nobusawa R, Mashima H, Furukawa M, Mine T, Shimada O, Ishikawa H, Kojima I : Conversion of amylase-secreting rat pancreatic AR 42 J cells to neuron like cells by activin A. J Clin Invest 95 : 2304-2314, 1995

6) Yasuda H, Mine T, Shibata H, Eto Y, Hasegawa Y, Takeuchi T, Asano S, Kojima I : Activin A : an autocrine inhibitor of initiation of DNA synthesis in rat hepatocytes. J Clin invest 92 : 1491-1496, 1993

7) Schwall RH, Robbins K, Jaedieu P, Chang L, Lai G : Activin induces cell

death in hepatocytes *in vivo* and *in vitro*. Hepatology 18 : 347-356, 1993

8) Berry MN, Friend DS : High-yield preparation of isolated rat liver parenchymal cells. J Cell Biol 43 : 506-520, 1969

9) Corvera S, Huerta-Bahena J, Pelton JT, Hruby VJ Trivedi DJA, Garcia-Sainz : Metabolic effects and cyclic AMP levels produced by glucagon, and forskolin in isolated rat hepatocytes. Biochim. Biophys Acta 804 : 434-441, 1984

10) Mine T, Kojima I, Ogata E : Stimulation of glucose production by activin A in isolated rat hepatocytes. Endocrinology 125 : 586-591, 1989

11) Kojima I, Nobusawa R, Zhang Y-Q, Sekine N, Mine T, Shibata H : Attenuation of glycogenolytic action of activin A in intact rat liver. Am J Physiol 269 : E 846-851, 1995

12) Mine T, Kojima I, Ogata E : Difference in sensitivity to glucagon action in three different rat liver systems. Metabolism 39 : 321-326, 1990

13) Itoh H, Okajima F, Ui M : Conversion of adrenergic mechanism from an α-to a β-type during primary culture of rat hepatocytes. Accompanying decreases in the function of the inhibitory guanine nucleotide regulatory component of adenylate cyclase identified as the substrate of islet-activating protein. J Biol Chem 259 : 15464-15473, 1984

(峯　徹哉)

第Ⅰ章　肝　　　　　　　　　　　　　　　　　　　　各論

10. ホルモンによる胆汁分泌

　胆汁は脂肪の消化吸収だけでなく，薬物をはじめとした代謝物の排泄，また腸肝循環の媒体として重要である。ラット灌流肝を用いて，胆汁分泌に及ぼすホルモンの作用が観察できる。

材　料

　外径1 mm以下のポリエチレンチューブを胆管に挿入するので，200～250 gのラットを用いる。灌流装置は前項（第Ⅰ章各論1～9）までと同様であるが，摘出した肝臓を静置するための温水で加温可能な灌流テーブルもしくはチャンバーが必要。

標本作製

　バルビタール麻酔の後，開腹し，腎静脈流入部より肝臓側の下大静脈に結紮糸をかける。次いで脾静脈流入部より肝臓側で，肝動脈・胆管とともに門脈に結紮糸をかけ，灌流液注入用カニューレを門脈に挿入して結紮する。結紮糸より末梢の下大静脈を切開した後，開胸して，心臓と横隔膜の間の下大静脈に結紮糸をかけて，右心房より灌流液流出用カニューレを挿入する。この時，カニューレの先端が肝静脈開口部に位置することが大切である。大静脈をそれぞれ結紮した後，肝臓を切り離し，横隔膜に面する方が下になるよう肝臓を翻転して，灌流テーブルに静置する。胆管と肝動脈は門脈とともに結紮されているが，この時までに胆管は胆汁によって拡張していて容易に見分けられるので，小切開をして先端を斜めに切った細いカニューレを挿入する（図1）。

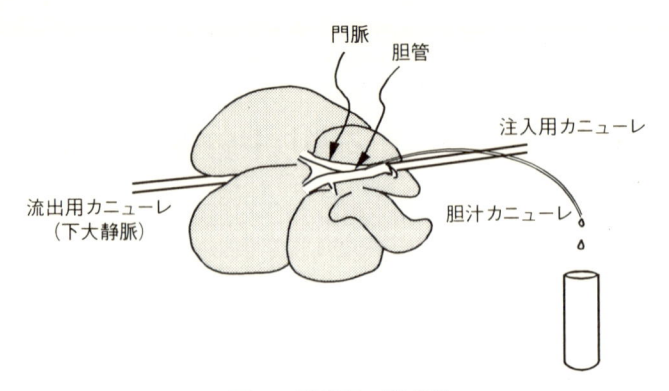

図1　灌流肝の模式図

結　果

　灌流テーブルとともに32℃に加温した，赤血球を含まない115 mM NaCl, 5.9 mM KCl, 1.2 mM $MgCl_2$, 1.2 mM NaH_2PO_4, 1.2 mM Na_2SO_4, 2.5 mM $CaCl_2$, 25 mM $NaHCO_3$, pH 7.4溶液を95%O_2-5%CO_2で平衡させて，毎分30 mlで非還流式に灌流した。胆汁量は側管からセクレチンを投与すると増加したが，グルカゴンの投与ではより増加した（**表1 a**）[1]。胆汁酸（タウロコール酸ナトリウム）を投与すると胆汁量は著しく増加し，グルカゴンを同時に投与するとさらに増加したが，セクレチンの同時投与効果はみられなかった（**表1 b**）。セルレイン，インスリンやソマトスタチンは胆汁量に影響を与えなかった[1]。グルカゴンやセクレチンによる胆汁量の増加は$α_1$アドレナージックアゴニストのフェニレフリンで拮抗されたが，$α_2$アドレナージックアゴニストのオキシメタゾリンでは拮抗されなかった（**表1 c, d**）[2]。しかし，フェニレフリンは胆汁酸による胆汁量増加には影響を与えなかった（**表1 e**）。

応　用

　灌流肝からの胆汁の採取は薬物代謝の研究にも用いられている[3]。

表1　ホルモンによる胆汁分泌

	bile volume (mean±SE ml/10 g liver/50 min)
a) control	0.33±0.01
secretin（1 nM）	0.39±0.01**
glucagon（0.1 nM）	0.44±0.02**
b) sodium taurocholate（10 μM）	0.61±0.03
+secretin（1 nM）	0.63±0.01
+glucagon（0.1 nM）	0.70±0.01*
c) glucagon（0.1 nM）	0.49±0.01
+phenylephrine（0.1 μM）	0.37±0.02**
+oxymetazoline（0.1 μM）	0.46±0.02
d) secretin（1 nM）	0.40±0.02
+phenylephrine（0.1 μM）	0.37±0.01*
+oxymetazoline（0.1 μM）	0.42±0.02
e) sodium taurocholate（10 μM）	0.63±0.02
+phenylephrine（0.1 μM）	0.61±0.02

（aとbは文献[1]，c, dとeは文献[2]より改変して引用）
濃度は最終濃度，$*p<0.05$，$**p<0.01$

文　献

1) Yamatani K, Sato N, Takahashi K, et al：Effect of gastrointestinal hormones on choleresis from the isolated perfused rat liver. Regul Peptides 10：237-242, 1985

2) Yamatani K, Sato N, Takahashi K, et al：Dissociation of the α-adrenergic inhibitory effects on glucagon- and secretin-stimulated bile volume and on cyclic adenosine monophosphate production in the isolated perfused rat liver. Endocrinology 116：1694-1698, 1985

3) Yamazaki M, Kobayashi K, Sugiyama Y：Primary active transport of pravastatin across the liver canalicular membrane in normal and mutant Eisai hyperbilirubinaemic rats. Biopharm Drug Dispos 17：645-659, 1996

（山谷　恵一）

11. 門脈・肝静脈2血管灌流

各論

緒　言

　組織化学的手法やmicrodissection法による酵素学的検討により，肝小葉の門脈域（periportal region：PP）と中心静脈域（pericentral region：PC）の細胞が，それぞれ異なる酵素活性を有することが明らかになった。糖代謝では，糖新生に関与するglucose-6-phosphataseは主にPP域に，解糖系の主な酵素であるhexokinaseとpyruvate kinaseはPC域にそれぞれ強い局在を示すことが明らかになっている。Jungermannらは，これらの知見に基づいて，糖新生がPPに，糖分解がPC域に局在するという，肝小葉における代謝の局在（metabolic zonation）なる概念を提唱した。しかしながらこの"代謝の局在"が酵素活性の違いのみによりregulateされているのかどうかについては不明な点が多い。一方，肝小葉には酸素の濃度勾配が存在し，PP域では酸素濃度が高く，PC域では低くなっていることが知られている。つまり肝細胞が，物質の代謝に際し酸素を消費するために，肝からの"出口"であるPC域では，酸素濃度が低くなると考えられている。metabolic zonationに，この酸素勾配が何らかの影響を及ぼしている可能性もある。

　われわれは，ラット灌流肝表面に，微小酸素電極を装着することにより，肝小葉のPP, PC域に存在する肝細胞の酸素濃度および酸素消費速度を測定することに成功した。肝灌流は，一般的には，生体内での血行動態を考慮して，灌流液を門脈から肝静脈に流す方法（順行性肝灌流）で行われている。われわれは，metabolic zonationをregulateする大きな要素として"酸素濃度"に注目し，非生理的な血行動態である，灌流液を肝静脈から門脈に流す方法（逆行性肝灌流）を併用して実験を行った。

　今回，これらの方法を利用し，乳酸からの糖新生およびその糖新生に対するグルカゴンの効果を検討し，metabolic zonationに対する新たな知見を

方法

　24時間絶食とした雌のSprague-Dawleyラット（体重200〜250g）を用いた。肝灌流は，Krebs-Henseleit Bicarbonate buffer（pH 7.4, 37℃）を用いた非循環方式で行った。灌流液は95%O_2-5%CO_2の混合ガスで飽和した後，門脈より流入，下大静脈より流出させた（順行性肝灌流）。流出液の酸素濃度はクラーク型酸素電極で測定した。逆行性肝灌流は，通常の方法で流入，流出口を確保しておいてから素早くチューブをつなぎ換えて灌流の方向を転換した。

　微小酸素電極は，Matsumuraらの方法により作成した。肝小葉のPPとPCの区別は，肉眼で認められる肝表面の色調の濃淡から，濃い部分をPC域，淡い部分をPP域と識別した。それぞれの部位の酸素消費量は，"stopped-flow"法により測定した。すなわち，灌流液の流入と流出を同時に一時的に止め，その間の酸素分圧の低下をPPおよびPC部位上においた微小酸素電極で測定した。そして，その酸素濃度の低下速度と肝の水分量とから酸素消費速度を計算した。

　乳酸およびグルカゴンは最終濃度がそれぞれ2 mM, 10 nMとなるように溶解し，infusion pumpを用いて灌流液中に側管より注入した。

結果

　表1に示すように，順行性肝灌流では，乳酸の投与により，肝の酸素消費量の増大と糖新生の亢進がみられた。結果は示していないが，肝の酸素消費量の増加とグルコース産生量の増加との間には良い相関が見られた。また，酸素消費の増加はPPでPCの約2倍であることより，乳酸からの糖新生は，おもにPP域で行われていると推測される。同様に，グルカゴンの糖新生亢進作用は，もっぱらPP域に限局していると考えることができる。

　一方，肝灌流の方向を逆転させた逆行性肝灌流法で，同様の検討を繰り返すと，糖新生の主部およびグルカゴンの糖新生亢進作用の場がPPからPC

表1 前行性および逆行性灌流下における飢餓ラット肝に対する乳酸およびグルカゴン投与の影響

添加	(μmol/g/h)			グルコース産生量
	酸素消費量			
	門脈域 (PP)	中心静脈域 (PC)	肝 (Whole Organ)	
	(Anterograde Perfusion)			
none	111±13	59±14	110±7	9±2
2 mM Lactate	163±20 ***	80±16 ***	148±13 ***	55±14 ***
10 nM Glucagon	194±31 ***	80±19	178±18 ***	72±18 **
off	123±26 ***	78±23	120±14 ***	10±3 ***
	(Retrograde Perfusion)			
none	45±5	122±13	126±15	9±2
2 mM lactate	74±5 ***	190±38 ***	204±19 ***	75±15 ***
10 nM Glucagon	81±12	235±35 **	237±26 ***	91±20 **
off	50±9 ***	142±24 ***	147±17 ***	10±4 ***

mean±SD で表示,酸素消費量は11匹,グルコース産生量は5匹のラット肝から得た結果である.
　**p＜0.01, ***p＜0.001 ── それぞれ直上（前）の数値との比較を示す.

(医学のあゆみより引用)

域へと完全に移行したことがわかる.

考　察

　肝小葉における糖新生の主部が,灌流方向の違いで PP から PC 域へと容易に転換した事実は,糖新生が,酸素分圧が高くしかも酸素の利用性の有利な肝小葉の灌流の上流側（すなわち順行性肝灌流法では PP 域,逆行性肝灌流では PC 域）において盛んであることを示唆する結果である.したがって,肝小葉における代謝の局在は,酵素活性の差とか,基質濃度の差によって決定されるものではないと考えられる.糖新生の肝小葉における局在を決定する要因として,局所の酸素の濃度,利用性が大きく関与している可能性が示唆された.グルカゴンの糖新生亢進作用も,通常の肝灌流では主に PP 域に,逆行性では,PC 域に発現した.すなわちグルカゴンの作用も酸素分

圧および酸素の利用性の高い肝小葉の上流側に発現すると言える。エピネフリンの糖新生亢進作用は主に肝小葉の下流域で認められたことより，グルカゴンとエピネフリンとでは糖新生亢進作用の場がまったく異なる点は非常に興味深い。

"metabolic zonation"は，肝小葉での代謝を考えるうえで大切であり，その詳細な検討には順行性に加え，逆行性の肝灌流が有用であると考えられる。

文献

1) 衣笠昭彦, ロナルドGサーマン：肝小葉における糖代謝の局在. 逆行性肝灌流による検討, 医学のあゆみ 135(5)：407-408, 1985

2) Kizaki Z, Thurman RG：Stimulation of oxygen uptake by glucagon is oxygen dependent in perfused rat liver. Am J Physiol 256(2)：G 369-G 376, 1989

3) Matsumura T, Thurman RG：Measuring rates of O_2 uptake in periportal and pericentral regions of the liver lobule. Stop-flow experiments with perfused liver. Am J Physiol 244：G 656-G 659, 1983

（木崎　善郎／衣笠　昭彦）

12. 肝類洞に放出される
スーパーオキサイドアニオンの検出

緒言

　酸化型チトクロームcは，スーパーオキサイドアニオン（SA）の存在下で還元型チトクロームcに変換される。この性質を利用して in vitro でSAを検出することが可能である[1]。本項では，この性質を灌流肝に応用し，肝類洞内に放出されるSAを in situ で測定する方法を述べる。

実験方法

1. 実験動物
　ウィスター系雄性ラット，体重250〜300 g。

2. 実験計画
　麻酔下で大腿静脈から1.75 g/kg体重のエタノールをbolus投与し，引き続きエタノール200〜250 mg/kg体重/時を持続的に180分間投与した。対照群には等量の生理食塩水を投与した。

3. 灌流肝の作成とチトクロームc法によるSAの測定
　上述の処置後Hanks' Balanced Salt Solution (HBSS) による肝灌流を門脈側より開始し，2分後より灌流液を酸化型cytochrome c 50 μM を含んだHBSSに変更し，2分ごとに肝静脈側より灌流液を採取し，その550 nmにおける吸光度を測定し，門脈側から投与した灌流液の吸光度との差をΔABSと定義した。このΔABSの上昇は，灌流液にSAの消去剤であるsuperoxide dismutaseを投与すると門脈側から投与した灌流液の吸光度のレベルまで抑制されるため，肝類洞に放出されたSA量を反映すると考えられる[2]。条件の詳細は筆者らの既報に譲る[2]。

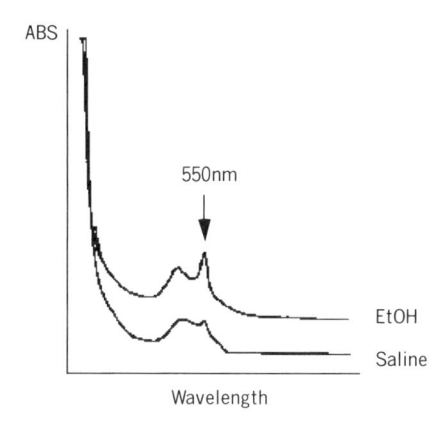

図1 灌流液中の活性酸素測定の実際
門脈側から酸化型チトクロームc液を投与し、静脈側より回収した灌流液中で産生された還元型チトクロームcを吸光度550 nmで測定した。エタノール投与群では、生理食塩水投与群に比べ、550 nmの吸光度ピークの上昇が観察された。

4．(PNP/GPT) 比の測定

肝類内皮細胞傷害のマーカーとして、肝灌流液中のPNP/GPT比[3)]を測定した。条件の詳細は、筆者らの既報に譲る[4)]。

結　果

図1に、灌流液中の活性酸素測定の実際を示す。門脈側から酸化型チトクロームc液を投与し、静脈側より回収した灌流液中で産生された還元型チトクロームcを吸光度550 nmで測定した。エタノール投与群では、生理食塩水投与群に比べ、550 nmの吸光度ピークの上昇が観察された。

経時的に、回収した灌流液中の吸光度変化を観察した結果を図2に示す。吸光度は、6〜8分でプラトーに達するが、これは酸化型チトクロームc液の灌流開始後、6〜8分で灌流液が酸化型チトクロームc液に置き換わったことを示すと考えらる。

エタノール投与ラットにおける灌流液中の吸光度の変化（ΔABS）は、エ

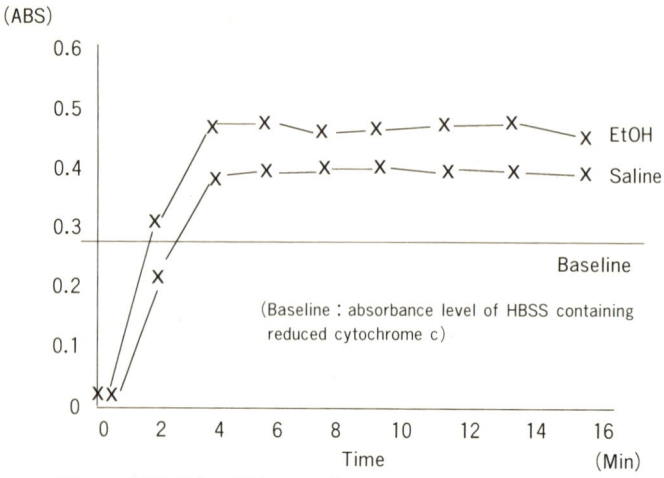

図2 静脈側より回収した灌流液の吸光度の経時的変化
　吸光度は，6〜8分でプラトーに達するが，これは酸化型チトクロームc液の灌流開始後，6〜8分で灌流液が酸化型チトクロームc液に置き換わったことを示すと考えられる。

タノールを投与しないラットにおける変化に比べ，有意に高かった[5]。
　肝類洞内皮細胞傷害のマーカーとして，灌流液中のPNP/GPT比を測定した。PNP測定の実際を図3に示す。エタノール投与群において，293 nmの吸光度の上昇が観察された。この吸光度のピークは，PNPの存在下でinosineから産生された尿素量を反映していると考えられる。流液中のPNP/GPT比は，エタノール投与群で有意に高かった[5]。

まとめ

　チトクロームc法を灌流肝に応用し，肝類洞内に放出されるSAを測定する方法を述べた。エタノール負荷は，肝類洞へのSA放出を惹起した。
　今回，SAの測定と同時に，肝類洞内皮細胞傷害のマーカーである灌流液中のPNP/GPT比を測定した。その結果，同値は，エタノール投与群で有意に上昇していた。この結果は，この肝類洞に放出されたSAが，肝類洞内皮細胞傷害に関与しているとするわれわれの仮説[2]を支持するものである。

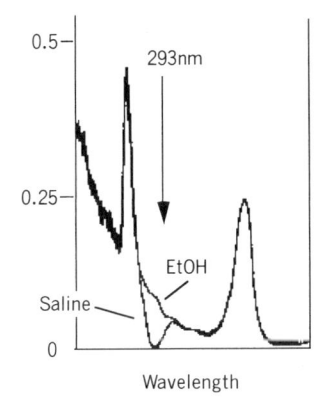

図3 灌流液中のPNP値の測定の実際
産生された尿素を吸光度293 nmで測定した。エタノール投与群では,生理食塩水投与群に比べ,293 nmの吸光度ピークの上昇が観察された。

文献

1) Babior BM, Ruby S and Kipnes JT : The production of superoxide by leukocytes, a potential bacterial agent. J Clin Invest 52 : 741-744, 1973

2) Yokoyama H, Mizukami T, Kamegaya Y, et al : Formation of superoxide anion in the hepatic sinusoid after lipopolysaccharide challenge. Alcohol : Clin Exp Res 22 : 133 S-136 S, 1998

3) Brass CA, and Mody MG : Evaluation of purine nucleoside phosphorylase release as a measure of hepatic endothelial cell injury. Hepatol 21 : 174-179 1995

4) Mizukami T, Yokoyama H, Okamura Y, et al : Splenectomy attenuates superoxide anion release into the hepatic sinusoids after lipopolysaccharide challenge. J Hepatol 31 : 235-241, 1999

5) Yokoyama H, Fukuda M, Okamura Y, et al : Superoxide anion release into the hepatic sinusoid after an acute ethanol challenge and its attenuation by Kupffer cell depletion. Alcohol : Clin Exp Res 23 : 71 S-75 S, 1999

(横山　裕一／福田　正彦／水上　健／岡村　幸重／石井　裕正)

13. 再生肝のフルクトース代謝と脂肪酸による調節

　ラットの肝臓を2/3切除すると残余肝では切除後24時間目にDNA合成がピークとなり，36時間目に細胞分裂をむかえる。このDNA合成の盛んな時期には核酸合成の基質としてペントースリン酸経路が活性化され，またATPをエネルギー源として用いるため再生肝での糖の利用が増加する[1]。一方で脳などグルコースを必要とする器官に供給するため再生肝は糖の生成を促進する必要がある。フルクトースは糖新生経路を経て糖に変換されるとともに解糖を経てTCAサイクル中間体を供給できるのでATP生成も増加させることが可能である。肝再生時には種々のホルモンレベルが変化するのでこれらの影響が除外できる灌流系は再生肝の代謝特性を調べるのに適している。本項では肝再生時のフルクトースからの糖生成に対する脂肪酸の影響について紹介する[3]。

材料と方法

　180〜220 gのSprague-Dawley系雄性ラットを用いた。エーテル麻酔下でラットの肝臓をHigginsとAndersonの方法に従い，70%（左側葉と中葉）切除した。術前と術後24，48，72時間目に肝臓灌流を行った。すなわちsodium pentobarbitalで麻酔後，門脈にカニュレーションを行い32°C，95%O_2-5%CO_2で飽和したKrebs-Bicarbonate bufferを用いてflow-through方式で肝臓を灌流した。流速はg肝重量あたり3.0〜3.5 ml/分とした。肝臓を通過した灌流液を採取し，そこに含まれるグルコース濃度をグルコース-オキシダーゼ法で測定した。灌流肝組織中のクエン酸濃度を測るため，肝臓を液体窒素で瞬時に凍結採取した。

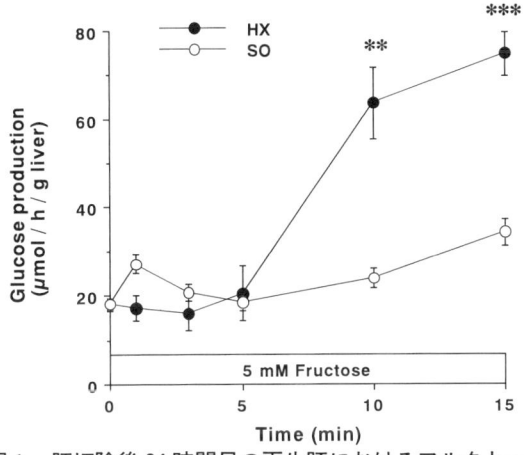

図1 肝切除後24時間目の再生肝におけるフルクトースからのグルコース生成

($**p<0.01$, $***p<0.001$ HX vs SO)

実験と結果

　30分の前灌流後，灌流液にフルクトース（最終濃度5 mM）を15分間添加した。図1に示すように添加後5分目からグルコース産生が肝切除（HX）群で飛躍的に増加したが，偽手術（SO）群ではほとんど変化しなかった。HX群におけるフルクトースからのグルコース生成は術後24，48時間目に高く，72時間目には元のレベルに戻った（図2）。この変化に呼応して，肝組織中のクエン酸濃度も術後24，48時間目に高い値を示した。このクエン酸生成増加の機構を調べるため術後24時間目の動物を用いて脂肪酸の効果を検討した。β酸化によりアセチルCoAを生成するオクタン酸やオレイン酸（それぞれ100 μM）の前添加は，SO群におけるフルクトース添加後のグルコース産生を増加させたが，アセチルCoAを生成しないプロピオン酸（100 μM）はほとんど効果がなかった（表1）。

　HX後には血中遊離脂肪酸濃度が増加し，術後48時間目まで高いことが知られている。結果には示していないがフルクトース2,6-二リン酸（fructose-1,6-bisphosphataseの抑制因子）量は低下しておらず，この変

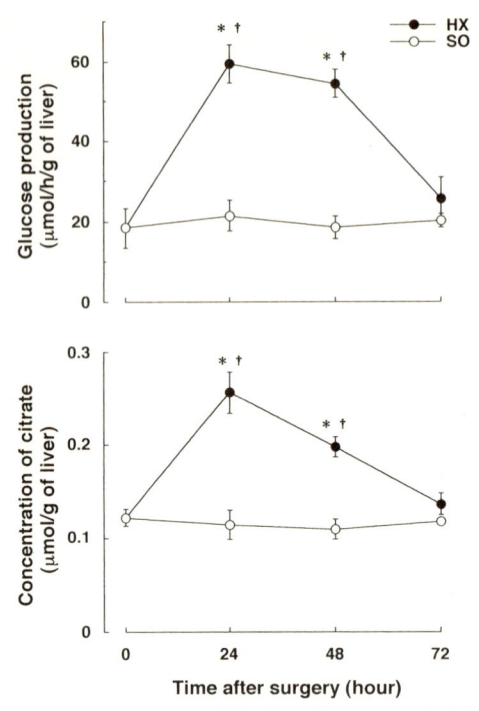

図2 肝再生時におけるフルクトース添加後のグルコース生成と
肝クエン酸濃度の変化 (*p<0.01 HX vs SO, †p<0.01 術前との比較)

表1 術後24時間目の再生肝におけるフルクトース添加後の糖生成速度
および肝クエン酸濃度

Substrate	Glucose (μmol/h/g liver)		Citrate (μmol/g liver)	
	HX	SO	HX	SO
Fructose	59.3±4.7*	21.5±3.9	0.256±0.023*	0.115±0.016
Octanoate+Fructose	67.5±3.3	59.2±2.9#	0.326±0.025*	0.259±0.014#
Oleate+Fructose	80.0±5.1#	81.4±1.7#	0.411±0.005*#	0.355±0.024#
Propionate+Fructose	60.0±1.2*	19.1±3.3	0.242±0.014*	0.132±0.003

グルコース生成速度はフルクトース添加前からの増加分として表わした。
*p<0.01 HX vs SO, #p<0.01 Fructose vs Fatty acid+Fructose

化ではフルクトースからの糖生成の増加を説明できなかった。実験結果はHX後初期の再生肝ではphosphofructokinaseの阻害因子であるクエン酸生成が増加したため解糖が抑制され，その結果フルクトースからの糖生成が増加したものと考えられた。SO群においてアセチルCoAを供給する脂肪酸にのみフルクトースからのグルコース生成の刺激効果がみられたことから，肝再生時には脂肪酸の酸化が亢進してアセチルCoA生成が増加し，ピルビン酸からのオキザロ酢酸生成が刺激された結果クエン酸生成が増加するものと考えられた。

留意点と応用

1) フルクトースの生理的な門脈血中濃度は1〜3.5 mMである。
2) オレイン酸は20％ウシ血清アルブミンを含む灌流液に溶かし，乳濁液として注入する。
3) 今回示した糖代謝と脂質代謝の相互作用以外に，脂肪酸によるアミノ酸代謝調節も検討できる。
4) 虚血に伴う酸素欠乏 (Anoxia) により引き起こされる肝細胞傷害に対して，フルクトースは細胞内ATPレベルの低下を抑制することにより傷害を軽減する効果をもつことが報告されている[1]。

文献

1) Brass CA, Crawford JM, Narciso J, et al : Hypoxic liver injury and the ameliorating effects of fructose : the "glucose paradox" revisited. Am J Physiol 263 : G 293-G 300, 1992
2) Tian W-N, Braunstein LD, Pang J, et al : Importance of glucose-6-phosphate dehydrogenase activity for cell growth. J Biol Chem 273 : 10609-10617, 1998
3) Moriyama M, Nishisako M, Ueda J, et al : Changes in fructose-induced production of glucose in the rat liver following partial hepatectomy. Arch Biochem Biophys 371 : 53-62, 1999

（森山　光章／菅野　　司）

第II章 膵内分泌

総論　膵灌流

　生理学的または薬理学的物質による膵ホルモン分泌への影響を検討する手段としては，*in vivo* や細胞レベルでの実験もあるが，膵灌流系の実験では，循環系が保たれた比較的生理学的に近い条件下で，諸物質による膵ラ島ホルモン分泌への直接作用を観察でき，また，ラ島を構成している B,A,D および PP 細胞間の相互作用を検討できるという利点を有している。

　膵灌流実験の方法としては，摘出灌流膵を用いる方法と *in situ* での方法があり，イヌやラットなど比較的大動物では前者が，ハムスターやマウスなどの小動物では後者が用いられることが多い。両方法とも腹腔動脈（celiac artery）から灌流液を流し，門脈側で液を採取し，ホルモン等を測定するものであるが，上腸間膜動脈（superior mesenteric artery : SMA）より灌流することもあり，また，門脈側より celiac artery に向かって逆灌流がなされることもある。また，*in situ* の実験系では神経系が保たれているので，交感あるいは副交感神経系へ電気刺激を加えホルモン分泌への影響も観察できる。

　本項ではまず，ラット摘出膵を用いる実験方法を，次いでマウスでの *in situ* 灌流系での実験方法につき述べる。

A．摘出膵灌流の手技（ラット）（図1，図2）

準　備

- perfusion buffer〔Krebs-Ringer bicarbonate（KRB）buffer, pH 7.40〕
　　118.4 mM　　NaCl
　　4.69 mM　　KCl

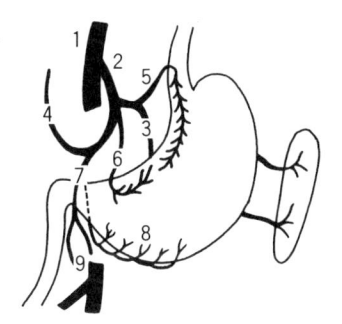

1. 大動脈　2. 腹腔動脈　3. 脾動脈
4. 肝動脈　5. 左胃動脈　6. 右胃動脈
7. 胃・十二指腸動脈
8. 右胃大網および幽門動脈
9. 膵・十二指腸動脈

図1　腹腔動脈と膵・十二指腸動脈との関係

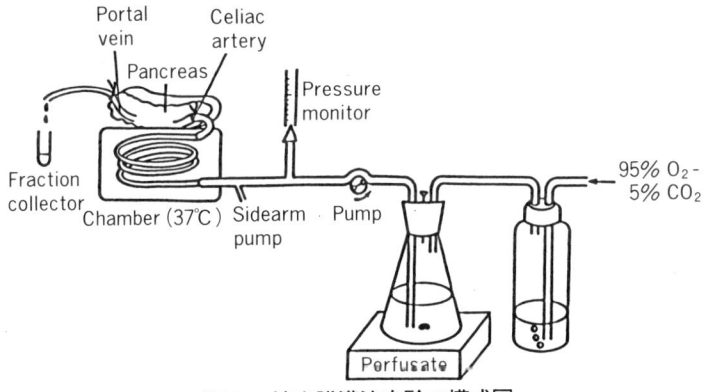

図2　摘出膵灌流実験の模式図

1.2 mM	$MgSO_4$, 7 H_2O
1.18 mM	KH_2PO_4
2.4 mM	$CaCl_2$
20 mM	$NaHCO_3$
4.5%	Dextran T-70
1%	ウシ血清アルブミン（BSA）

- ヘパリン
- 95%O_2-5%CO_2混合ガス
- 500〜1000 U/ml アプロチニン，または 0.9%NaCl 100 ml＋ベンザミジ

ン 4.7 g＋EDTA 2 Na 1.38 g 混合液

方　法

① Sodium pentobarbital（50 mg/kg, i.p.）で麻酔。
② 腹壁に正中切開し，さらに横切開を加え視野を広くする。
③ 腸全体を向かって右に寄せ，横行結腸と十二指腸との間の靱帯を切開。
④ 直腸部を結紮し，切断。
⑤ 腸全体を向かって左に寄せ，下行結腸と膵との間の靱帯を切開し，直腸にきている血管を結紮し，切断（膵と直腸部分が切り離される）。
⑥ 膵と十二指腸部分以外を一塊として Treitz の靱帯部分で結紮し，切断（小腸と大腸部が切り離される）。
⑦ 肝の鎌状靱帯を切り離し，肝尾状葉をピンセットで前面に出す（胃切除がしやすくなる）。
⑧ 胃噴門部についている靱帯を切開。
⑨ 胃大弯側の膜を切開し，胃背側の左胃動静脈を結紮し，切断。
⑩ 脾へ行っている血管を1本ずつ結紮し，切断する（脾が切離される）。
⑪ 胃背側部の右胃動静脈を結紮し，切断。
⑫ 胃幽門部で右胃大網および幽門動静脈（胃十二指腸動脈より分岐）を結紮。
⑬ 食道を切断し，噴門部をコッヘルで狭み，胸骨部分にコッヘルを置き胃をつり下げる。
⑭ 大弯側より幽門部分に向かって切断し，十二指腸起始部で垂直に切断し胃を取り除く（膵，十二指腸だけが残る）。次いで，十二指腸にチューブを挿入し，結紮，固定し，膵液が直接膵に触れないようにする。
⑮ ヘパリン（0.1〜0.2 ml）を下大静脈に注入。
⑯ 以後，膵，十二指腸部分を切り出すことになるが，その前に pulsatile pump を作動させ，perfusion chamber に灌流液を流しておく。
⑰ 上腸間膜動脈下部，腹腔動脈上部および門脈部分（肝動脈も含めて）に結紮するための糸をかける。以後の操作は2〜3分で行う。
⑱ 上腸間膜動脈（SMA）下側で大動脈を結紮。

⑲腹腔動脈（celiac artery）上側で大動脈を結紮。
⑳SMA 直下，次いで celiac artery 直上で大動脈を切断し大動脈下部の腰筋部分を SMA 側より celiac artery 側に向かって切断，次いで門脈部分をできるだけ肝側で結紮，肝側で切断し，膵，十二指腸を取り出し 37℃に温められた perfusion chamber の上に置く。
㉑大動脈を腹側で切開し，celiac artery にカニューレを挿入，灌流液により門脈部分が膨れてきた時点で，門脈に半切開を加え，門脈部分にカニューレを挿入し，灌流実験を開始する。（perfusion chamber 内を灌流液の流れるチューブが通っているが，チューブの外側は 37℃の蒸留水を流しておき，chamber 上は 37℃に保たれるようにしておく。また，実験中はビニールで chamber を覆い，warm light にて保温する）。
㉒灌流液は 0.1 ml アプロチニン，またはベンザミジン＋EDTA 2 Na の入ったチューブに 1 分間ごとに採取し，直ちに氷上に保管する（1 分間の灌流速度は約 2.0〜4.0 ml とする）。

〈＊注〉全手術行程は 15〜20 分で行う。手術に際しては，脱脂綿で臓器を剥離し，leak の原因となるので臓器を傷つけないようにする。60 分以上灌流実験が可能である。実験終了後，臓器の viability は十二指腸の蠕動運動で確認する。

B. *in situ* 膵灌流の手技（マウス）（図3）

準　備

- perfusion buffer（KRB buffer, pH 7.40）
- ヘパリン
- 95%O_2-5%CO_2混合ガス
- 500〜1000 U/ml アプロチニン，または 0.9%NaCl 100 ml＋ベンザミジン 4.7 g＋EDTA 2 Na 1.38 g 混合液

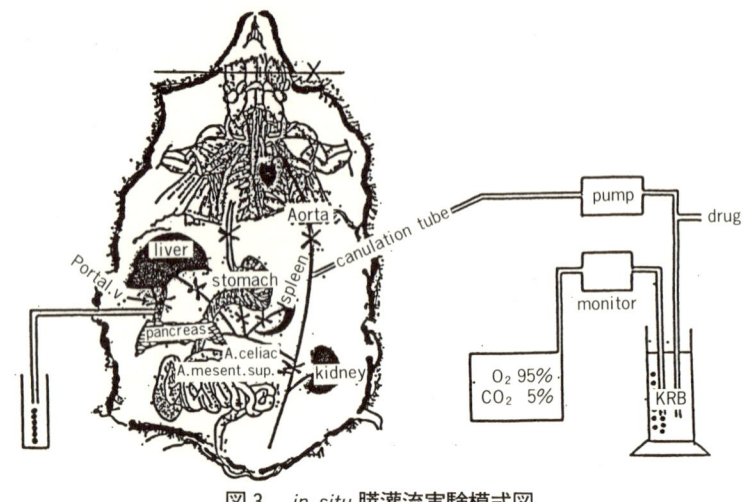

図3　*in situ* 膵灌流実験模式図

方　法

① Sodium pentobarbital（50 mg/kg, i.p.）で麻酔。
②腹壁に正中切開，さらに横切開を加え視野を広くする。
③食道と左胃動静脈の結紮。
④右胃動静脈の結紮。
⑤右胃大網および幽門動静脈（胃十二指腸動脈より分岐）の結紮。
⑥脾動静脈の結紮。
⑦腹腔動脈と上腸間膜動脈の間で大動脈を結紮。
⑧直腸を結紮し，十二指腸に小切開を加える。
⑨横隔膜を切開し，ヘパリンを心臓に注入。
⑩肋骨を切断し，前胸壁をはずす。
⑪大動脈の心臓に近い部分からチューブを大動脈に挿入。
⑫チューブの先端を腹腔動脈の分岐部直上まで挿入。
⑬横隔膜の手前でチューブを固定，結紮。
⑭中枢神経系の影響を除くため頭部切断。
⑮チューブを門脈に挿入，固定し，肝動脈とともに結紮（以上の全手術行程

を15分以内で行う）。
⑯流速 0.5〜1.0 ml/分で灌流。
⑰灌流中は warm light で 37°C に温める。
⑱灌流液は 0.1 ml アプロチニン，またはベンザミジン＋EDTA 2 Na 入りチューブに1分間ごとに採取し，ただちに氷上に保管。

in situ 膵灌流の手技については，慶應義塾大学医学部先端医科学研究所・藤田晴久先生の御教授によったものであることを付記しておく。

文　献

1 ）　Grodsky GM and Fanska RE：The *in vitro* perfused pancreas. Methods Enzymol 39：364-372, 1975

2 ）　Sussman, et al：An *in vitro* method for studying insulin secretion in the perfused rat pancreas. Metabolism 15：466-476, 1966

3 ）　豊田隆鎌，阿部寛治，工藤幹彦，菊地宏明，木村健一：膵灌流研究法 Diabetes Journal 3：43 46, 1975

（丸山　　博）

第Ⅱ章　膵内分泌　　　　　　　　　　　　　　　　　　　各論

1. 膵灌流によるグルコース濃度連続変動下でのインスリン分泌の検討

はじめに

　膵β細胞からのインスリン分泌は種々の機構によって制御されているが，生体内においてこれを制御する因子は常に連続的な変動を繰り返しているものと推測される[1,2]。しかし，従来の膵灌流法では，刺激物質の変動による影響は非連続的な段階的変動に関してのみ検討されてきた。今回われわれは複数の灌流ポンプの回転数を同時にかつ自動的かつ連続的に制御するシステムを完成させた。これによって，2機のポンプにそれぞれ異なった濃度の刺激物質を接続し，コンピュータの計算に基づいて回転数を変動させることによって刺激物質の濃度を自由に変化させることが可能となった。膵β細胞からのインスリン分泌機構を解析する一環として，このシステムを用いてグルコース（G）またはその代謝産物であるグリセルアルデヒド（GA）を一定濃度で連続刺激した場合と，GまたはGAを周期的な正弦波状で刺激した場合のインスリン分泌動態を比較検討した。

方　法

　RS 422インターフェースを有する灌流ポンプ（GILSON MODEL 321）2機を，レベルコンバータを介してコンピュータのRS 232 Cポートに接続した。ポンプの制御には，Gilsonの提唱するGSIOCプロトコールに基づいて作製した，独自の制御プログラムを使用した。8〜10週齢のウィスター系雄性ラットの膵臓を単離後，0.25%BSA，4.1%Dextran T-70含有のKRB buffer 1.9/minにて灌流を行った。前灌流をG濃度7 mMで20分間施行後，G濃度7 mM一定または$7.0±0.7$ mMの範囲で10分周期の正弦波状

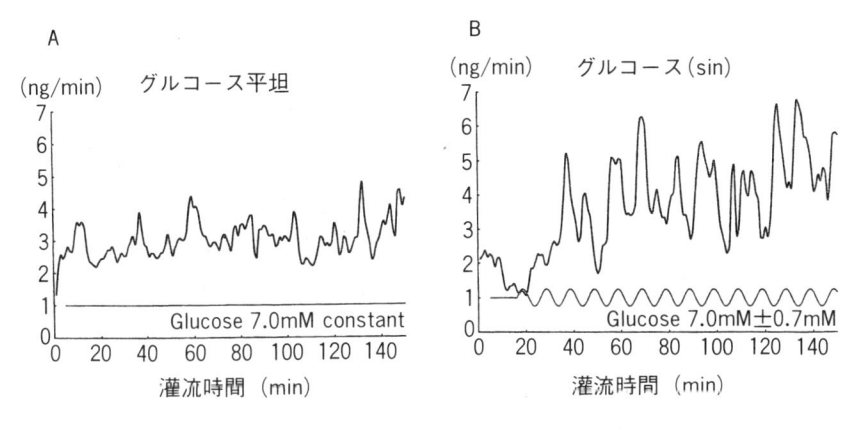

図1 グルコースに対するインスリン分泌

A：G濃度7.0 mM一定（振幅は0.73±0.13 ng/min）
B：G濃度変動，7.0±0.7 mM（振幅は1.85±0.29 ng/min）

に振幅させた場合，G 3.5 mM一定＋GA濃度5.0 mM一定またはG濃度3.5 mM一定＋GA 5.0±1.0 mMの範囲で10分周期の正弦波状に振幅させた場合とをおのおの120分間の灌流を行った[3,4]。灌流液を1分間隔で採取し，RIA法を用いてインスリンを測定した。

結　果

コンピュータを用いた刺激物質の連続変動システムを利用し，正弦波状刺激を行った。自動制御システムを用いた膵灌流によるグルコースおよびグリセルアルデヒド濃度連続変動下でインスリン分泌の変動について検討した。G濃度7.0 mM一定群では，振幅は0.73±0.13 ng/minであった，G濃度変動群（7.0±0.7 mM，10分周期）では，振幅は一定群の約2.5倍の1.85±0.29 ng/minと増加した（図1）。GA濃度5.0 mM一定群では，振幅は0.65±0.11 ng/minであった，GA濃度変動群（5.0±1.0 mM，10分周期）では，振幅は一定群の約3倍の2.02±0.32 ng/minと増加した（図2）。

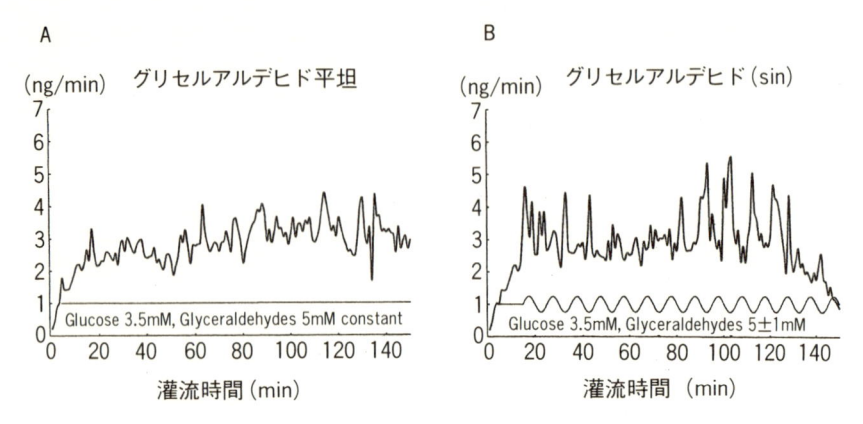

図2 グリセルアルデヒドに対するインスリン分泌
A：GA濃度 5.0 mM 一定（振幅は 0.65±0.11 ng/min）
B：GA濃度変動，5.0±1.0 mM（振幅は 2.02±0.32 ng/min）

考 察

　今回われわれは2機のポンプにそれぞれ異なった濃度の刺激物質を接続し，刺激物質の濃度を自由に変化させるシステムを用いて，GまたはGAを一定濃度で連続刺激した場合と，GまたはGAを周期的な正弦波状で刺激した場合のインスリン分泌動態を比較した．一定濃度で連続刺激した場合，正弦波状で刺激した場合，ともにインスリン分泌は周期的変動をしたが，正弦波状で刺激した場合その変動は速やかに起こり，変動幅は増大した．これより，このシステムは生体内において存在すると思われる制御因子の連続的な変動の一部を再現するモデルになるものと考えられる．今後このシステムを用いて糖尿病モデル動物などにおけるインスリン分泌反応の遅延などの機構の解明が可能になると考えられる．

文 献

1) Goodner-CJ, Walike-BC, Koerker-DJ, et al：Insulin, glucagon, and glucose exhibit synchronous, sustained oscillations in fasting monkeys. Science 195：177-179, 1977

2) Jaspan JB, Lever E, Polonsky KS, et al : *In vivo* pulsatility of pancreatic islet peptides. Am J Physiol 251 : E 215-E 226, 1986

3) Kurose T, Seino Y, Nishi S, et al : Mechanism of sympathetic neural regulation of insulin, somatostatin, and glucagon secretion. Am J Physiol 258 : E 220-E 227, 1990

4) Sturis J, Polonsky KS, Mosekilde E, et al : Computer model for mechanisms underlying ultradian oscillations of insulin and glucose. Am J Physiol 260 : E 801-E 809, 1991

〔安田浩一朗／鍵本　伸二／清野　　裕〕

第II章　膵内分泌　　　　　　　　　　　　　　　　　　　各論

2．Pulsatile（搏動状）インスリン分泌

　成長ホルモンや性腺刺激ホルモンなど多くのホルモン分泌には搏動性があることが知られている。また空腹時血糖値には oscillation（振動）があることが報告されている。これらの報告の延長として，一晩絶食のアカゲザルにおいて末梢血中のブドウ糖濃度の約10分間隔の oscillation と同調し，インスリンとグルカゴン分泌も変動することが報告された[2]。血漿インスリン濃度は最低値 60 μU/ml から最高値 120 μU/ml を変動している。これを契機に膵ホルモン分泌に搏動性があることが，in vivo 実験および in vitro 実験（膵灌流および単離ラ島周辺灌流）にて多数報告された。ヒトの in vivo 実験によると上大静脈に留置したカニューレから 45〜120 分間にわたり 1 分間隔で採取した末梢血インスリン濃度は平均 10.7 分間隔で 1.1 μU/ml の変化（4〜6 μU/ml）を示した[5]。このような濃度変化は門脈血中では当然より大きく（イヌを使った実験では門脈血中よりの採血が行われており，インスリン値は 5〜20 μU/ml の間を 10 分間隔で変動している[3]），肝臓のインスリン受容体の down regulation を回避しているとその意義が語られている[6]。インスリン非依存型糖尿病患者ではこのような搏動分泌が消失しているとの報告もある。

　Stagner らはイヌ灌流膵において図1に示すような搏動状のインスリン分泌が 32 実験中 25 実験で認められたと報告している[7]。インスリン分泌の搏動にグルカゴンやソマトスタチン分泌の搏動もほぼ同調している。同様の搏動性ホルモン分泌はラットやヒトの単離ラ島を 100 個から 200 個集めて行った周辺灌流実験でも示されている。その周期はラットで 6 分程度，イヌで 7〜8 分，ヒトやサルで 10 分程度との報告に集約される。単離ラ島や灌流膵で in vivo 実験での結果とほぼ同じような結果が得られることより，この搏動は膵ラ島に内在する機能により生じていると考えられている。自律神経を切断した膵灌流実験と残した膵灌流実験とを比較した研究，神経伝達物質を

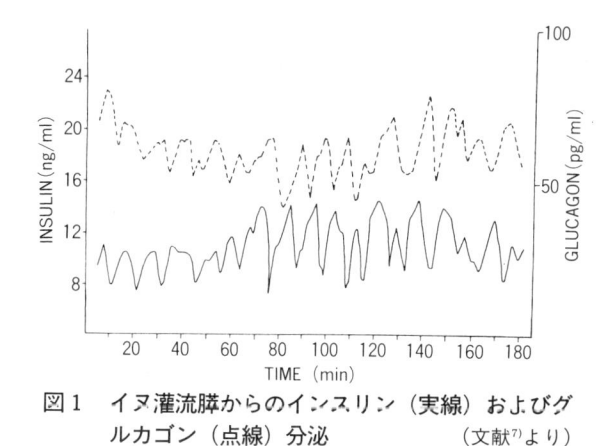

図1 イヌ灌流膵からのインスリン（実線）およびグルカゴン（点線）分泌　　　（文献7)より）

修飾することでの搏動の変化をみた研究，あるいは移植した膵臓からのホルモン分泌をみた研究は搏動生成への中枢神経系の関与を否定している。しかし，100個以上の単離ラ島が同調して搏動を生成する機構については説明されていない。

当初の報告では図1のごとく実験ごとの生データの発表もあったが，その後はホルモン測定の誤差など搏動以外の変動を除外し，搏動をひろいだすコンピュータプログラム[1]を用いての報告が多い。しかし，この搏動状分泌の存在については，多数例のイヌやラットの膵灌流実験を行った筆者の個人的な経験とは一致しないというのが実感である。図2はSouth Western Medical Center留学中に行ったイヌの摘出膵灌流実験の結果である[4]。灌流条件は第II章各論12（p.135）図2に示した通りである。実験K-178とK-187はGABA注入の対照実験としてGABA溶解液（0.2％ウシ血清アルブミンを含む0.9％食塩水）を注入したものである。K-178のごとく搏動性を示すことは稀でありK-187程度の変動を示すことが多かった。ラット膵灌流でも同様な印象である。図3はPACAP注入の対照実験の結果を示している[8]。灌流条件は灌流液に5.5 mMブドウ糖と5 mMアルギニンが添加されている以外は第II章各論7（p.109）図1に示したごとくである。この結果からも搏動性を積極的に見出すことはできない。

実験を通じての印象としては，灌流液にブドウ糖とアルギニンを加えた

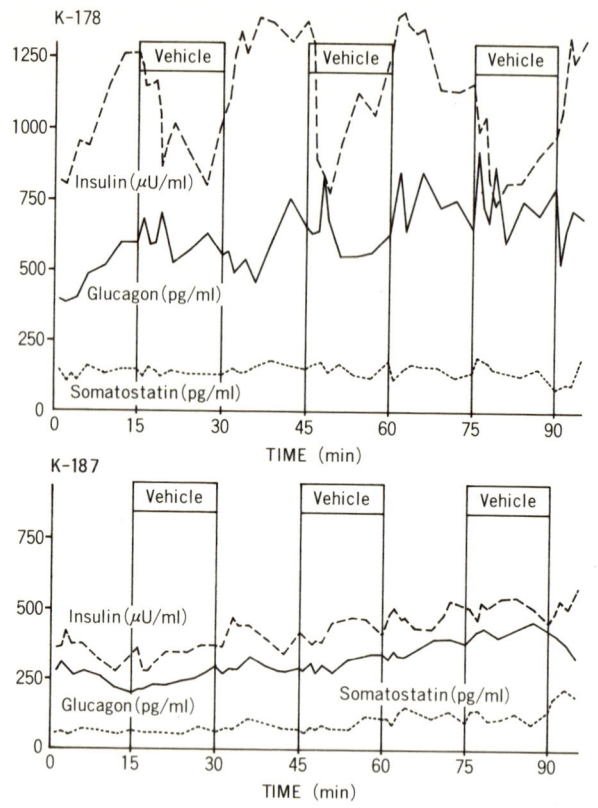

図2 イヌ灌流膵からのインスリン（破線）グルカゴン（実線）およびソマトスタチン（点線）分泌

(説明は本文参照)

り，灌流温度が高めになったりしインスリン分泌が亢進した条件下で搏動が目立つのかもしれない。K-178 はインスリン値，グルカゴン値ともに K-187 に比べ高い。灌流実験では灌流液を peristaltic pump を用い脈流として注入するが，脈圧の強さも搏動状分泌に関連する可能性がある。この搏動状分泌は灌流液ブドウ糖濃度などにより影響を受けないと報告されていることより，強い搏動周期が実験の目的とする注入した分泌調節物質の作用を不明瞭にしてしまう可能性も十分考えられる。しかし，ほとんどの灌流実験の

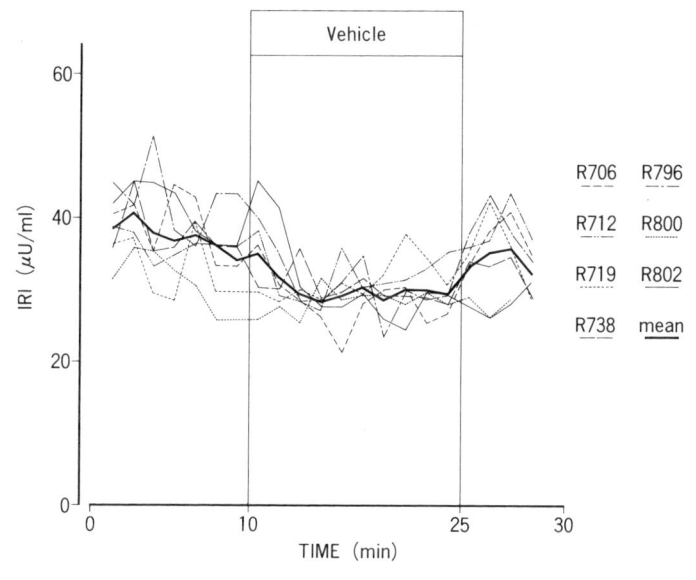

図3 ラット灌流膵からのインスリン分泌
7実験のおのおのの結果とその平均値（太線）
（説明は本文参照）

報告において基礎値はほぼ一定したレベルを保ち，刺激物質による分泌は2相性や1相性の分泌パターンを明確に示している。このような点とも矛盾するように思えるが，どこに視点を置くかにより同じ結果でも異なった見え方がするという人間の認識機能によるものかもしれない。

文　献

1) Clifton DK, Steiner RA：Cycle detection：A technique for estimating the frequency and amplitude of episodic fluctuations in blood hormone and substrate concentrations. Endocrinology 112：1057-1064, 1983

2) Goodner CJ, Walike BC, Koerker DJ, et al：Insulin, glucagon, and glucose exhibit synchronous, sustained oscillations in fasting monkeys. Science 195：177-179, 1977

3) Jaspan JB, Lever E, Polonsky KS, et al：In vivo pulsatility of pancreatic islets peptides. Am J Physiol 251：E 215-E 226, 1986

4) Kawai K, Unger RH：Effects of γ-aminobutyric acid on insulin, glucagon, and somatostatin release from isolated perfused dog pancreas. Endocrinology 113：111-113, 1983

5) Lang DA, Matthews DR, Burnett M, et al：Pulsatile, synchronous basal insulin and glucagon secretion in man. Diabetes 31：22-26, 1982

6) Lefèbvre PJ, Paolisso G, Scheen AJ, et al：Pulsatility of insulin and glucagon release：Physiological significance and pharmacological implications. Diabetologia 30：443-452, 1987

7) Stagner JI, Samols E, Weir GC：Sustained oscillations of insulin, glucagon, and somatostatin from the isolated canine pancreas during exposure to a constant glucose concentration. J Clin Invest 65：939-942, 1980

8) Yokota C, Kawai K, Ohashi S, et al：Stimulatory effects of pituitary adenylate cyclase-activating polypeptide (PACAP) on insulin and glucagon release from the isolated perfused rat pancreas. Acta Endocrinol 129：473-479, 1993

〔川井　紘一／横田千津子〕

第II章　膵内分泌　　　　　　　　　　　　　　　　　　各論

3．カルシウムおよびカリウムとインスリン分泌

　膵β細胞でのインスリン分泌機構において，細胞膜上に存在するイオンチャネルが重要な役割を果たしている。そのなかの代表的なものが，ATP感受性カリウムチャネル（K_{ATP}チャネル）と電位依存性カルシウムチャネル（VDCC）である。電気生理学的手法の一つであるパッチクランプ法は，K_{ATP}チャネルならびにVDCCのチャネル活性の動態を直接的にかつリアルタイムで測定することが可能である（図1）。

1．K_{ATP}チャネル

　以前よりグルコース刺激により膵β細胞からのカリウムイオンの流出が減少する事実が知られていたが，1984年にパッチクランプ法により細胞膜上にK_{ATP}チャネルが存在することが確認され，さらにグルコース刺激がこのチャネル活性を抑制することが明らかにされた[1]。また糖代謝を阻害するとチャネルが活性化されることから，代謝過程で生じたATPがK_{ATP}チャネルを閉鎖させることが明らかとなった。K_{ATP}チャネルの検討に用いられるパッチクランプ法のmodeとしては，cell-attached modeとinside-out modeの二つがよく知られている。前者がグルコースなどいったん細胞に取り込まれて代謝され，その結果生成されたATPがチャネル活性を抑制する場合に用いられるのに対して，後者はATPそのもののように細胞内からのみ直接チャネル活性を抑制する場合に用いられる（図2）。糖尿病状態下での膵β細胞のインスリン分泌不全の成因を明らかにする目的で，2型糖尿病モデルのGKラットの膵β細胞K_{ATP}チャネルのATPに対する感受性やコンダクタンスをinside-out modeで検討したところ，対照とまったく差を認めなかった。したがってK_{ATP}チャネルの特性自体には異常を生じていないと考えられた。一方，グルコースに対するK_{ATP}チャネルの感受性につい

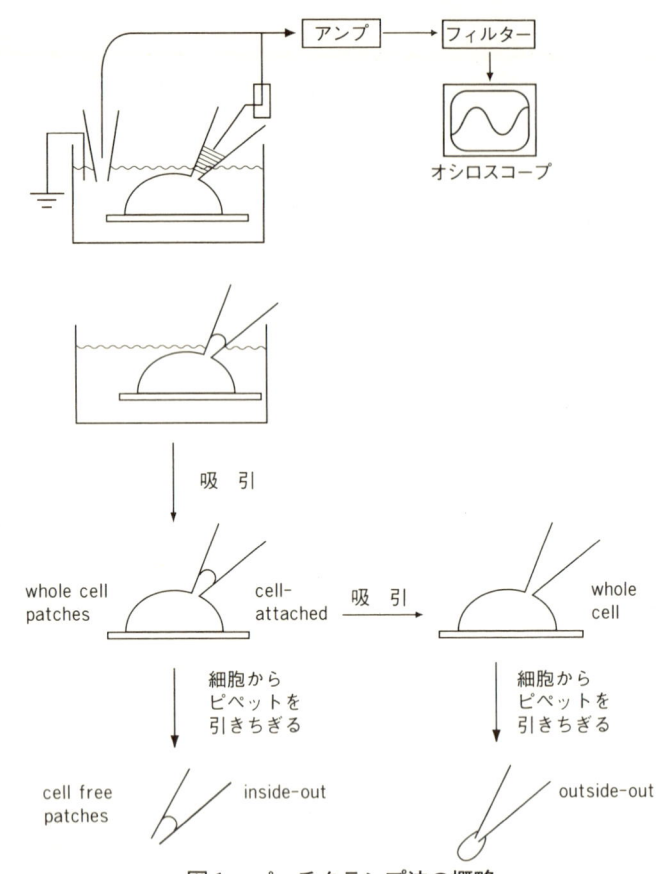

図1 パッチクランプ法の概略

細胞表面に先端の直径が 1 μm 程度のガラス電極を吸い付けて，その微少部分の細胞膜を通過するチャネル電流をアンプを通じて増幅し記録するのが，cell-attached mode と inside-out mode である。これらは K_{ATP} チャネルを single channel レベルで測定する際に用いられる。また whole cell mode では細胞全体のチャネル活性を測定することが可能であり，VDCC は single channel conductance が小さいため，一般的にこの mode で検討されることが多い。

て cell-attached mode を用いて比較検討したところ，正常 β 細胞では高濃度グルコースでチャネル活性はほぼ完全に抑制されたものの，GK ラット β 細胞ではチャネル活性の残存を認めた[4]。したがって糖尿病状態下の膵 β 細

K$_{ATP}$チャネル

Ⓐ cell-attached mode　　Ⓑ inside-out mode

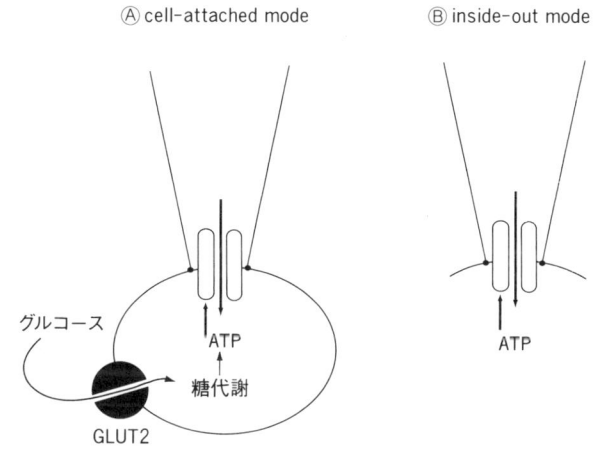

図2　K$_{ATP}$チャネル活性の測定

グルコースなどのように細胞内での代謝によりATPが生成され，その結果チャネル活性が抑制される場合にはⒶのcell-attachedmodeにより，またATPなど細胞膜内側より直接チャネル活性を抑制するにもかかわらず細胞膜を通過することができないものに対しては，Ⓑのinside-out modeにより検討を行う。

胞内ではグルコース代謝機構に障害が存在し，その結果，ATP産生の低下によりK$_{ATP}$チャネルの閉鎖不全を生じているものと考えられた。また膵β細胞では，細胞質とミトコンドリアの代謝系を直接結び付けるNADHシャトル系が，グルコースによるインスリン分泌機構に重要な役割を果たしていることが知られている。そこでその一つであるglycerol phosphate (GP) shuttle に入り代謝されるシヒドロキシアセトンに対するK$_{ATP}$チャネルの感受性を検討したところ，グルコースの場合と同様に低下を認めた[5]。したがって糖尿病は全身性の代謝疾患の代表例であるが，インスリン分泌細胞である膵β細胞自身においても糖代謝機構に障害が存在し，少なくとも障害の一部はGP shuttleの機能異常による事実が明らかとなった。

2．VDCC

このチャネルに関しては，whole cell recordingを用いて単なる脱分極刺

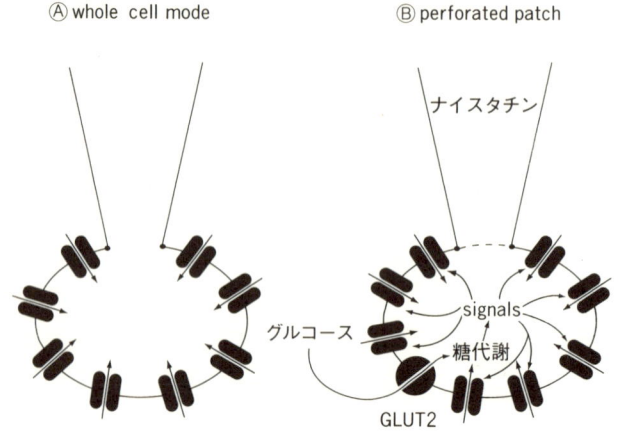

図3　VDCC 活性の測定

細胞全体での脱分極刺激に対するチャネル活性を検討する場合にはⒶの whole cell mode を用いる。さらにグルコース代謝を介するが K_{ATP} チャネル閉鎖を必ずしも必要とせず，直接的に VDCC 活性を増強する機構の検討には，細胞内代謝機構を保持することが可能なナイスタチン法によるⒷの perforated patch が用いられる。

激に対する膵 β 細胞全体のチャネル活性を測定する方法と，活性への細胞内グルコース代謝機構の K_{ATP} チャネル閉鎖を介さない直接的な増強効果を検討し得る perforated patch による方法がある（図3）。膵 β 細胞には L 型 VDCC が存在しているが，whole cell recording による検討において GK ラットの VDCC 活性は対照と比して明らかな亢進を認めた[2]。したがって，この事実は2型糖尿病でのグルコース以外の単なる脱分極刺激に対するインスリン分泌過反応の分子基盤を形成しているものと考えられた。一方，脱分極刺激により増大したチャネル活性を，グルコースは ATP あるいはそれ以外の metabolic signal により直接的にさらに増強させる（K_{ATP} チャネル閉鎖を介さないインスリン分泌増強機構の一つ）[3]。正常 β 細胞では perforated patch でこの効果が確認できるが，糖尿病状態下では正常と異なりグルコースによる増強は認められなかった[2]。したがって，2型糖尿病で高濃度

グルコースによるインスリン分泌増強が低下している原因の一つに,K_{ATP}チャネル閉鎖を介さずに直接的に VDCC 活性の増大をもたらす metabolic sig-nal 生成の障害が関与している事実が明らかとなった。

文　献

1) Ashcroft FM, Ashcroft SJH : Mechanism of insulin secretion. In Insulin : Molecular Biology to Pathology (Ashcroft FM, Ashcroft SJM, eds). P 97-150, Oxford IPL Press, London, 1992

2) Kato S, Ishida H, Tsuura Y, et al : Alterations in basal and glucose-stimulated voltage-dependent Ca^{2+} channel activities in the pancreatic β cells of non-insulin-dependent diabetes mellitus GK rats. J Clin Invest 97 : 2417-2425, 1996

3) Smith PA, Rorsman P, Ashcroft FM : Modulation of dihydropyridine-sensitive Ca^{2+} channels by glucose metabolism in mouse pancreatic β cells. Nature 342 : 550-553, 1989

4) Tsuura Y, Ishida H, Okamoto Y, et al : Glucose sensitivity of ATP-sensitive K^+ channels is impaired in β cells of the GK rat, a new genetic model of NIDDM. Diabetes 42 : 1446-1453, 1993

5) Tsuura Y, Ishida H, Okamoto Y, et al : Reduced sensitivity of dihydroxyacetone on ATP-sensitive K^+ channels of pancreatic beta cells in GK rats. Diabetologia 37 : 1082-1087, 1994

(石田　均)

第II章　膵内分泌　　　　　　　　　　　　　各論

4．アミノ酸刺激とインスリン分泌

　各種アミノ酸がインスリン分泌を刺激することが，膵灌流実験で確かめられてきた。ブドウ糖投与下でLグルタミン，フェニールアラニン，アラニン，ロイシン，チロシンなどが5～20 mMで添加され，インスリン分泌作用が観察された。

　膵灌流実験でインスリン分泌反応を検討する際，アルギニン10 mM刺激が使用されることが多い。また，灌流実験系を生理的条件に近づける意味で，基礎灌流液に混合アミノ酸を数mM添加している報告も多い。しかし，ラットの蛋白食摂取後の血中アミノ酸濃度の上昇は2～3 mMであり，6 mMまでが生理的濃度[1]とされ，高濃度のアミノ酸は非生理的であることに注意すべきである。また，5 mM混合アミノ酸を灌流液に添加すると単離膵の酸素消費量は増加する[2]。3 mMでもグルコース存在下でのインスリンとグルカゴン分泌を促進する[3]ことから，生理的低濃度のアミノ酸であっても分泌反応や実験結果に影響を与える可能性を否定できないので，灌流液の組成にも慎重な配慮が必要であると思われる。単離膵から流出した灌流液（effluent）中のインスリン測定を行うためには，確実にeffluentを回収することが必須である。

　実験のポイントは，流出抵抗の増加を防ぎ，膵浮腫を起こさせないことにある。このために太めのカニューレを肝門部門脈に挿入する必要があるが，カニューレ挿入は単離膵標本作製の最終段階であり，失敗すると1から出直しとなり重要である。しかし，ラット門脈壁は薄いため無理にカニューレを挿入すると裂けてしまい，effluentの採取が不可能になる。そこで，あらかじめカニューレ先端を斜め45°にカットしておき，できるだけ肝門側に近いところで門脈の走行と直角方向に約1/3周の切開を加えてカニューレを挿入，固定する方法が確実である。effluentはフラクションコレクターを用い，あらかじめ500 KIU/mlの蛋白分解酵素阻害剤（approtininなど）を入

れてある氷冷したガラス管に採取し，後日の測定まで−20°Cで凍結保存し，ラットインスリンをスタンダードとしてインスリン測定を行う．アミノ酸刺激による灌流膵でのインスリン分泌反応は速いため，1分間隔での採取が必要である．

文 献

1) EL Sayed AA, Haylor J and EL Nahas AM : Differential effects of amino acids on the isolated perfused rat kidney. Clin Sci 79 : 381-386, 1990

2) 吉田和正, 下瀬川徹, 小泉 勝, 他：非刺激時ラット単離膵に及ぼす生理的低濃度アミノ酸の効果. 膵臓 11(2) p 165, 1996

3) Starnes JW, Erlinda Cheong, and Matschinsky FM : Hormone secretion by isolated perfused pancreas of aging Fischer 344 rats. Am J Physiol 260 : E 59-E 66, 1991

〈吉田　和正／小泉　　勝〉

第II章　膵内分泌　　　　　　　　　　　　　　　　　　各論

5．長鎖遊離脂肪酸のインスリン分泌作用

　遊離脂肪酸（FFA）は多くの組織においてブドウ糖同様に，またはそれ以上に重要なエネルギー源である．バター，マーガリンに含まれる短鎖，中鎖脂肪酸は反芻動物ではインスリン分泌を促進するといわれ，栄養摂取に伴うインスリン分泌現象と理解される．一方，動物に多く存在するパルミチン酸，ステアリン酸などの長鎖脂肪酸のインスリン分泌における役割は不明な点が多い．なぜならば，生理的に血中FFAが上昇するのは飢餓であり，血糖値が下がりインスリン分泌が低下する．また糖尿病，ストレス，甲状腺機能亢進などの病的状態では血中FFAも血糖値も上昇するが耐糖能が低下するからである．ここでは「生理的状態」において血糖値とFFAが同時に上がる場合を想定して，正常ラット膵のインスリン分泌を検討する．

灌流液

　4％ウシ血清アルブミン（BSA）と種々の濃度のパルミチン酸を含むKrebs-Ringer重炭酸液を作った．大量のアルブミンと脂肪酸塩によりpHが変化するので，15 mM HEPES-NaOHでpHを7.4に合わせる．70℃に加温した水にパルミチン酸Na塩を溶かす．溶けると石鹸水のように見える．これが48℃に冷めたところでBSAを溶かし，パルミチン酸をBSAに吸着させる．このBSA溶液に塩類を溶かしpHを合わせる．fractionV グレードのBSAは4％溶液にしたとき約0.2 mMのFFAを含むので，FFA 0 mMの灌流液にはやや高価なFFA除去グレードのBSAを用いる．

灌流実験

　ペットボトルに灌流液と95％O_2-5％CO_2ガスを詰め激しく振盪する．微

図1　4％BSAのみ(○)，4％BSA＋1.0 mMパルミチン酸(●)で灌流した場合のインスリン分泌

図2　20分間のインスリン分泌量に及ぼすFFA濃度の影響

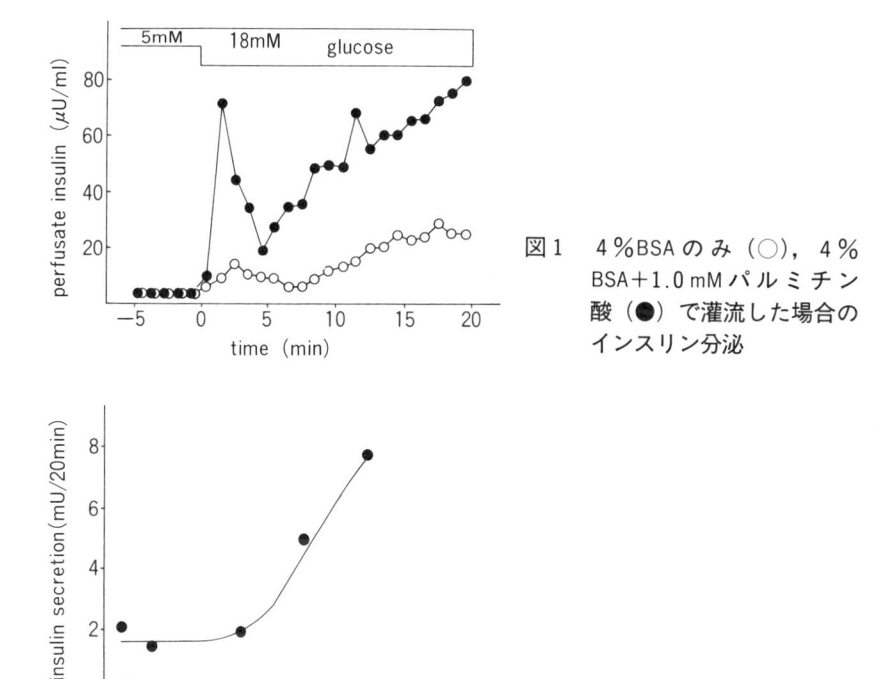

細な泡が液面を覆うので実験中は十分な酸素を含んでいる。体重200〜250 gのウィスター系雄性ラットを一晩絶食で用いた。腹腔動脈より送液速度4 ml/minで膵を灌流した。グルコース濃度を5 mMから18 mMに変化させ，1分ごとに分画採液した。灌流液のインスリン濃度はヒトインスリン測定用のラジオイムノアッセイキットで測定した。

結　果

4％BSA (fractionV) のみ，および4％BSA (fractionV)＋1.0 mMパルミチン酸での灌流液によるインスリン分泌の例を図1に示した。第1相，第2相ともパルミチン酸添加により分泌が増加した。第1相と第2相の総分泌量とFFA濃度の関係を図2に示した。FFAが0.8〜1.2 mMの間の閾値

を超えるとグルコースによるインスリン分泌が促進された。

文　献

1) Mokuda O, Sakamoto Y, Hu H-Y, Shimizu N : Effects of long chain free fatty acids on glucose-induced insulin secretion in the perfused rat pancreas. Horm Metab Res 25 : 596-597, 1993

〈茂久田　修〉

第II章 膵内分泌　　　　　　　　　　　　　　　各論

6. 自律神経系とインスリン，グルカゴン分泌

a. 交感神経系

　交感神経系の刺激はカテコラミン放出を介して，膵ホルモン分泌に多大な影響を及ぼしている[1,2]。動物実験および臨床研究において，インスリン分泌は α_2 受容体刺激により抑制され[3~5]，β 受容体刺激により促進されることが知られている[2,3]。一方，グルカゴンの分泌調節に関しては，動物種や実験方法の相違などにより，α_2 受容体刺激は分泌を促進するという報告[3]と影響を与えないという報告[4]とがあり，意見の一致を見ていない。

　本研究では，ラット摘出灌流膵において種々の α または β 受容体刺激薬および遮断薬を用いて，インスリン・グルカゴン分泌に及ぼす影響を検討し，膵ホルモン分泌調節における α，β および α_2 受容体サブタイプの役割を解明することを目的とした。さらに，streptozotocin (STZ) による糖尿病ラットでも摘出膵灌流の実験を行い，α_2 および β 受容体刺激の膵A細胞に対する直接作用を検討した。

方　法

　300～400 g のウィスター系雄性ラットを用い，Grodsky らの変法を用いて，摘出膵標本を作成した（第II章総論）。15分間の前灌流の後，各種アドレナリン受容体作働薬を側管より注入し（流速 0.1 ml/分），膵インスリン・グルカゴン分泌に及ぼす影響を検討した。

　STZ は，実験の約2週間前に 50 mg/kg を頸静脈より注射した。糖尿病の発症は24時間後の尿糖陽性および血糖 14 mM（250 mg/dl）以上にて確

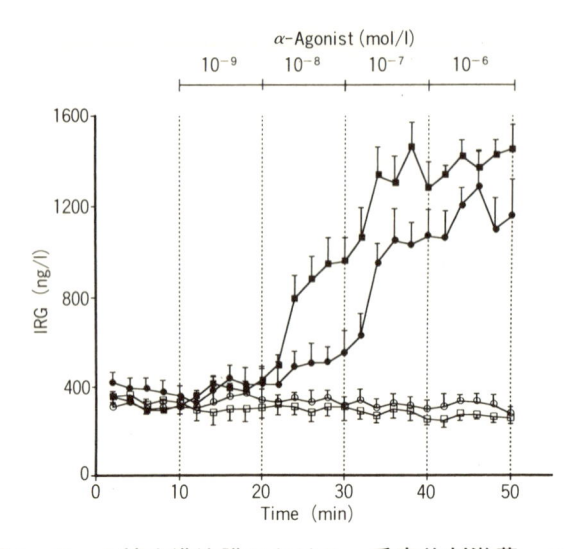

図1 ラット摘出灌流膵における α_1 受容体刺激薬 methoxamine (□-□), phenylephrine (○-○) および α_2 受容体刺激薬 oxymetazoline (■-■), clonidine (●-●) のグルカゴン分泌に及ぼす影響（グルコース濃度 5.6 mM, 各 n=6）

認した。これらの STZ ラットは尿糖 (-) を目安に実験前日まで protamin zinc insulin を1日4～8単位（灌流実験の前日は0.5～1単位）皮下注射した。同様の手技で灌流実験を行い，高グルコース刺激（グルコース濃度 5.6→16.7 mM) および norepinephrine (10^{-7}M) に対するインスリン・グルカゴン分泌反応を検討した。

 α 受容体刺激薬としては，非選択的 α_2 受容体刺激薬の clonidine または p-aminoclonidine を，また α_{2A} 選択的な oxymetazoline および α_1 選択的刺激薬の phenylephrine, methoxamine を用い，反応の濃度依存性を検討した（各 n=5 または6）。また α 受容体遮断薬としては，非選択的 α_2 遮断薬の rauwolscine, 比較的 α_{2A} 選択的な WB-4101, また α_1 かつ α_{2B} 選択的遮断薬の prazosin や α_{2B} 選択的な chlorpromazine を用いて， α_2 受容体刺激薬 (10^{-7}M) の効果に対する抑制の程度を比較検討した（各 n=5 または6）。

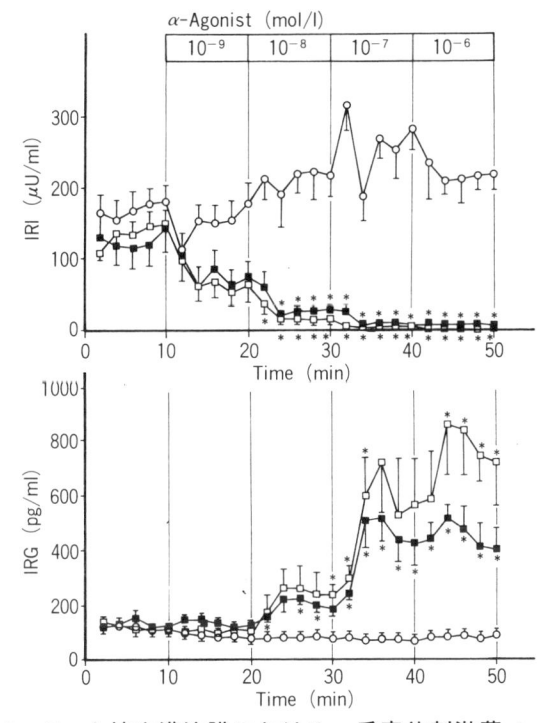

図2 ラット摘出灌流膵における α_1 受容体刺激薬 phenylephrine (○-○) および α_2 受容体刺激薬 oxymetazoline (■-■), p-aminoclonidine (□ □) のインスリン分泌に及ぼす影響 (グルコース濃度 16.7 mM, 各 n=6)
＊ p<0.05 vs basal

　さらに STZ ラットに関しては, 非選択的 β 刺激薬 isoproterenol, β_2 刺激薬 salbutamol (各 10^{-7}M) および β 遮断薬 propranolol (10^{-6}M) の及ぼす影響に関しても検討した (各 n=5 または 6)。

　門脈側流出液中のインスリン濃度は, 栄研化学 (東京) の RIA キットを用いて測定した。また, グルカゴン濃度は, C 末端特異抗体を利用した, 第一ラジオアイソトープ研究所 (東京) の RIA キットを使用した[5]。

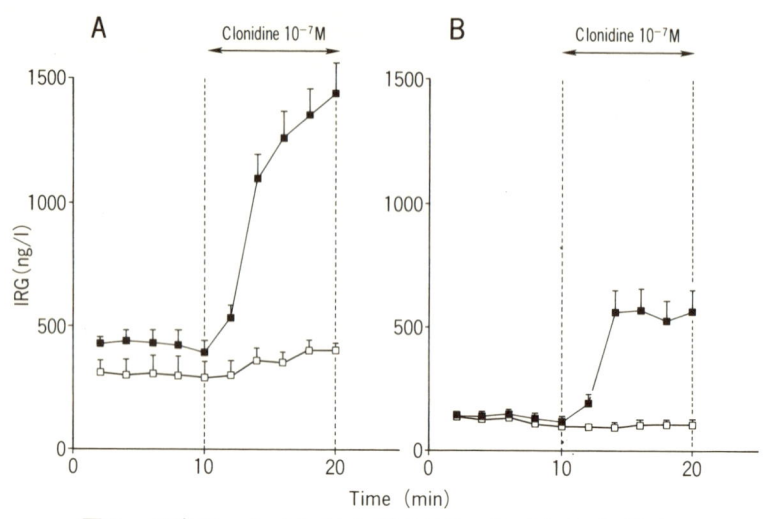

図3　正常ラット (A) および STZ ラット (B) における，10^{-6}M yohimbine 存在（□-□）または非存在下（■-■）での α_2 受容体刺激薬 clonidine のグルカゴン分泌に及ぼす影響（グルコース濃度 5.6 mM，各 n=6）

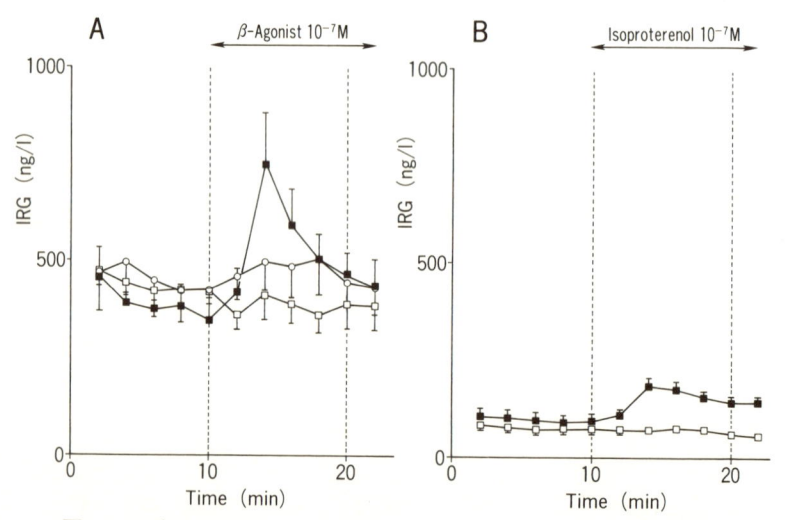

図4　正常ラット (A) および STZ ラット (B) における，10^{-6}M propranolol 存在（□-□）または非存在下（■-■）での isoproterenol（各 n=6），および salbutamol（○-○, n=5）のグルカゴン分泌に及ぼす影響（グルコース濃度 5.6 mM）

結果

1. 正常ラットにおける検討

1) グルコース濃度 5.6 mM において，α_2 および α_{2A} 受容体刺激は膵グルカゴン分泌を促進した（図1）。また α_2 受容体刺激によるグルカゴン分泌促進は，α_{2A} 受容体の遮断により抑制された。インスリン分泌は基礎値から低く，有意な変化は認められなかった。

2) グルコース濃度 16.7 mM において，α_2 および α_{2A} 受容体刺激はインスリン分泌を抑制し，グルカゴン分泌を促進した（図2）。α_2 受容体刺激によるインスリン分泌抑制およびグルカゴン分泌促進は，α_{2A} 受容体の遮断により抑制された。

2. STZ ラットにおける検討

図3，図4に示すように，正常ラットおよびSTZラットともに，α_2 および β 受容体刺激薬はどちらも 10^{-7} M でグルカゴン分泌を促進し，10^{-6} M の各遮断薬により抑制された。

結論

以上の結果より，ラット摘出灌流膵を用いた実験において，α_2 受容体刺激はインスリン分泌を抑制し，グルカゴン分泌を刺激した。この際，α_{2B} よりも α_{2A} 受容体がより強く関与していることが明らかとなった。また，α_2 および β 受容体刺激の両者とも，ラット膵A細胞からのグルカゴン分泌を直接刺激することが示された。

文献

1) Woods SC, Porte DJ：The central nervous system, pancreatic hormones, feeding, and obesity. Adv Metab Dis 9：282-312, 1978

2) Miller RE：Pancreatic neuroendocrinology：Peripheral neural mechanisms in the regulation of the islets of Langerhans. Endocr Rev 4：471-494, 1981

3) Samols E, Weir GC：Adrenergic modulation of pancreatic A, B and D cells：α-Adrenergic suppression and β-adrenergic stimulation of somatostatin secretion, α-adrenergic stimulation of glucagon secretion in the perfused dog

pancreas. J Clin Invest 63 : 230-238, 1979

4) Schuit FC, Pipeleers DG : Differences in adrenergic recognition by pancreatic A and B cells. Science 232 : 875-877, 1986

5) Nishino T, et al : Glucagon radioimmunoassay with use of antiserum to glucagon C-terminal fragment. Clin Chem 27 : 1690-1697, 1981

(広瀬　寛／丸山　博)

b．副交感神経系

　膵ランゲルハンス島（膵島）内およびその周囲には，交感・副交感神経線維を数多く認め，それらの支配下にあることは明白である．しかし，高血糖時のインスリン分泌増加，低血糖時のグルカゴン分泌増加とも，グルコース濃度変化に対する膵島細胞自身の直接反応が注目されているため，自律神経系の機能が過小に評価される傾向にある．われわれの実験系は摘出灌流膵であり，膵ホルモン分泌における自律神経機能の評価に適しているとは言い難いが，膵内の自律神経系は，peptidergic neuron の支配下にあって中枢神経系とは一部独立した機能を持つ可能性も否定できない．また，ストレプトゾトシン（STZ）糖尿病発現の過程において，膵B細胞の破壊によって膵内神経系と膵島細胞との機能的な構造が崩壊し，この結果，膵島細胞周囲の神経伝達物質，すなわちアセチルコリン（ACh）やノルアドレナリンなどの膵島細胞感作系因子[1]濃度の減少をきたし，破壊を免れた膵島細胞のホルモン分泌反応性が低下することが推測される．膵島細胞に対する自律神経系，内分泌系など膵島細胞感作システムの一つとしての ACh の働きに注目して以下の実験を行った．

対象と方法

1．STZ 糖尿病ラットの作成

　300～400 g のウィスター系雄性ラットを用いて，灌流実験の2週間前，約18時間の絶食後，50 mg/kg の STZ を頸静脈から注射した．糖尿病の発症は24時間後の尿糖陽性および血糖 14 mM 以上をもって確認した．これらのラットは24時間摂食可能な状態のもと，血糖が 7～11 mM 程度となるよう実験前夜まで protamine-zinc insulin を1日4～8単位皮下注射した．

2．摘出膵灌流実験

　前述（第II章総論）の通りの灌流実験方法において，基礎分泌として 5.6 mM グルコースを用い，高グルコース刺激は 5.6 から 16.7 mM へと，低グルコース刺激は 5.6 から 1.4 mM へとグルコース濃度を変化させた．**実験**

1では，高グルコースおよび低グルコース刺激をそれぞれ連続的に負荷したときの正常ウィスターおよびSTZ糖尿病ラットにおけるIRI，IRG分泌反応を測定した（図1）。**実験2**として，正常ウィスターラットを用いてグルコース濃度変化に対する外因性AChの感作の影響を検討するため，実験開始後5分目より10^{-3}MのAChを5分間注入し，非注入ラットをコントロールとして比較した（図2）。**実験3**として，正常ウィスターラットを用いて，グルコース濃度変化およびACh刺激に対するIRI，IRG分泌反応に及ぼすアトロピンの影響を検討するため灌流液中のアトロピン濃度が10^{-5}Mになるように側管から流速0.1ml/分で実験開始後5分目から連続的に注入し，非注入ラットをコントロールとして比較した（図3）。**実験4**として，STZ糖尿病ラットを用いて，グルコース濃度変化に対するIRI，IRG分泌反応に及ぼす外因性AChの影響を検討するため，灌流液中のACh濃度が10^{-6}Mになるように側管から流速0.1ml/分で実験開始後5分目より連続的に注入し，非注入STZ糖尿病ラットをコントロールとして比較した（図4）。

3．ホルモン測定，統計処理，試薬

前述の通り（第II章各論6a）。

実験結果

【実験1】（図1）：正常ウィスターラットおよびSTZ糖尿病ラット灌流膵における高グルコース（5.6→16.7mM）および低グルコース状態（5.6→1.4mM）に対するIRI，IRG分泌反応

正常ウィスターラット（アミカケ部）において，グルコース濃度を5.6から16.7mMに上昇させると，2相性のIRI分泌促進と1相性のIRG分泌抑制が見られた。グルコース濃度を5.6mMにもどすとIRI，IRG分泌はほぼ基礎値に復した。続いてグルコース濃度を5.6から1.4mMに下降させると1相性のIRI抑制と1相性のIRG分泌増加が見られた。グルコース濃度1.4mMにおけるIRIは測定限界以下だった。さらにグルコース濃度を5.6mMにもどすとIRI，IRG分泌は再びほぼ基礎値に復した。STZ糖尿病ラット灌流膵（白丸・実線）では対照に比してグルコース濃度5.6mMにおけるIRIの基礎分泌値は有意に高く，IRGの基礎分泌値は有意に低かった。

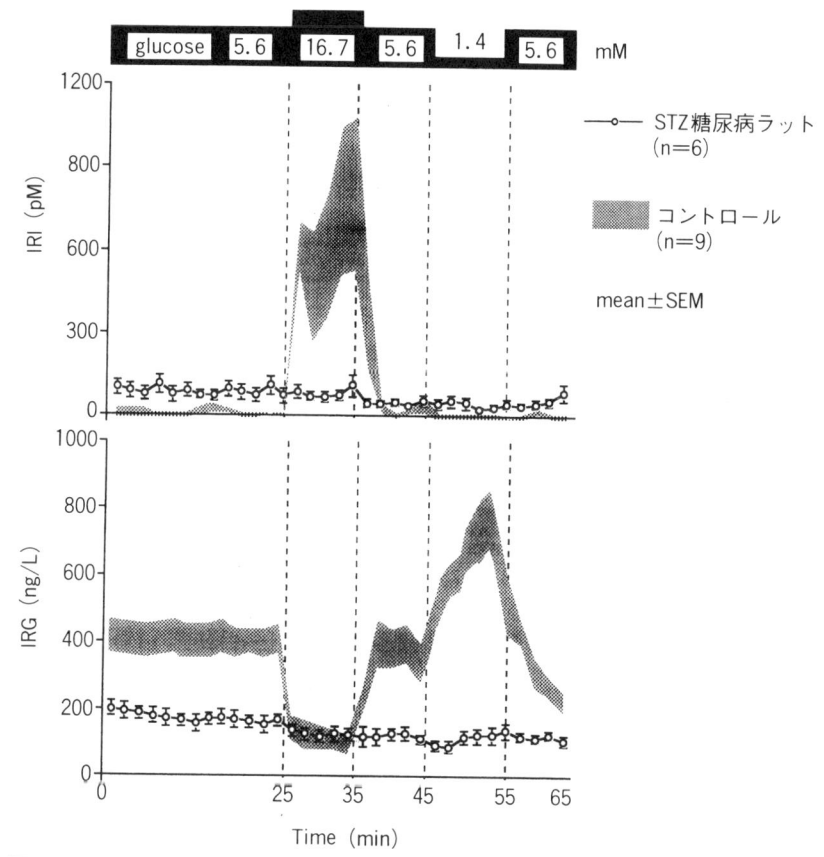

図1 正常ウィスターラットおよびSTZ糖尿病ラット灌流膵における高グルコース (5.6 → 16.7 mM) および低グルコース状態 (5.6 → 1.4 mM) に対するIRI, IRG 分泌反応

グルコース濃度変化に対するIRI, IRG分泌反応は完全に失われていた。

【実験2】(図2): 正常ウィスターラット灌流膵における, 高グルコースおよび低グルコース状態のIRI, IRG分泌反応に対するACh感作の影響

　正常ウィスターラットにおいて, 5分間の前灌流の後, 10^{-3}M のAChを5分間側管より注入した結果, IRI, IRGとも分泌増加が見られた。5分間

図2 正常ウィスターラット灌流膵における，高グルコースおよび低グルコース状態の IRI，IRG 分泌反応に対する ACh 感作の影響

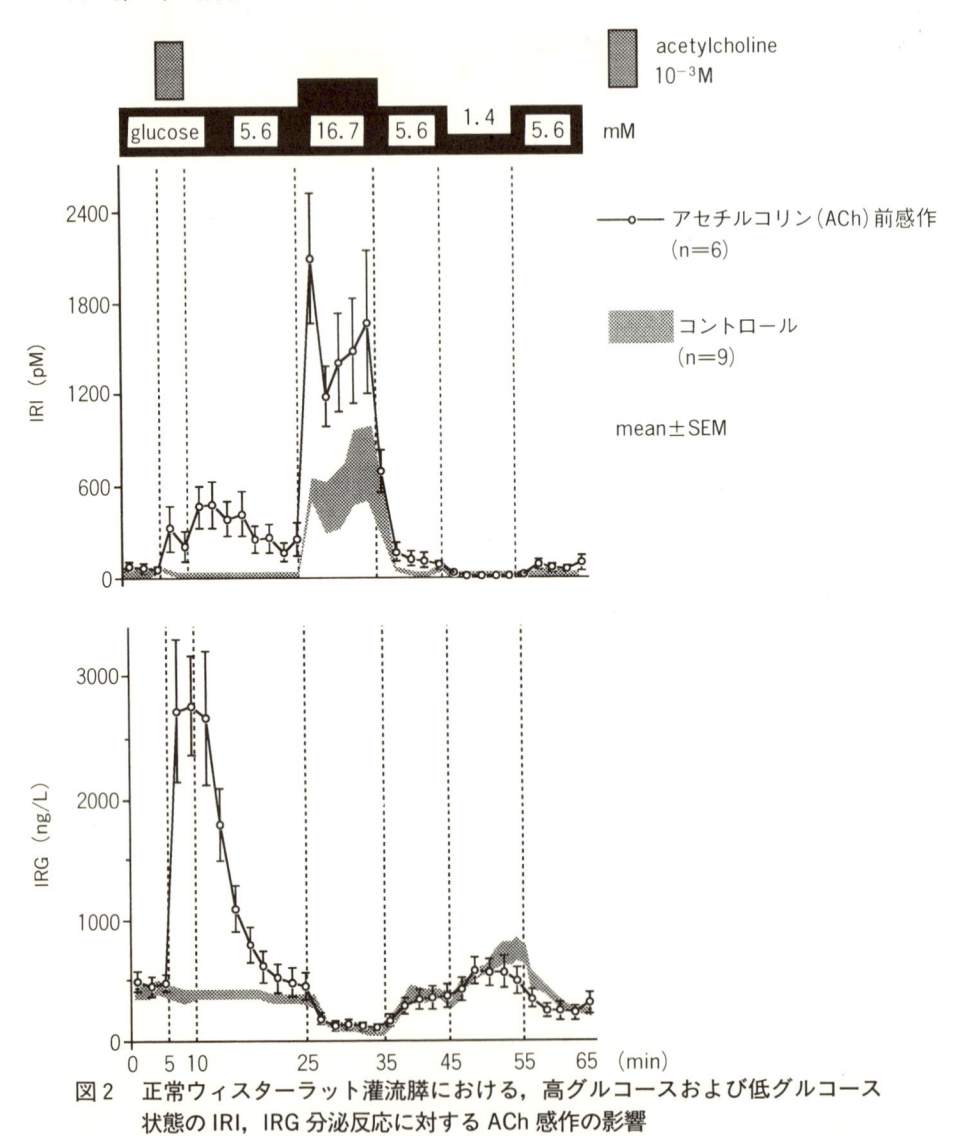

の ACh 注入終了後も IRI の基礎分泌値はやや高値を持続し，高グルコース状態における IRI 分泌の第1相は対照（アミカケ部）に比して有意に促進

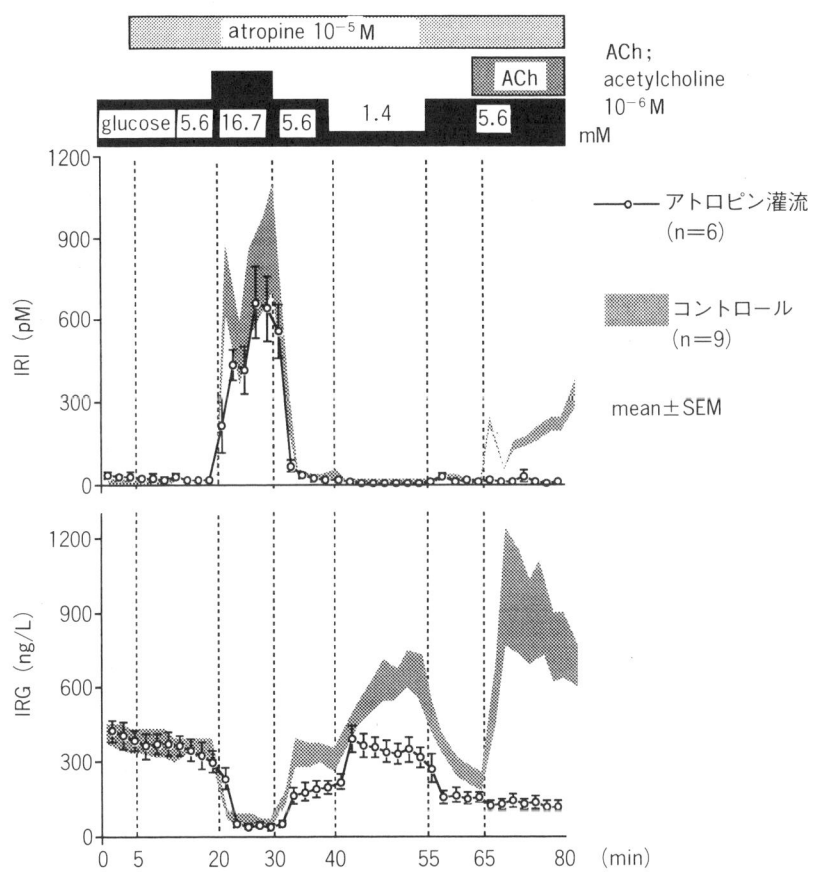

図3 正常ウィスターラット灌流膵における，高グルコースおよび低グルコース状態，
およびACh(10^{-6}M)刺激時のIRI, IRG分泌反応に対するアトロピンの影響

された（変化量：2.04 ± 0.26 vs 5.77 ± 1.87 nmol/min, $p<0.05$）。IRGはAChの前灌流によって急峻な1相性の分泌増加が見られたが，低グルコース状態におけるIRG分泌は対照と有意差は見られなかった．

【実験3】（図3）：正常ウィスターラット灌流膵における，高グルコースおよび低グルコース状態，およびACh（10^{-6}M）刺激時のIRI, IRG分泌反応に対するアトロピンの影響

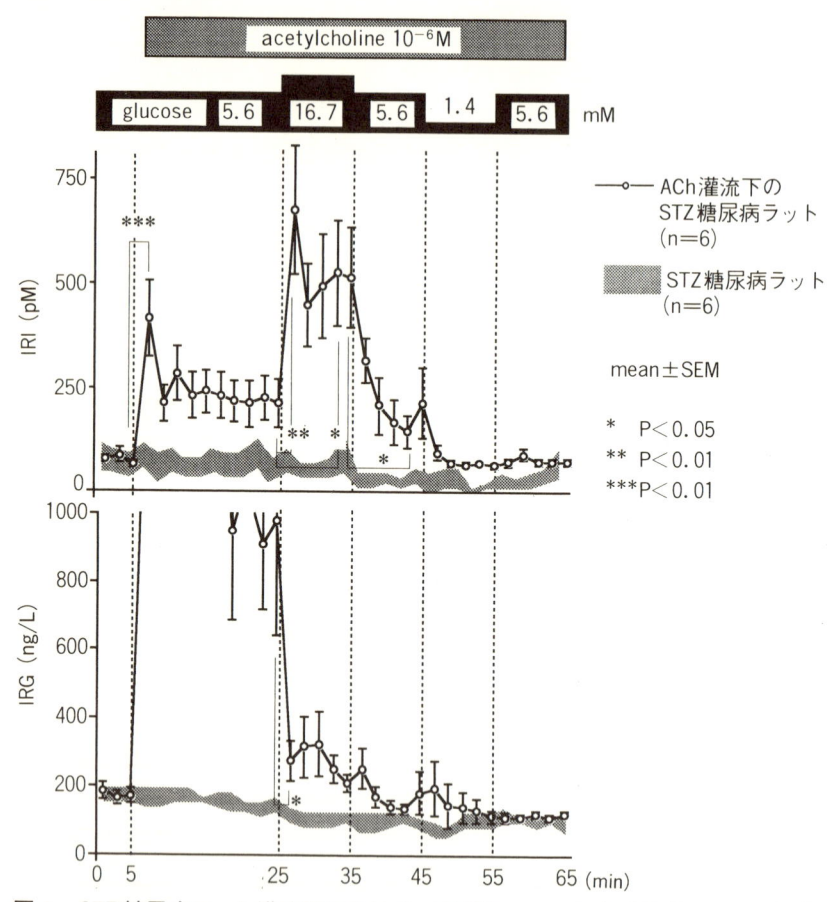

図 4 STZ 糖尿病ラット灌流膵における，高グルコースおよび低グルコース状態の IRI, IRG 分泌反応に対する ACh の影響

　正常ウィスターラットにおいて，5 分間の前灌流の後，10^{-5}M のアトロピンを持続的に側管より注入した．アミカケ部で示す対照では，10^{-6}M の ACh によって IRI では 2 相性の，IRG では 1 相性の分泌増加が見られた．アトロピンによって高グルコース時の IRI 分泌の第 1 相は有意に抑制された（変化量：2.04 ± 0.26 vs 1.15 ± 0.14 nmol/min, p<0.05）．低グルコース刺激時の IRG 分泌もアトロピンの灌流によって有意に低下した（変化

量：1.22 ± 0.19 vs 0.59 ± 0.09 ng/min, $p<0.01$）。アトロピンによって，10^{-6}M の ACh に対する IRI, IRG 分泌は完全に抑制された。

【実験 4】（図 4）：STZ 糖尿病ラット灌流膵における，高グルコースおよび低グルコース状態の IRI, IRG 分泌反応に対する ACh の影響

10^{-6}M の ACh を 5 分目から灌流開始したところ，2 相性の IRI 分泌が見られた。ACh による IRI 分泌の第 2 相はほぼ一定の分泌濃度に維持された。さらに高濃度グルコース刺激を加えることによって 2 相性の IRI 分泌が誘導された。一方，10^{-6}M の ACh 灌流によって著しい 1 相性の IRG 分泌を認めた。この IRG 分泌は高グルコース刺激によって有意に抑制された。すなわち ACh の灌流によって，STZ 処理によって失われていた高グルコース刺激に対するインスリン分泌増加およびグルカゴン分泌抑制，グルコース濃度の低下に対するインスリン分泌抑制反応が再現された。

考　察

　STZ 糖尿病ラット膵内には，B 細胞の一部と大部分の A 細胞は保存されているにもかかわらずグルコース濃度変化に対する反応性は喪失している。アロキサンないし STZ 糖尿病ラット膵では，膵全般，特に膵島内のアセチルコリンエステラーゼ活性の低下が認められる。自然発症糖尿病 Chinese hamster では，膵島における副交感神経系の神経分布の程度と空腹時血糖値ないし血液中のケトン体濃度とは明らかに反比例の関係にあり，また著しい高血糖を呈する Chinese hamster の膵島は，部分的あるいは完全な脱神経状態が観察されるとの報告もある[2]。そこでわれわれは自律神経系，内分泌系などで構成される「膵島細胞感作システム」といった概念を想定し，その感作因子の代表として ACh を使ったこの実験系を考案し，以下の結果を得た。摘出灌流膵において，①ACh による前感作は，高グルコース刺激によるインスリン分泌の第 1 相を促進する。②アトロピンは高グルコース刺激によるインスリン分泌の第 1 相と，低グルコース刺激によるグルカゴン分泌を抑制する。すなわち摘出灌流膵においても膵島細胞は ACh による感作を受けていることが推測される。③STZ 糖尿病ラット膵における残存 B 細胞

は，AChに感作されているとグルコース濃度変化に対するインスリン分泌反応が誘導される。④STZ糖尿病ラット膵の残存A細胞においても，AChによって増加したグルカゴン分泌は，高グルコース刺激によって抑制される。

以上から，膵島細胞はAChやノルアドレナリン[4]に代表されるさまざまな膵島細胞感作系因子の修飾を受けることがホルモン分泌反応性の維持に必要であり，STZ糖尿病膵においてはこの感作系の作用不全が，膵島細胞におけるグルコース感受性低下の原因の一つであることが示唆された。

文献

1) Ashcroft FM, Ashcroft SJH：Mechanism of insulin secretion. In Insulin (ed by Ashcroft FM). p 97, Oxford University Press, Oxford, 1992

2) Diani AR, Perterson T, Gilchrist BJ：Islet innervation of nondiabetic and diabetic Chinese hamsters. 1 Acetylcholinesterase histochemistry and norepinephrine fluorescence. J Neural Transm 56：223, 1983

3) Ito K, Hirose H, Maruyama H, et al：Neurotransmitters partially restore glucose sensitivity of insulin and glucagon secretion from perfused streptozotocin-induced diabetic rat pancreas. Diabetologia 38：1276, 1995

4) Ito K, Hirose H, Koichi K, et al：Adrenoceptor antagonists, but not guanethidine, reduce glucopenia-induced glucagon secretion from perfused rat pancreas. Diabetes Res Clin Pract 30：173, 1995

5) 伊東克彦：ストレプトゾトシン糖尿病ラット摘出灌流膵におけるインスリン，グルカゴン分泌機構に関する研究．慶應医学 72：T 319, 1995

(伊東　克彦／丸山　博)

c. 電気刺激

　神経を付着させた状態で摘出膵灌流標本を作製して刺激を行う方法は，ブタ[1]，ヒト[2]膵にて行われていたが，ラット摘出膵灌流標本に組み合わせて行う方法はわれわれが初めて報告した[3,4]。ここではラット単離膵灌流標本を用いた神経刺激法について概略を述べる。

　神経刺激実験は迷走神経[3]では横隔膜下の食道部で（図1），また左内臓神経[4]も横隔膜下（図2）で神経刺激を行う。

実験に必要な器具，および装置

①解剖道具
②臓器灌流装置
③灌流液：Krebs-Ringer Bicarbonate 緩衝液（0.9%NaClに変えて0.9%NaClデキストラン液（ファルマシア T-70, 分子量 7000）とする）。
④混合ガス：95%O_2-5%CO_2ガス。
⑤電気刺激器：刺激電圧，時間，周波数を調節可能な機器を用いる。

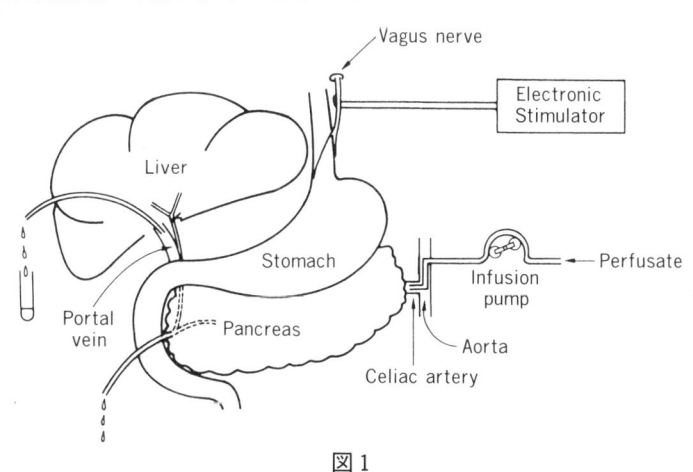

図1

図2

図3

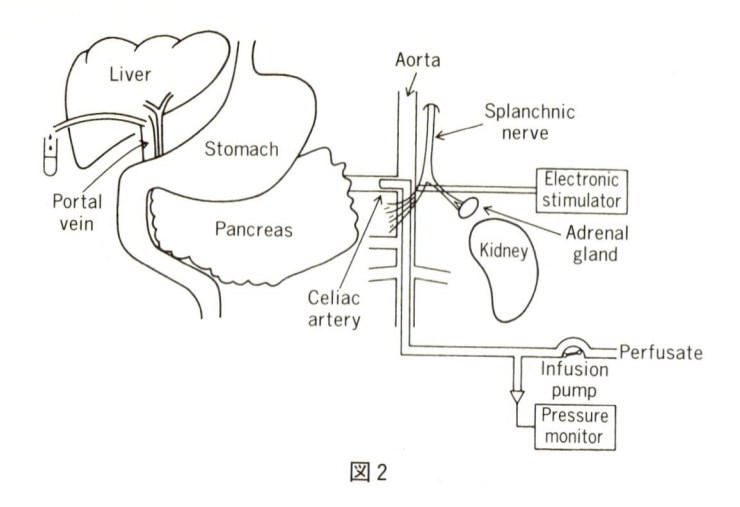

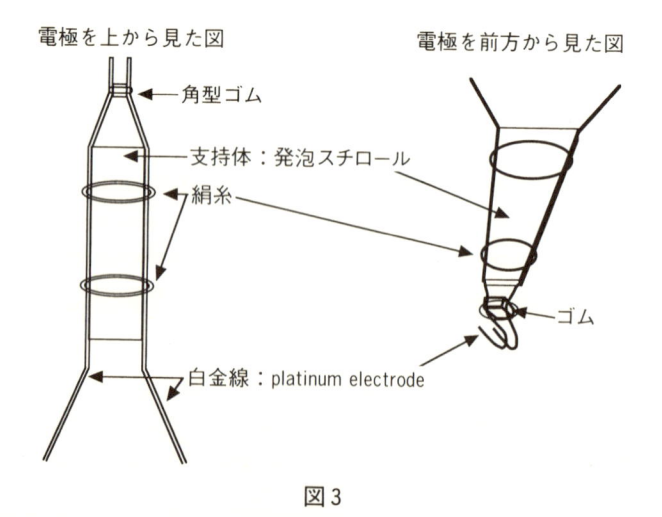

⑥電極：白金線を加工する（図3）。
⑦圧トランスデューサー：交感神経刺激の際，灌流チューブ内圧変動をモニターする。

手術の実際

　神経刺激の実験では，あらかじめ実際にラットを用いて神経の走行を十分把握しておく。左右の迷走神経は，食道に沿って下降するので容易に把握できるが，内臓神経は脂肪組織中にあるので，丁寧に組織を剝離しながら剖出する。左内臓神経は横隔膜直下の腹大動脈左側に見られ，左副腎枝を出していることが同定の決め手である。

　ラットをペントバルビタール（60 mg/kg）の腹腔内注射で麻酔する。腹部を十字切開して視界を得た後，腹腔臓器をラットの右側に寄せ，直腸上部を結紮する。腸間膜を直腸，結腸，十二指腸下部まで剝離していく。この際結腸と膵を結ぶ血管を結紮する。膵が腸から完全に分離された部位から十二指腸下部にかけて，小腸，結腸を含めて一体として糸をかけて結紮する。直腸上部，膵結腸間結紮部位をそれぞれ切断し，十二指腸下部から直腸上部までをすべて切除する。

　脾と胃，脾と膵の血管を結紮する。胃の大彎側と膵の血管も結紮する。次いで食道を横隔膜下で結紮するが，迷走神経刺激ではこの際あらかじめ左右の迷走神経を確認し，ピンセットで剝離した後，左右をまとめて糸をかけておく。この際，神経を損傷しないよう注意する。食道を横隔膜直下で結紮し切断する。食道下部背側の胃動脈を脂肪組織内で確認し，単独で結紮する。胃前庭部付近に胃瘻を作製し，この部から十二指腸に向かってドレナージのためのチューブを挿入する。次にラットの臓器を左に寄せ，門脈に糸をかけておく。さらに，迷走神経刺激では十二指腸の膵管開口部を確認し，ステンレスの針を，膵管内に挿入し膵管とともに結紮固定する。次に膵，胃，脾を右側に寄せ，横隔膜下より丁寧に脂肪組織を取り除いて腹部大動脈を露出する。左内臓神経刺激では，左内臓神経は腹部大動脈の左側を下降するので傷つけないように剖出し，糸をかけておく。腹腔動脈，上腸間膜動脈，腎動脈を後腹膜を剝離しない状態で確認した後，腹腔動脈と上腸間膜動脈の間の腹腔神経叢を傷つけないように，腹腔動脈の上部の腹大動脈と，腎動脈と上腸間膜動脈の間の腹大動脈に糸をかけておく。腹腔動脈上部の大動脈をまず結紮し，血行を途絶させる。素早く腎動脈より下部の大動脈にはさみでスリットを入れ，鍵型カニュレーションチューブを挿入し腹腔動脈内にカニューレ

の先端を挿入留置する。腎動脈上部の腹大動脈を結紮する。次に膵,神経を損傷しないように膵,十二指腸,胃,脾を一つのブロックとして取り出し,摘出後門脈内にチューブを挿入し臓器灌流装置内に置く。神経にかけた糸を頼りに,神経を損傷しないよう白金電極を掛ける。実験開始はこれらの操作を終えて,20～30分平衡時間をかけてから行う。神経刺激の成功,不成功の判断については迷走神経刺激では,膵液の流出を目安にしており,一方,交感神経刺激では内臓神経刺激による腹腔動脈内圧の上昇を目安にしている。また,神経刺激の条件としては,われわれの実験では30 V,1 ms,2～10 Hzの条件で刺激を行い,周波数の増大に伴いホルモン分泌応答の増大が観察されている。

ラット摘出膵灌流における神経刺激実験の概略を紹介したが,in vivo の条件とは異なるので,イヌ,ヒツジ,ネコ,仔ウシなどを用いた in situ の実験[5]手法についてはおのおのの解説書を参照されたい。

文 献

1) Holst JJ, Jensen SL, Knuhtsen S, et al : Autonomic nervous control of pancreatic somatostatin secretion. Am J Physiol 245 : E 542-E 548, 1983

2) Brunicardi FC, Sun YS, Druck P, et al : Splanchnic neural regulation of insulin and glucagon secretion in the isolated perfused human pancreas. Am J Surgery 153 : 34-40, 1987

3) Nishi S, Seino Y, Ishida H, et al : Vagal regulation of insulin, glucagon, and somatostatin secretion *in vitro* in the rat. J Clin Invest 79 : 1191-1196, 1987

4) Kurose T, Seino Y, Nishi S, et al : Mechanism of sympathetic neural regulation of insulin, somatostatin, and glucagon secretion. Am J Physiol 258 : E 220-E 227, 1990

5) Miller RE : Pancreatic Neuroendocrinology : Peripheral neural mechanisms in the regulation of the islets of Langerhans. Endcrine Rev 2 : 471-494, 1981

(黒瀬　健)

第II章　膵内分泌　　　　　　　　　　　　　　　　　　　　各論

7. グルカゴンスーパーファミリーペプチドによるインスリン・グルカゴン分泌

　表1にあげたペプチドホルモンはいずれも脳-腸ペプチドであり発生学的には共通の遺伝子に由来していると考えられている[1]。表1において近いものほど近縁と考えられており，GRFからセクレチンまでのグループとグルカゴンからGIPまでのグループにまず枝別れした。これらのペプチドはGRFファミリーペプチド，セクレチンファミリーペプチド，グルカゴンファミリーペプチドなどとそれぞれの立場より呼ばれている。

　GLP-2を除きこれらのペプチドホルモンはその力価は異なるものの膵ホルモン分泌への作用が *in vivo*, *in vitro* 実験より示されている。インスリン分泌刺激作用はこれらのペプチドで共通に認められる。特にGLP-1およびGIPは摂食時に消化管より分泌され，摂食後早期に生ずるわずかな血糖上昇と協調し，インスリンの初期分泌を形成することが知られており，この作用はインクレチン作用と呼ばれている。

　図1はGLP-1とGIPのインスリン分泌刺激作用が灌流液中のブドウ糖濃度依存性であることをラット灌流膵で示したものである[3]。GLP-1とGIPのインスリン分泌刺激作用がほぼ同等であることがわかる。われわれの行った実験結果に加え文献による比較検討を行ったところ，グルカゴンファミリーペプチドのインスリン分泌刺激作用はExendin-4＞GLP-1≒GIP≒PACAP 38＞PACAP 27≒グルカゴン＞PHI＝VIP≫GRFであり，GRFの刺激活性はきわめて弱い。セクレチンについては *in vivo* 実験では血中インスリン値の上昇が認められるが，灌流膵ではインスリン分泌刺激活性が認められないとの報告が多い。

　それぞれのペプチドは膵B細胞上のおのおのの受容体を介してインスリン分泌刺激作用を発揮していると考えるのが妥当であろうが，他のペプチドは

表1 グルカゴンスーパーファミリーペプチドの1次構造

	1									10										20										30				
GRF (ヒト)	Y	A	D	A	I	F	T	N	S	Y	R	K	V	L	G	Q	L	S	A	R	K	L	L	Q	D	I	M	S	R	Q	-	-	-	-
PACAP 38 (ヒト,ラット)	H	S	D	G	I	F	T	D	S	Y	S	R	Y	R	K	Q	M	A	V	K	K	Y	L	A	A	V	L	G	K	R	-	-	-	
PHI (ラット)	H	A	D	G	V	F	T	S	D	D	F	S	R	L	L	G	Q	L	S	A	K	K	Y	L	E	S	L	I						
VIP (ヒト,ラット)	H	S	D	A	V	F	T	D	N	Y	T	R	L	R	K	Q	M	A	V	K	K	Y	L	N	S	I	L	N						
Secretin (ラット)	H	S	D	G	T	F	T	S	E	L	S	R	L	Q	D	S	A	R	L	Q	R	L	L	Q	G	L	V							
Glucagon (ヒト,ラット)	H	S	Q	G	T	F	T	S	D	Y	S	K	Y	L	D	S	R	R	A	Q	D	F	V	Q	W	L	M	N	T					
GLP-I (ラット)	H	A	E	G	T	F	T	S	D	V	S	S	Y	L	E	G	Q	A	A	K	E	F	I	A	W	L	V	K	G	R				
GLP-2 (ラット)	H	A	D	G	S	F	S	D	E	M	N	T	I	L	D	N	L	A	A	R	D	F	I	N	W	L	I	Q	T	K	-	-	-	-
Exendin-4	H	G	E	G	T	F	T	S	D	L	S	K	Q	M	E	E	E	A	V	R	L	F	I	E	W	L	K	N	G	G	-	-	-	-
GIP (ヒト)	Y	A	E	G	T	F	I	S	D	Y	S	I	A	M	D	K	I	R	Q	Q	D	F	V	N	W	L	L	A	Q	K	-	-	-	-

上から分化過程上近縁なものと予想されている順に並べてある¹⁾。
ラット膵灌流実験に用いたラットないしヒトでの1次構造を示してある。
GLP-Iは N端にさらに6個のアミノ酸がついたペプチドに対し最初命名されたが、この6個を除いた GLP-I(7-36)amide が生理活性物質として知られるようになり、これをしばらくは truncated GLP-I(tGLP-I)と呼んでいたが、最近では GLP-I=tGLP-I と考えてよい。
Exendin-4 は毒トカゲの毒より発見された GLP-I受容体アゴニストであり哺乳類には存在しない。
PACAPは最初38アミノ酸残基からなるペプチド(PACAP 38)として報告されたが、その N末端27アミノ酸残基からなるペプチド(PACAP 27)も存在することがわかった。

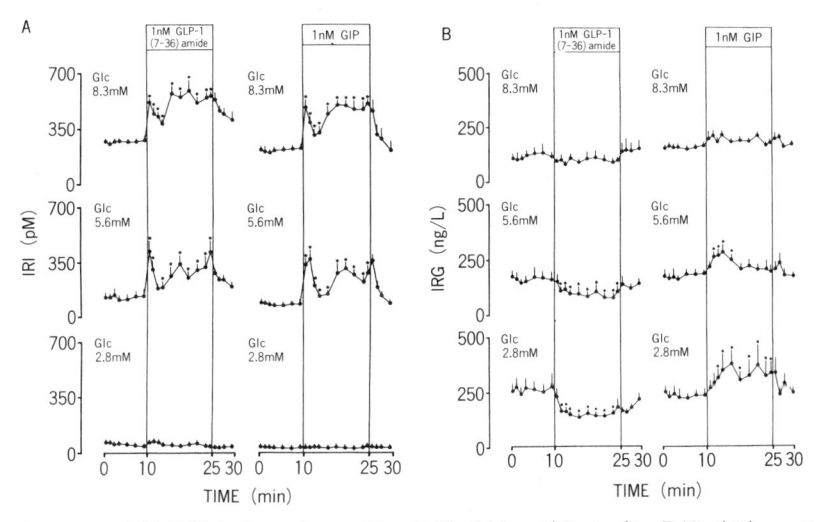

図1 ラット灌流膵からのインスリン分泌（A），グルカゴン分泌（B）への GLP-1，GIP の作用[3]

12〜14週齢の正常ウィスターラットを用い，4% dextran T-70，0.2%ウシ血清アルブミン（BSA），各5 mM ピルビン酸，フマル酸，グルタミン酸および図に示した濃度のブドウ糖を含む灌流液で25分間2.0 ml/分の流速での前灌流の後，30分間にわたり1分間隔で採液した。11〜25分間のペプチド注入期には，0.2%BSAおよび各ブドウ糖濃度を含む0.9%食塩水に図に示した濃度の20倍の濃度に溶かしたペプチドを採取時から逆算した時間(約1分40秒前)より灌流液注入チューブの側枝より注入した。通常一つの標本で15分間の間隔をあけ，もう1回30分の実験を行うことができた。得られた灌流液は凍結保存しインスリンおよびグルカゴンを RIA にて測定した。

刺激活性および抑制活性は図1のごとき図を各灌流ごとに描きペプチド注入中の面積から前値の面積を1.5倍したものの差を $\Sigma\Delta IRI$，$\Sigma\Delta IRG$ として求めた。この場合ペプチド溶解液を対照実験として同様に注入して求めた $\Sigma\Delta IRI$，$\Sigma\Delta IRG$ による補正を行った。ペプチド溶解液注入により液量が2.0 ml より2.1 ml に増加することや，溶解液の組成が灌流液の組成と異なるため，ペプチド溶解液注入中(対照実験)は基礎値よりやや低下するのが通常であった（第II章各論2，(p 77)図3）。 （文献[3]より）

インクレチン作用をもつ GLP-1 受容体や GIP 受容体への結合を介して作用を発揮している可能性も否定はできない。しかし，われわれはグルガゴンのインスリン分泌刺激作用が GLP-1 受容体を介して発現されてはいないとの証拠を GLP-1 受容体拮抗剤である Exendin (9-39) を用い示した[2]。また，われわれは GLP-1 のアミノ酸残基をインスリン刺激活性がもっとも弱い

GRFの同一部位のそれに置換したペプチドを合成し，そのインスリン分泌刺激活性を調べることにより，1位のヒスチジンに加え4位のグリシン，9位のアスパラギン酸，11位のセリンがGLP-1受容体へのGLP-1結合に重要であることを示した[4]。GLP-2はこの4ヵ所の重要部位のうち9位，11位をGLP-1と異にすることがわかる。

　グルカゴン分泌については刺激するものと抑制するものがある。図1BはGLP-1による抑制とGIPによる刺激を示している。Exendin-4，GLP-1，グルカゴンがグルカゴン分泌を抑制し，その他のペプチドは刺激する。GLP-1のグルカゴン分泌抑制がGLP-1により分泌刺激されたインスリンないしはソマトスタチンによる膵ラ島内での相互作用を介し発揮されるとの推論もある。しかし，いずれのペプチドもインスリン分泌を刺激するのに，PACAPやGIPなどのペプチドによってはグルカゴン分泌が刺激されることより，グルカゴン分泌に対する作用はそれぞれのペプチドの膵A細胞への直接作用によるものと考える。おのおののペプチドの膵A細胞上の受容体結合以降の細胞内伝達機構と受容体とのカップリングに差があると考えるのが妥当であろう。

文　献

1) Campbell RM, Scanes CG : Evolution of the growth hormone-releasing factor (GRF) family of peptides. Growth Regul 2 : 175-191, 1992

2) Kawai K, Yokota C, Ohashi S, et al : Evidence that glucagon stimulates insulin secretion through its own recepter in rats. Diabetologia 38 : 274-276, 1995

3) Suzuki S, Kawai K, Ohashi S, et al : Reduced insulinotropic effects of glucagon-like peptide-1(7-36)amide and gastric inhibitory polypeptide in isolated perfused diabetic rat pancreas. Diabetes 39 : 1320-1325, 1990

4) Watanabe Y, Kawai K, Ohashi S, et al : Structure-activity relationships of glucagon-like peptide-1(7-36)amide : Insulinotropic activities in perfused rat pancreases, and receptor binding and cyclic AMP production in RINm 5 F cells. J Endocrinol 140 : 45-52, 1994

〈川井　紘一／横田千津子〉

第II章　膵内分泌　　　　　　　　　　　　　　　　　各論

8．SU剤とインスリン分泌

はじめに

経口血糖降下剤として40年以上も前から広く使用されているスルフォニル尿素剤（SU剤）は，膵β細胞膜上のATP感受性K$^+$チャネル（K$_{ATP}$チャネル）を直接閉鎖することによりインスリン分泌を促進することが知られている。チャネルを通るイオン電流をリアルタイムに測定できるパッチクランプ法（図1）によりその作用は明らかにされてきたが，1995年にSU受容体がクローニングされて以来，K$_{ATP}$チャネルの分子レベルでの構造や作用機構の解明に著明な展開がみられており，現在もっとも注目すべき分野の一つであるといえる。本項では，SU剤のインスリン分泌や特にK$_{ATP}$チャネルに果たす役割を筆者らのパッチクランプ法を用いた成績とともに述べる。

SU剤とK$_{ATP}$チャネル

SU剤は，インスリン分泌機構の中で膜電位を決定する重要な役割を果たすK$_{ATP}$チャネルに直接作用してインスリン分泌を促進する。したがって，ブドウ糖などの栄養素と異なり代謝を介さずにその効果を発揮する。K$_{ATP}$チャネルは，ABC transporter superfamilyの一員であるSUR 1と内向き整流性K$^+$チャネルであるKir 6.2からなり，ヘテロ八量体を形成していると考えられている（図2）。

SUR 1に作用する物質がその情報をKir 6.2に伝える機能的メカニズムはいまだ明らかではない。筆者らは，膵β細胞内代謝を代謝阻害剤を用いて障害すると，SU剤であるグリベンクラミドによるK$_{ATP}$チャネル活性の抑制が減弱することを見い出した（図3A）[1]。Inside-outモードによる低濃度ATP存在下での検討では，高濃度（1 μM）のグリベンクラミドによっても完全には抑制されないことが示された。また，グリベンクラミドの膜への結合自体には代謝障害による影響はみられないことから，代謝障害により

A

```
                    ┌───────────┐
                    │ stimulator │
                    └─────┬─────┘
                          ↓
     ┌──────┐      ┌───────────┐      ┌────────────────┐      ┌──────────────┐
  ───│      │─────▶│ amplifier │─────▶│ low-pass filter │─────▶│  osciloscope │
     └──────┘      └─────┬─────┘      └────────┬───────┘      └──────────────┘
        ⏚                ↓                     ↓
                  ┌────────────┐       ┌────────────┐
                  │data recorder│       │A/D converter│
                  └────────────┘       └──────┬─────┘
                                              ↓
                                      ┌────────────┐
                                      │  computer  │
                                      │  hard disk │
                                      └────────────┘
```

B

ギガシール →   →

on-cellモード   inside-outモード
(cell-attachedモード)

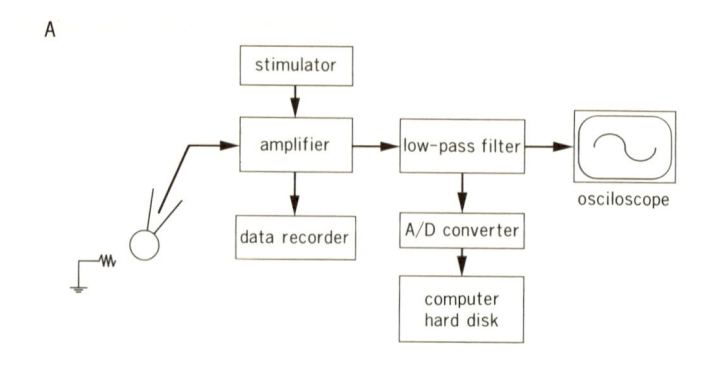

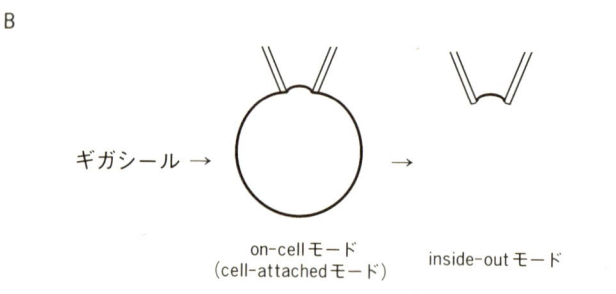

図1 パッチクランプ法

A：パッチクランプ装置の概要。パッチピペット内に存在するチャネルを流れるイオン電流を増幅して測定する。

B：パッチクランプ測定のモード（single-channel 記録）。ピペットを細胞にあて，引圧をかけることによりギガシールする。その状態で細胞を保ったまま測定する方法（cell-attached モード）と，パッチピペットを一気に引くことにより膜をはがし，細胞内条件を灌流する buffer により自由に設定できる方法（inside-out モード）がある。

ATP産生が低下すると，SUR 1 を介した K_{ATP} チャネルの制御機構において機能的な破綻が生じることが示された。一方，筆者らは以前に，抗不整脈剤であるシベンゾリンが同様に K_{ATP} チャネルを閉鎖してインスリン分泌を促進するが，グリベンクラミドの膜への結合がシベンゾリンにより置換されないこと，つまり異なる部位に結合することを示していたので[2]，同様に細胞内代謝障害を導入した条件下でシベンゾリンのチャネル抑制効果を検討し

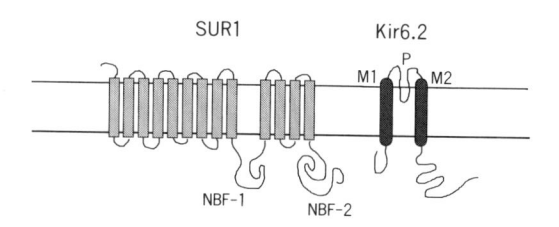

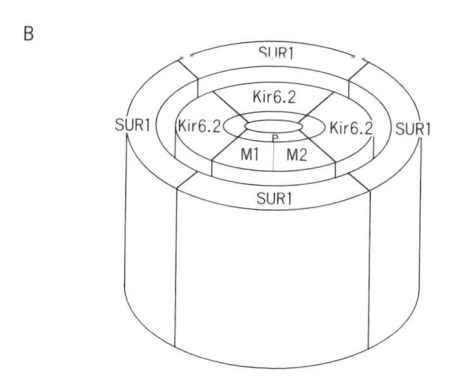

図2 膵β細胞 K_{ATP} チャネルの構造
A：構成分子は SUR 1 と Kir 6.2 からなる複合体。
B：それぞれ四量体のヘテロ八量体でチャネルは形成されている。
(清野 進：ATP 感受性 K^+ チャネルとインスリン分泌異常，分子医科学で病気を識るシリーズ 5 - チャネルとトランスポータ：その働きと病気（岡田泰伸，清野 進，編），p 55-72，メジカルビュー社，東京，1997 より一部改変)

たところ，グリベンクラミドの場合と異なり変化は認められなかった（図3 B）。さらに，SUR 1，Kir 6.2 をそれぞれ単独発現させた細胞膜分画を用いた結合実験の結果から，シベンゾリンは Kir 6.2 の膜分画に結合することが認められ，SUR 1 を介さずに Kir 6.2 に直接作用してチャネル活性を抑制する可能性が示された。また，チャネル抑制に変化が認められなかったことから，代謝障害によりチャネル蛋白の機能自体には影響がないことも同時

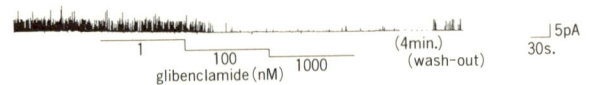

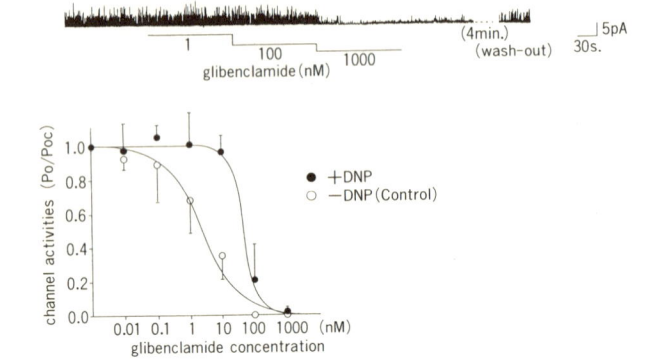

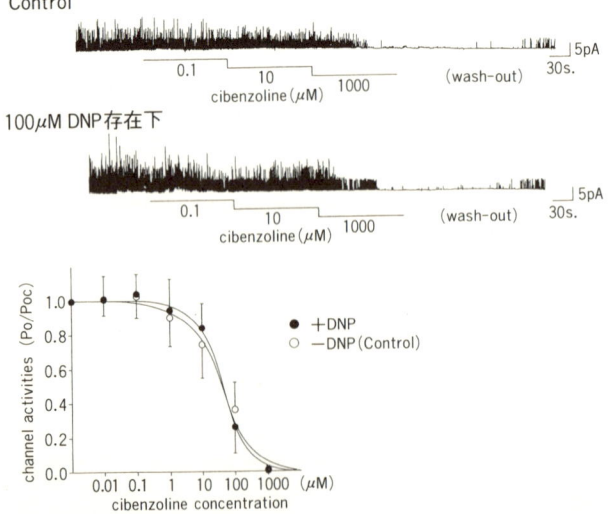

図3 代謝阻害剤（ジニトロフェノール；DNP）によるK_{ATP}チャネル抑制機構の障害（cell-attached モードによる測定）
A：グリベンクラミドによるチャネル抑制, B：シベンゾリンによるチャネル抑制

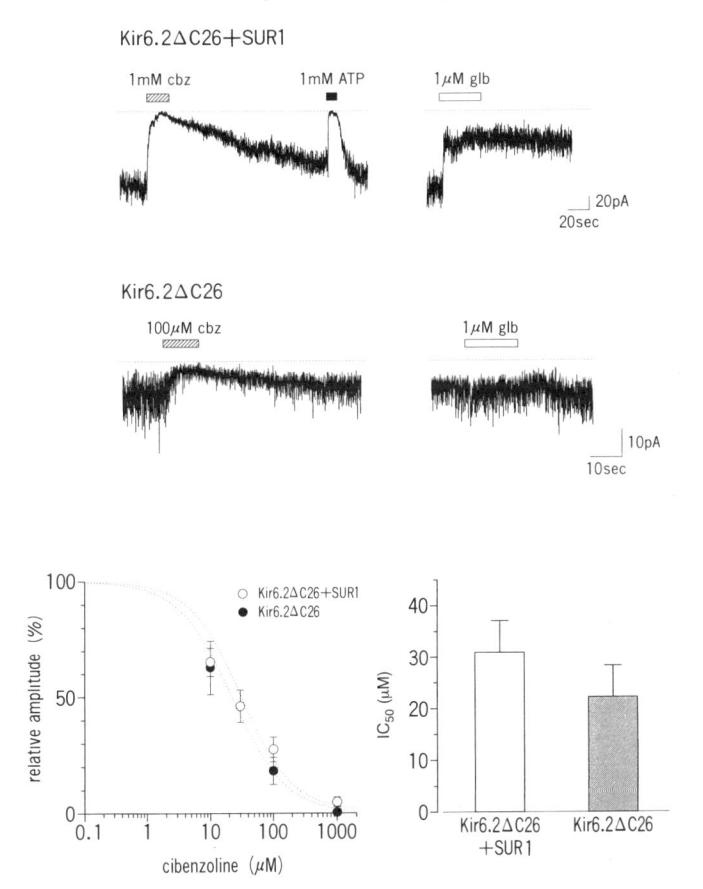

図4 シベンゾリンによるKir 6.2単独発現チャネルの抑制
（inside-outモードによる測定）

に示された。

　Kir 6.2, SUR 1はそれぞれ単独ではチャネル活性を発現できないが、C末端を切除することによりKir 6.2単独でもチャネル活性を発現できることがその後明らかになり、その系を用いてシベンゾリンのKir 6.2に対する直接効果を検討してみると、両蛋白共発現チャネルと同様にそのチャネル活性を抑制した（図4）[3]。したがって、シベンゾリンはKir 6.2に直接作用して

K_{ATP} チャネルを閉鎖することが証明され，細胞内代謝障害によりチャネル抑制機構に機能的破綻が生じていても効果を発揮することが明らかになった．しかしながら，情報伝達破綻の分子機構は不明であり，今後の詳細な検討が望まれる．

おわりに

インスリン非依存型糖尿病（NIDDM）ではブドウ糖によるインスリン分泌の選択的な低下がみられ，これまでに筆者らは膵 β 細胞内の代謝機構が障害されることにより K_{ATP} チャネルの閉鎖が減弱し，インスリン分泌が減少することを明らかにしてきた．このような極度の状態で SU 剤の効果が減弱することは NIDDM における SU 剤の 2 次無効の原因を説明するのかもしれない．また，このような状態でもシベンゾリンのように効果を発揮するような薬剤が開発され臨床面にも応用されることを期待したい．

文 献

1) Mukai E, Ishida H, Kato S, et al：Metabolic inhibition impairs ATP-sensitive K$^+$ channel block by sulfonylurea in pancreatic β-cells. Am J Physiol 274：E 38-E 44, 1998

2) Ishida-Takahashi A, Horie M, Tsuura Y, et al：Block of pancreatic ATP-sensitive K$^+$ channels and insulinotrophic action by the antiarrhythmic agent, cibenzoline. Bri J Pharmacol 117：1749-1755, 1996

3) Mukai E, Ishida H, Horie M, et al：The antiarrhythmic agent cibenzoline inhibits K_{ATP} channels by binding to Kir 6.2. Biochem Biophys Res Commun 251：477-481, 1998

〈向　英里／清野　裕〉

第II章 膵内分泌　　　　　　　　　　　　　各論

9. ハムスターの膵灌流（*in situ*）におけるアミノ酸誘導体 A-4166 と KAD-1229 のインスリン分泌促進作用

はじめに

これまでの NIDDM の治療には主にスルホニルウレア（SU）系の経口血糖降下剤が用いられてきた。しかし SU 剤は健常人のインスリン分泌を基準とすると，作用発現が遅く，遷延性で食後の血糖上昇を十分にコントロールしていない。しかも過度な血糖降下による低血糖発作，長期投与による血糖降下の減弱など SU 剤による副作用は薬剤の効力と作用時間に関連している。これらの副作用を軽減するには NIDDM に欠如したインスリン分泌初期相を補い，膵 β 細胞を長時間刺激しないことが膵機能の庇護から重要な点である。筆者らはそれらの観点から速効，短時間作用型インスリン分泌促進剤の開発を膨大な数のアミノ酸誘導体を対象に研究を開始した。その結果，N-benzoyl-D-phenylalanine に血糖降下作用を見いだした。そこで本化合物を母核として構造と活性相関を追求しつつさらに多くの化合物を合成し，その中よりついに，非 SU 剤で図 1 に示す A-4166（D-phenylalanine 誘導体）を新規化合物として発明した。本剤は膵 β 細胞に働き，ATP 感受性 K^+ チャンネルを閉じてインスリン分泌を刺激し，かつ従来の SU 剤に比べて速効，短時間型のインスリン分泌促進作用を現した。本剤は NIDDM 治療薬として臨床治験を修了し，平成 11 年 8 月より発売となった。

1. *in situ* でのハムスター膵灌流におけるグルコースによるインスリン分泌

これまで実験動物における膵内分泌機能の解析には主にラット摘出膵灌流法が用いられてきた。これはラットの膵臓が他の臓器から分離しやすいのも理由の一つであるが，ハムスターやマウスのように膵組織が多臓器に浸潤し

図1　A-4166 と KAD-1229 の化学構造

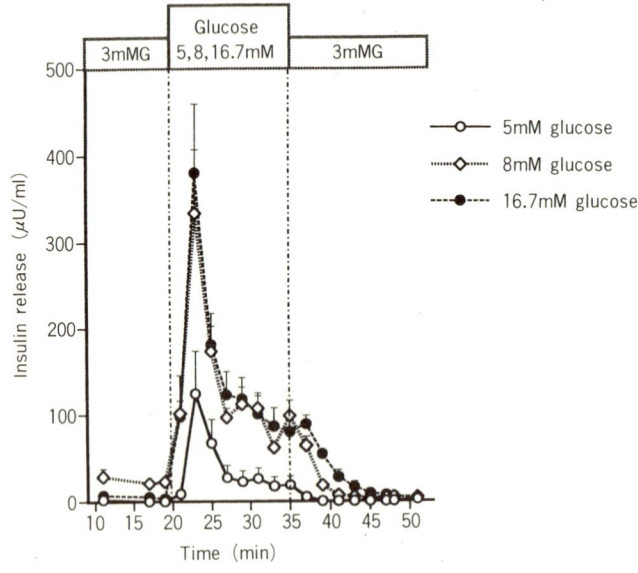

図2　*in situ* ハムスター膵灌流におけるグルコースによるインスリンの分泌

ている動物種や膵臓が病的状態にある特殊な条件下にある動物の膵内分泌機能解析のために，筆者らはハムスター（golden syrian hamster）で *in situ* における膵灌流法を考案した[4]。そこで，本法による正常ハムスターにおけるグルコースによるインスリン分泌動態を調べると，図2に示すように灌流開始20～26分に見られるシャープな第1相と26～36分に見られるフラットな第2相のピークがグルコース濃度に依存して得られた。この第1相インスリン分泌反応は K_{ATP} チャンネルを開放する diazoxide の存在下でグルコー

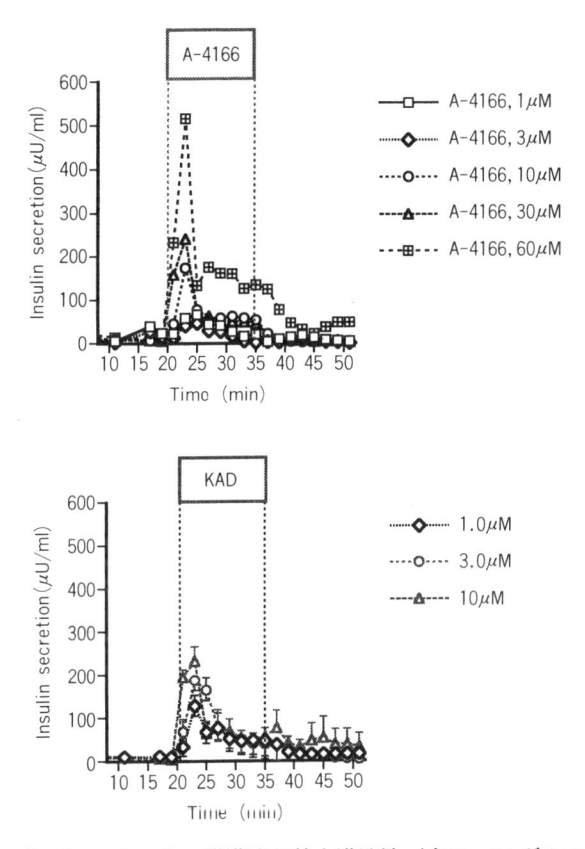

図3 *in situ* ハムスター膵灌流で基本灌流液（含 3 mM グルコース）における A-4166 と KAD-1229 によるインスリン分泌

ス刺激によるインスリン分泌反応が完全に消失することから，第1相は K_{ATP} チャンネルに基づくインスリン分泌反応である。

2. *in situ* でのハムスター膵灌流における A-4166 と KAD-1229 によるインスリン分泌

3 mM グルコースを含む KRB 灌流液に A-4166（1〜60 μM）および KAD-1229（1〜10 μM）を各濃度で刺激したときのインスリン分泌促進の結果を図3に示す。A-4166 および KAD-1229 のいずれも濃度依存的に著明

な第1相のインスリン分泌促進が見られた。15分間の刺激でインスリン分泌量はA-4166 30 μMとglibenclamide 0.3 μMおよびKAD-1229の10 μMがほぼ等値を示した[4]。A-4166によるインスリン分泌促進作用はSU剤と同様な機序を介して発現されることが示唆されている[1]。A-4166は膵β細胞膜上のSU受容体に結合することによりATP感受性K^+チャンネルを閉鎖し細胞膜の脱分極を引き起こす。その結果,電位依存性L型Ca^{++}チャンネルが開口し,細胞外からのCa^{++}流入により細胞内濃度が上昇しインスリン分泌顆粒の開口放出が起こると推定されている。KAD-1229も同様の機序によるインスリン分泌促進作用が報告されている[3]。しかしながらハムスターの in situ 膵灌流において高濃度グルコース (16.7 mM) 存在下でA-4166とdiazoxideを同時に作用させると,diazoxideによる第1相インスリン分泌の消滅をA-4166は完全に回復させるが,他方glibenclamideは部分的な回復でしかなく両者に相違が見られた[4]。またHIT T-15細胞における ^{3}HA-4166および ^{3}Hglibenclamideに対する受容体への結合様式から,glibenclamideとは異なり,少なくともA-4166には2種の結合部位(一つはSU剤受容体への結合とA-4166特異部位)の存在が示唆されている[2]。

文 献

1) Akiyoshi M, et al : A newly hypoglycemic agent, A-4166, inhibits ATP-sensitive potassium channels in rat pancreatic β cell. Am J Physiol 268 : E185-E193, 1995

2) Fujita T, et al : Studies on the N-[(trans-4-isopropylcyclohexyl)-carbonyl]-D-phenylalanine (A-4166) receptor in HIT T-15 cells. Biochem Pharmacol 52 : 407-411, 1996

3) Ohnota H, et al : Novel rapid- and short-acting hypoglycemic agent, a calcium (2 s)-2-benzyl-3-(cis-hexahydro-2-isoindolinylcarbonyl) propionate (KAD-1229) that acts on the sulfonylurea receptor : comparison of effects beween KAD-1229 and gliclazide. J Pharmacol Exp Ther 269 : 489-495, 1994

4) Seto Y, et al : Stimulating activity of A-4166 on insulin release in in situ hamster pancreatic perfusion. Pharmacol 51 : 245-253, 1995

〔藤田 晴久/瀬戸 淑子〕

第II章　膵内分泌　　　　　　　　　　　　　　　　各論

10. インスリンによるグルカゴン分泌抑制

　生体において，血中インスリン濃度の増加は血糖の低下を引き起こし，グルカゴン分泌は抑制される。しかし膵A細胞に対するインスリンの直接作用については一定の見解がない。膵島門脈系内においては，A細胞は常に高濃度のインスリンに曝されており[2]，摘出灌流膵におけるグルコース濃度変化時のグルカゴン分泌調節は内因性インスリンの影響下にあることは疑いない。この実験ではラット摘出膵において，外因性に高濃度のインスリンを持続的に灌流して内因性インスリンの分泌を阻止した状態でグルコース濃度を変化させ，これに対するグルカゴン分泌反応を観察し，摘出灌流膵におけるグルカゴン分泌機序を考察した。また，ストレプトゾトシン（STZ）糖尿病ラット摘出灌流膵は低グルコース刺激に対するグルカゴン分泌増加反応は喪失している。そこで外因性インスリン濃度を変化させることによって喪失したグルカゴン分泌反応の再現を試みた[3]。

対象と方法

1．STZ糖尿病ラットの作成
　前述（第II章各論6b）の通り。
2．摘出膵灌流実験
【実験1】
　正常ラット膵を用いて前述（第II章総論）の通りの灌流実験を施行した。基礎分泌として5.6 mMグルコース（20分間）を用い，高グルコース刺激（10分間）は5.6から16.7 mMへ，低グルコース刺激（10分間）は5.6から1.4 mMへとグルコース濃度を変化させた。さらに5.6 mMグルコース

濃度下において，灌流液中の濃度が10mMになるようにアルギニンを側管から注入して（10分間），IRG分泌反応を測定した（図1アミカケ部）。次に3種類の濃度の外因性インスリン（10, 100, 3300 mU/ml）灌流下において高グルコースおよび低グルコース，アルギニン刺激をそれぞれ連続的に負荷した（図1 A・B・C黒丸，実線部）。

【実験2】
STZ糖尿病ラット灌流膵では，低グルコース時のグルカゴン分泌反応は喪失している。その原因として，A細胞周囲の神経内分泌感作因子濃度の低下，インスリン絶対量の低下や濃度変化の消失などが想定されている。そこでSTZ糖尿病ラットを用いて，前灌流時から10^{-6}Mのアセチルコリン（ACh）と10^{-7}Mのノルアドレナリン（NA）を同時に注入開始し，さらに低グルコース状態における膵A細胞周囲の生理的変化に近いと思われるインスリン濃度変化（600 → 0 nM：600 nM≒84 mU/ml）（図2）を模擬してIRG分泌反応を観察した。

3．ホルモン測定，統計処理，試薬

前述（第II章各論6a）の通り。

実験結果

【実験1】（図1）：耐糖能正常ラット摘出灌流膵におけるグルカゴン分泌に及ぼす外因性インスリンの影響

外因性インスリンを注入開始後，グルコース5.6mMにおけるグルカゴン分泌はごく短時間減少する傾向を認めたが，直ちにもとの分泌量に復した。高グルコース刺激時のグルカゴン分泌抑制は，外因性インスリンの影響を受けなかった。これに対して，外因性インスリンはほぼ濃度依存性に低グルコース刺激時のグルカゴン分泌を有意に抑制した。10mU/mlの外因性インスリン（図1A）はアルギニン刺激に対するグルカゴン分泌を促進する傾向が見られたが，さらに高濃度ではこれを有意に抑制した（図1B・C, 表1）。

【実験2】（図2）：STZ糖尿病ラット摘出灌流膵におけるAChおよびNAの併用灌流下における低グルコース刺激時のIRG分泌に対するインスリン模擬濃度変化の影響

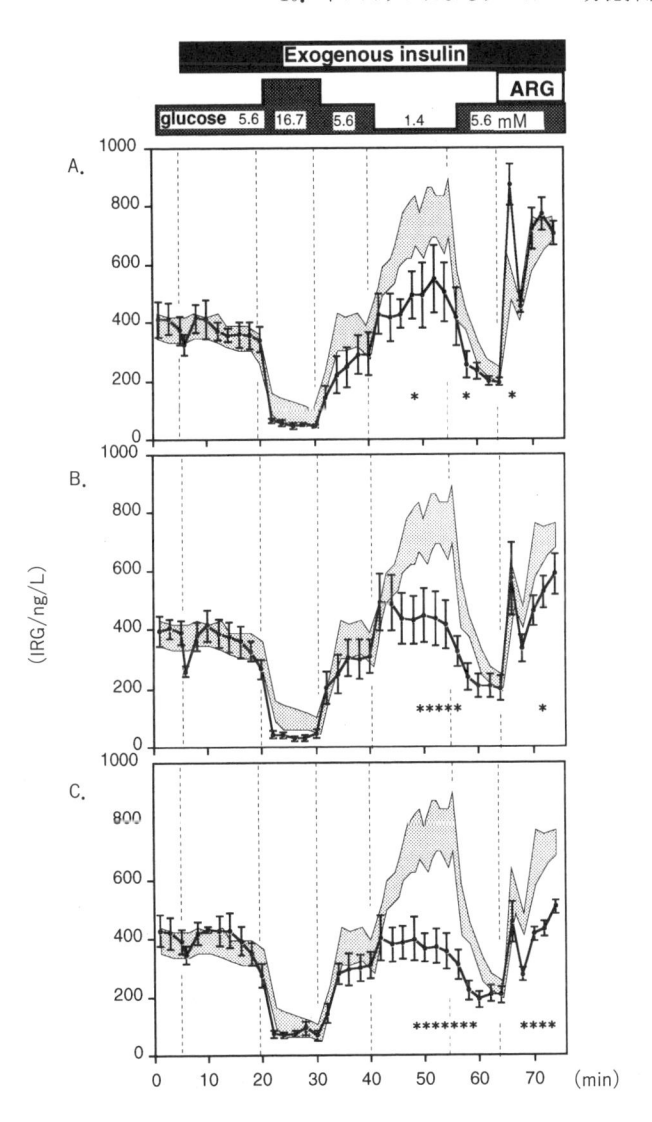

図1 耐糖能正常ラット摘出灌流膵におけるグルカゴン分泌に及ぼす外因性インスリンの影響

shaded area：control (n=9), A：10 mU/ml insulin (n=5), B：100 mU/ml insulin (n=5), C：3.3 U/ml insulin (n=5), ARG：arginine 10 mM, * $p<0.05$ vs control

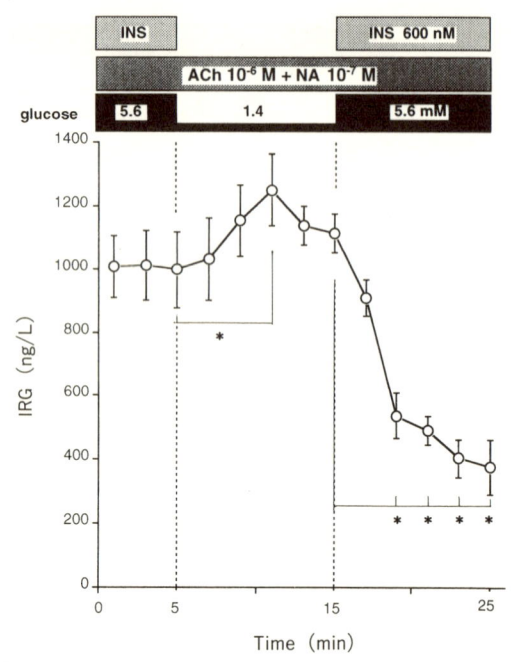

図2 STZ 糖尿病ラット摘出灌流膵における ACh および NA の併用灌流下における低グルコース刺激時の IRG 分泌に対するインスリン模擬濃度変化の影響

(n=6), ＊p＜0.05

　10^{-6}M の ACh と 10^{-7}M の NA の持続的負荷に加え，膵島 A 細胞周囲の低グルコース時の生理的な変動に近いと推測されるような内因性インスリン濃度変化を，外因性インスリン（600 nM≒84 mU/ml）を用いて模擬したところ，低グルコース状態においてグルカゴン分泌は有意に増加した（3.03±0.34 vs 3.75±0.16 ng/min, p＜0.05）が，増加の絶対量は対照と比して十分とはいえなかった．さらに 5.6 mM グルコース＋600 nM インスリンの状態に戻すと，有意なグルカゴン分泌の抑制が見られた．

考　察

　高濃度の外因性インスリンによって内因性インスリンはほぼ完全に抑制さ

表1 耐糖能正常ラット摘出灌流膵における，低グルコースおよびアルギニン刺激に対するグルカゴン分泌へ及ぼす外因性インスリンの影響

			IRG (mean±SEM)		
			Basal secretion (ng/l)	maximal secretion (ng/l)	change (ng/l)
Glucose ; 5.6 → 1.4 mM					
control	(9)		343±56	802±85	459±65
+10 mU INS	(5)		292±73	548±118	257±46*
+100 mU INS	(5)		310±56	492±94	182±48*
+3.3 U INS	(5)		310±48	399±76	90±43*
+arginine 10 mM					
control	(9)		229±28		
		1 st		569±75	390±72
		2 nd		735±44	523±57
+10 mU INS	(5)		195±12		
		1 st		871±70	677±80*
		2 nd		705±39	575±52
+100 mU INS	(5)		200±44		
		1 st		572±125	372±112
		2 nd		587±67	387±75*
+3.3 U INS	(5)		206±30		
		1 st		455±68	250±53
		2 nd		506±23	300±26*

*p<0.05 vs control

れ，灌流中の膵A細胞周囲のインスリン濃度は，灌流液の濃度と同等かつ一定になると予想される．ラット膵A細胞周囲の生理的な内因性インスリン濃度は20 mU/ml前後と考えられている[4]．今回われわれはさらに高濃度の外因性インスリンも用いたが，5.6 mMや16.7 mMのグルコース濃度下では，インスリン濃度の増加はグルカゴン分泌を抑制しなかった．すなわち高グルコース状態におけるグルカゴン分泌抑制には，インスリン濃度の増加は不要であることがわかる．これに対して，1.4 mMの低グルコース時には内因性インスリンは生理的にもほぼ完全に抑制されていると考えられるが，この状態においては外因性インスリンはグルカゴン分泌を濃度依存性に抑制した．10 mU/mlの外因性インスリンによってアルギニンによるグルカゴン分泌の第1相が促進されたのは，外因性インスリンが内因性インスリンを抑制した結果，A細胞周囲のインスリン濃度はかえって低下したためではないかと思われる．さらに高濃度の外因性インスリンがアルギニンによるグルカゴ

ン分泌を抑制したのは，A細胞周囲のインスリン濃度が上昇したためであろう。またSTZ糖尿病ラットにおいて，A細胞周囲の内因性インスリン濃度変化を外因性インスリンで模擬したところ，グルカゴン分泌は有意に増加した。このことから，摘出灌流膵において，①低グルコース刺激時におけるグルカゴン分泌増加の大部分は内因性インスリン濃度の低下で説明し得ること，②ACh, NA, アルギニンなどによるグルカゴン分泌は，インスリン濃度が増加すると抑制されるが，グルコース濃度によって抑制性に制御されている基礎的なグルガゴン分泌量部分まではインスリンでは抑制できないこと，③STZ糖尿病膵においては，AChやNAなどの分泌促進因子が低下していること，およびインスリン濃度変化がみられないことがグルコース濃度変化に対するグルカゴン分泌不全の一因であること，が推測された。以上の結果から，膵A細胞は複数の膵島細胞感作因子によって分泌促進され，独自のグルコース濃度感受性機能によって抑制性に調節されていると考えられる。

文献

1) Ito K, Maruyama H, Hirose H, et al : Exogenous insulin dose-dependently suppresses glucopenia-induced glucagon secretion from perfused rat pancreas. Metabolism 44 : 358, 1995

2) Maruyama H, Hisatomi A, Orci L, et al : Insulin within islet is a physiologic glucagon release inhibitor. J Clin Invest 74 : 2296, 1984

3) Tominaga M, Maruyama H, Bolli G, et al : Simulation of the glucopenia-induced decline in insulin partially restores the glucagon response to glucopenia in isolated perfused pancreata of streptozotocin-diabetic rats. Endocrinology 118 : 886, 1986

4) Weir GC, Knowlton SD and Martin DB : Glucagon secretion from the perfused rat pancreas. Studies with glucose and catecholamines. J Cin Invest 54 : 1403, 1974

〔伊東　克彦／丸山　博〕

第II章　膵内分泌　　　　　　　　　　　　　　　　　　　　各論

11. 低グルコース時グルカゴン分泌

緒　言

　生体（in vivo）での低血糖時グルカゴン分泌は，低グルコースの視床下部への直接刺激および肝での副交感神経求心路を介した視床下部への刺激の結果，視床下部交感神経遠心路が活性化され，副腎および膵での交感神経活動が亢進し，カテコラミンが分泌され膵グルカゴン分泌亢進とインスリン分泌抑制が惹起されると考えられている。グルカゴンおよびカテコラミンは肝での糖新生やグリコーゲン分解を促進し，低血糖時における急速なグルコース濃度是正に重要な役割を課している。

　一方，摘出膵（in vitro）においても，副交感および交感（一部）神経系 ganglion の存在が確認されており，低グルコース刺激時グルカゴン分泌機序を解明するため，①低グルコース時交感神経系の関与，②低グルコース時インスリン濃度変化の関与，③低グルコースの膵A細胞への直接作用の関与，の可能性につき検討した。

> **対象および方法**

　ラット摘出膵灌流系〔300〜400 g Long-Evance またはウィスターラットより膵を摘出，KRB buffer（1%BSA，4.5%Dextran T-70，10 mM Arginine 含），流速 3.6 ml/分〕において低グルコース時A細胞からのグルカゴン分泌機序を解明するため，

1 ）正常膵で α-adrenergic blockade（10 μmol phentolamine）または β adrenergic blockade（10 μmol propranolol）存在下でのグルカゴン分泌への影響（グルコース濃度 150 → 25 mg/dl）。

2 ）低グルコース刺激（グルコース濃度 150 → 25 mg/dl）でグルカゴン分泌がまったくみられない STZ 糖尿病膵（STZ 50 mg/kg 静注）で

グルコース濃度変化（グルコース濃度 150 → 25 mg/dl）とともに高濃度外因性インスリン濃度変化を作成した場合のグルカゴン分泌への影響（グルコース 150 mg/dl 時外因性インスリンを 30 mU/ml となるよう注入）。

3）低グルコース（グルコース 100 → 80 mg/dl）の膵A細胞への直接刺激作用をみるため，正常膵で外因性に高濃度インスリン抗体（灌流液 3.6 ml あたり抗体原血清 0.1 ml 注入）を注入し，A細胞でのインスリンによるグルカゴン分泌抑制をほぼ完全に解除した状態下でのグルカゴン分泌への影響

につきそれぞれ検討した。

成　績

1　低グルコース刺激に伴う内因性カテコラミン分泌の影響（図1）[1]

低グルコース刺激（150 → 25 mg/dl）により正常コントロール膵では前値から約3倍のグルカゴン分泌増加がみられたが，α-blockade（10 μM phentolamine）存在下ではグルカゴン分泌は約20%に抑制された。α-blockade 存在時にはグルコース濃度 150 および 25 mg/dl 時のインスリン分泌はコントロールに比し有意に上昇していたが，前値からのインスリン分泌抑制量は α-blockade の有無により変わらず，また，α-blockade の存在によりグルコース濃度 150 mg/dl 時のグルカゴン分泌はコントロールと差がなかった。さらに，β-blockade（10 μM propranolol）存在下では低グルコース刺激時グルカゴン，インスリン分泌の前値（グルコース 150 mg/dl）からの変化量はコントロールに比し有意差を認めなかった。

なお，軽度の低グルコース刺激（100 → 80 mg/dl）では 10 μM phentolamine + 10 μM propranolol 存在下で，コントロールに比しインスリン濃度の上昇がみられたがグルカゴン分泌反応に有意差はみられず，この条件下では内因性カテコラミン分泌の関係がみられないと考えられた。

2　低グルコース刺激に伴うインスリン濃度変化の影響（図2）[2]

低グルコース刺激（150 → 25 mg/dl）にてもグルカゴン，インスリン分

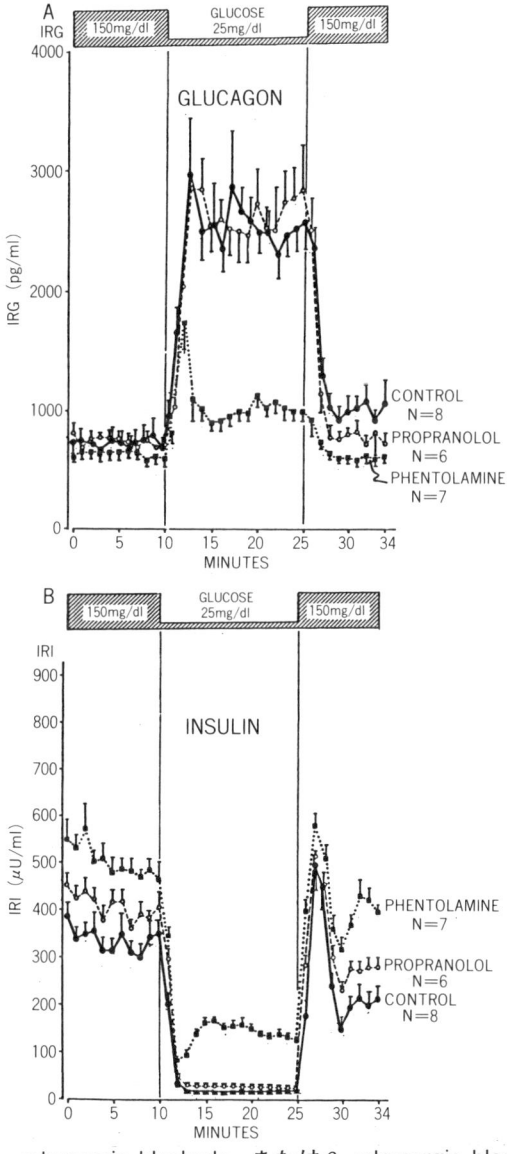

図1 α-adrenergic blockade,またはβ-adrenergic blockadeの低グルコース（150 → 25 mg/dl）刺激時グルカゴン，インスリン分泌へ及ぼす影響　　　　　　　　　　　　　　　（文献[1]より）

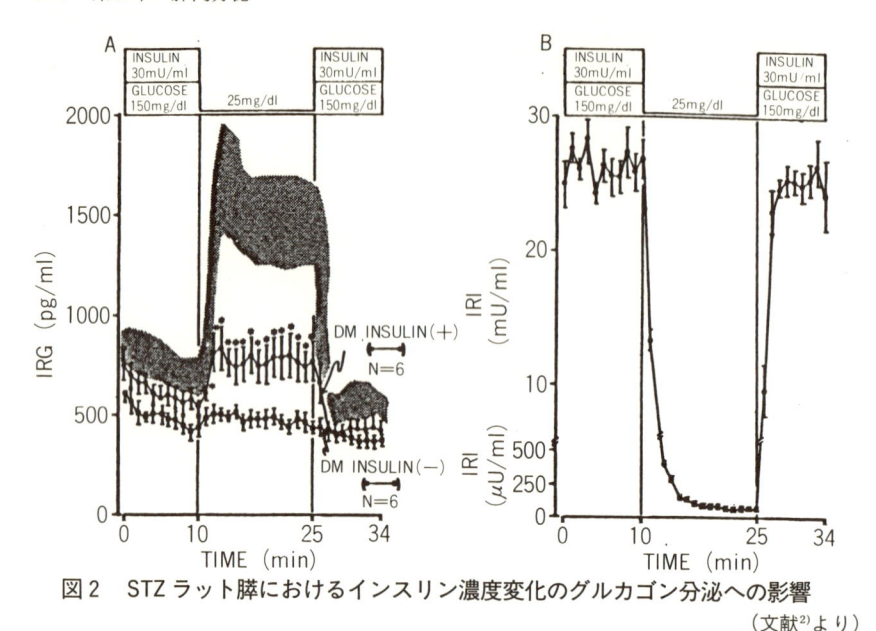

図2　STZラット膵におけるインスリン濃度変化のグルカゴン分泌への影響

(文献[2]より)

泌変動のみられないSTZ膵を用いて，グルコース濃度 150 mg/dl 時のみに外因性に 30 mU/ml のインスリンを注入した場合，正常膵でみられるグルカゴン分泌反応（アミカケ部分）の約 25％が再現された。

3　低グルコース刺激自身の膵A細胞からのグルカゴン分泌への影響（図3）[3]

A細胞自身が低グルコース刺激を感知し，グルカゴン分泌を促進するかを検討するため，正常膵に外因性に高濃度の抗インスリン抗体注入し，A細胞に対するインスリン作用を block した条件下で内因性カテコラミン分泌がほとんどみられないと考えられる軽度の低グルコース刺激（100 → 80 mg/dl）下でグルカゴン分泌の変動をみた。抗インスリン抗体の注入によりグルカゴン分泌には約3倍の増加（グルコース 100 mg/dl）がみられたが，低グルコース刺激（80 mg/dl）によりさらに有意な上昇がみられた。高グルコース刺激（100 → 130 mg/dl，100 → 180 mg/dl）ではグルカゴン分泌の有意な変動はみられなかった。

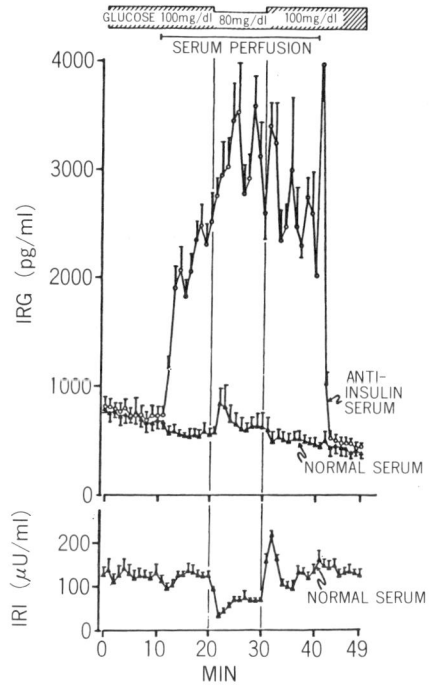

図3　高濃度インスリン抗体の軽度低グルコース刺激（100 → 80 mg/dl）に対するグルカゴン分泌への影響

(文献[3]より)

考　察

　膵灌流系において低グルコース刺激時グルカゴン分泌に影響すると考えられる，①内因性カテコラミン分泌の影響，②インスリン濃度変化の影響，③低グルコース自身のA細胞への影響，につき検討を加えた．

　内因性カテコラミンの関与については，摘出膵においてどの程度交感神経系神経節が存在しているかが問題であるが，α-blockade である phentolamine の存在下では低グルコース刺激時にもインスリン分泌抑制が十分でなく，これがグルカゴン分泌を抑制している可能性も考えられる．しかし，グルコース濃度変化 100 → 80 mg/dl では phentolamine＋propranolol 存在下でインスリン分泌の抑制は blocker 非存在下に比しやはり十分でなかったが，グルカゴン分泌に差違はみられず，このことはグルコース濃度変化 150 → 25 mg/dl でみられたグルカゴン分泌亢進に交感神経系反

応が関与していることを示唆している。また，低グルコース刺激時（150→25 mg/dl）に灌流液中のノルエピネフリン濃度をHPLC法で測定すると低グルコース刺激後2〜5分でピークがみられ，このことも内因性カテコラミン分泌がグルカゴン分泌に関与している可能性を示唆する成績と考えられる。

　低グルコース刺激時インスリン濃度変化の関与については，インスリンがA細胞からのグルカゴン分泌に対し絶えず抑制的に作用していることより，インスリン濃度の低下そのものがグルカゴン分泌を促進すると考えられる。また，正常膵で外因性に大量のインスリン（灌流液中の濃度3 U/ml）を注入した条件下で低グルコース刺激を行った場合には，外因性インスリン非存在時と比べグルカゴン分泌の抑制がみられ，このことも低グルコース刺激時グルカゴン分泌にはインスリン濃度の低下が必要であることを示唆している[4]。

　胃A細胞はグルコース濃度変化に対してblindであることが知られているが，膵A細胞が低グルコース濃度そのものに反応してグルカゴン分泌を行うかどうかについてはなお不明な点が多い。高濃度インスリン抗体を用いた本実験系では低グルコース刺激に対しグルカゴン分泌の増加がみられたが，高グルコース刺激に対するグルカゴン分泌の抑制はみられなかった。実験系の違いにより報告に差違がみられるがalloxan糖尿病犬でフロリジンを用いて血糖を正常化した膵の場合には，高グルコース刺激に対してインスリン分泌はみられないが，グルカゴン分泌の抑制がみられることが確認されている[5]。

　なお，これらの実験は米国テキサス大学内科Unger研究室で，現・佐賀医科大学内科，久富昭孝先生および山形大学医学部臨床検査部，富永真琴先生らとともになされたものであることを付記しておく。

文　献

1) Hisatomi A, Maruyama H, Unger RH, et al : Adrenergically mediated intrapancreatic control of the glucagon response to glucopenia in the isolated rat pancreas. J Clin Invest 75：420-426, 1985
2) Tominaga M, Maruyama H, Unger RH, et al : Simulation of the normal

glucopenia—induced decline in insulin partially restores the glucagon response to glucopenia in isolated perfused pancreata of streptozotocin-diabetic rats. Endocrinology 118：886-887, 1986

3) Maruyama H, Tominaga M, Unger RH et al：The alpha cell response to glucose change during perfusion of anti-insulin serum in pancreas isolated from normal rats. Diabetologia 28：836-840, 1985

4) Ito K, Maruyama H, Hirose H, et al：Exogenous insulin dose-dependently suppresses glucopenia-induced glucagon secretion from perfused rat pancreas. Metabolism 44：358-362, 1995

5) Starke A, Grundy S, Unger RH, et al：Correction of hyperglycemia with phloridzin restores the glucagon response to glucose in insulin-deficient dogs：Implication for human diabetes. Proc Natl Acad Sci USA 82：1544-1546, 1985

(丸山　博)

第Ⅱ章　膵内分泌　　　　　　　　　　　　　　　　　　　各論

12. 膵D細胞からのソマトスタチン分泌とその作用

　ラット膵ラ島の細胞構築は免疫組織染色を用いた研究等に基づき図1のごとく示されている。A細胞よりグルカゴン，B細胞よりインスリンが，D細胞よりソマトスタチンが分泌される。膵ラ島内の血液循環はラ島中心部より周辺部へと向かい，ラ島を灌流した血液は門脈流となり膵外分泌細胞を灌流した後に膵静脈として門脈に合流すると考えられている。その結果，インスリンの膵外分泌細胞への trophic 効果やソマトスタチンの膵外分泌腺からの膵液分泌抑制作用が考えられている。
　筆者はイヌの灌流膵に低濃度から高濃度まで（5, 10, 20, 50, 100, 500, 4000 pg/ml）のソマトスタチンを注入する実験を行った。図2はその一部を示しているが注入した 20 pg/ml のソマトスタチンはインスリン，グルカゴン分泌を部分的に，500 pg/ml のソマトスタチンはほぼ完全に抑制することを示している。この実験より以下の二つのことを推論した。一つは動脈側より注入したソマトスタチンの静脈側での回収率がインスリンやグルカゴンを同様に注入した時の回収率（80〜90％）に比べ50％以下と低値であるこ

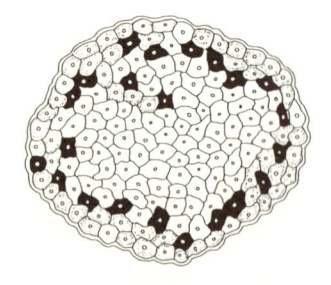

図1　A, B, D細胞のラット膵ラ島内での分布様式
◯ A-CELLS　◉ B-CELLS　● D-CELLS　（Orci L, et al : Lancet 2 : 1243, 1975 より引用）

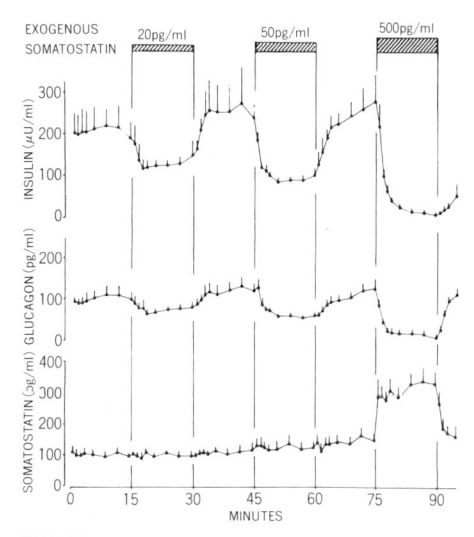

図2 イヌ灌流膵へソマトスタチン注入時の灌流液中インスリン,グルカゴン,ソマトスタチン濃度の変化

ペントバルビタール麻酔下雑種成犬（体重15 kg前後）より十二指腸の一部とともに膵臓を摘出, 5.5 mMブドウ糖および10 mMアルギニンを含むラット膵灌流実験と同様の灌流液組成の灌流液（第II章各論7 (p.109)図1参照）を流速16 ml/分で灌流した。40分間の前灌流後1分ごとの採液を開始, 混和後その一部を−40℃に保存しホルモン値測定を行った。ソマトスタチンは終濃度の160倍に0.2%BSAを含む0.9%食塩水に溶解し, 0.1 ml/分の流速で側枝より注入した。図に示すように1灌流膵で100分間の実験を再現よく行えた。

とがわかったが（20 pg/mlで23%, 50 pg/mlで35%, 100 pg/mlで37%, 500 pg/mlで41%, 4000 pg/mlで50%）, このことより膵ラ島D細胞から分泌されたソマトスタチンのかなりの部分が膵外分泌腺にて補足されることが証明され, 上記の膵液分泌調節への膵ラ島D細胞由来のソマトスタチンの役割を支持する結果となった[2]。この結果は逆行性膵灌流時に灌流液から得られるソマトスタチン値が高値であることからも裏付けられた（図3）[5]。

もう一つはソマトスタチン注入前の静脈側灌流液中ソマトスタチン濃度が100 pg/ml前後であるのにその1/5濃度である20 pg/mlのソマトスタチンを動脈側から注入した場合にインスリン, グルカゴン分泌が抑制されることより（10 pg/ml以上のソマトスタチン注入で有意な抑制が得られた), Bお

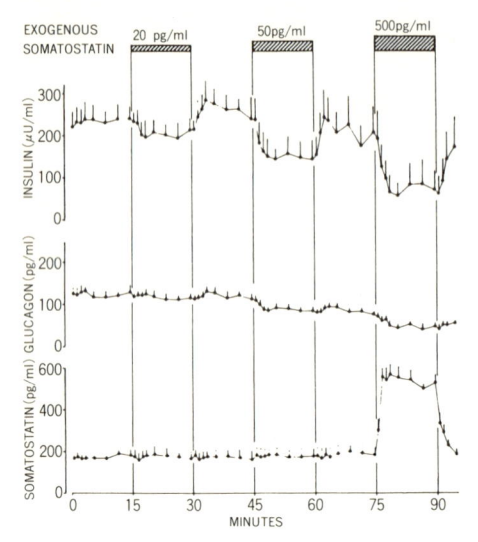

図3 静脈側より灌流液を注入したイヌ灌流膵へソマトスタチン注入時の灌流液中インスリン，グルカゴン，ソマトスタチン濃度の変化

> 静脈側より灌流液を注入する場合は，膵摘出後10分間は腹腔動脈より灌流液を注入し門脈より流出させた後，コネクターを操作し門脈より注入，腹腔動脈より流出させた。この操作は20秒以内に終了し灌流圧の変化はなかった。さらに30分間の前灌流後，図に示したごとく1分間隔で採液した。

よびA細胞は動脈側より注入されたソマトスタチンの影響は受けるが（図4のホルモン作用），膵ラ島内D細胞から分泌されたソマトスタチンによっては（図4のパラクライン作用ないしは局所門脈作用）ほとんど影響を受けていないことがわかった[3]。

モルヒネやβエンドルフィンを灌流膵に注入するとソマトスタチン分泌が抑制され，インスリン，グルカゴン分泌が抑制される[1]。これを契機に膵ラ島内D細胞より分泌されたソマトスタチンがラ島内のインスリンおよびグルカゴン分泌を調整しているとの仮説が当時一般的であったが，それを否定することとなった。この推論は静脈側よりソマトスタチンを灌流した場合にそのインスリンおよびグルカゴン分泌抑制作用が鈍るという結果[5]（図3）や，モルヒネ注入により内因性ソマトスタチン分泌を低下させておいても外

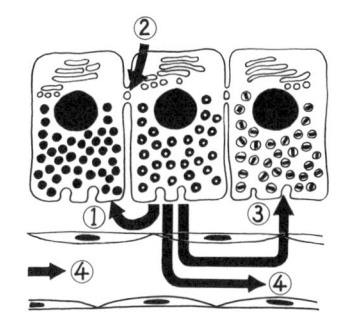

図4　膵ラ島内での細胞間相互作用

分泌したホルモンを介し，① paracrine，③ local portal，④ hormonal（体循環を一廻りして）の機作が，細胞内小分子の移動を介し，② gap junction の機作が作動している可能性がある。

因性ソマトスタチンのインスリン・グルカゴン分泌抑制作用に差がない[4]との結果からも支持された。

灌流液ブドウ糖濃度 100 ng/dl での灌流時に分泌されるソマトスタチン基礎値は，ラット膵灌流では 10 pg/ml 程度と低値であり（イヌ膵灌流では 100 pg/ml 程度），イヌの膵灌流の方がソマトスタチン分泌動態の詳細な検討には適している。膵D細胞からのソマトスタチン分泌は，筆者の知る限りでは上記オピオイド以外のすべての物質に対してインスリン分泌と平行し刺激または抑制される関係にある。

文　献

1) Ipp E, Dobbes R, Unger RH : Morphine and β-endorphin influence the secretion of the endocrine pancreas. Nature 276：190-191, 1978

2) Kawai K, Orci L, Unger RH : High somatostatin uptake by the isolated perfused dog pancreas consistent with an "insulo-acinar" axis. Endocrinology 110：660-662, 1982

3) Kawai K, Ipp E, Orci L, et al : Circulating somatostatin acts on the islets of Langerhans by the way of a somatostatin poor compartment. Science 218：477-478, 1982

4) 川井紘一：ソマトスタチンの膵内分泌調節機能．ホルモンと臨床 31：407-413, 1983

5) Kawai K, Chiba Y, Okuda Y, et al : Hormone release from pancreatic islets perfused from venous side. Diabetes 36：256-260, 1987

（川井　紘一）

第II章　膵内分泌　　　　　　　　　　　　　　　　　　　各論

13. 膵ラ島 B,A,D 細胞相関

　膵臓にランゲルハンス島（ラ島）は 20～30 万個存在するといわれており，全重量は膵の約 1.5％にすぎないが，豊富な血流に曝されており，膵に流れている血流の 10～20％（ウサギ），または 5％（ラット）がラ島に達することが確かめられている。

　膵に入る輸入血管はラ島内で門脈を形成し，輸出血管は主に膵外分泌腺に流れていくが，ラ島は B,A,D および F（PP）細胞より構成されており，その配列はヒト，イヌ，ラットなどでは中心部に β 細胞が外側にマント状に A および PP 細胞が存在し，D 細胞はこれらの中間に存在することが明らかにされている（図 1）。したがって，これらの細胞に血流がどの順番で接していくかを知ることは，ラ島内ホルモン分泌の相互作用を解明していくうえで重要である。現在までラ島内血流とラ島内細胞との接触に関しては，三つの仮説が提唱されている[1]。

　すなわち，①ラ島内血流は外側にある A, PP および D 細胞にまず接してから β 細胞に流れる，②ラ島に入る血管は周辺部の A, PP および D 細胞がほとんど存在しない部分から β 細胞の多い中心部にまず流入し，その後 A,

図 1　正常膵ラ島での細胞分布の模式図（ラット）

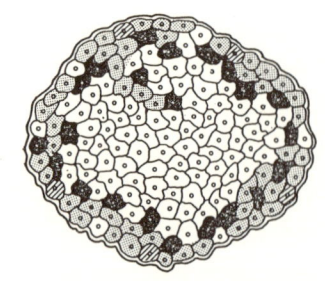

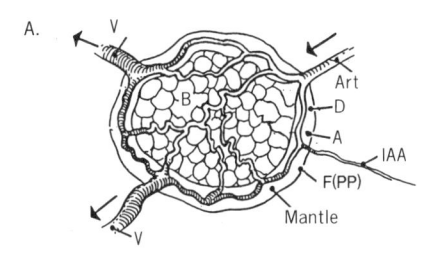

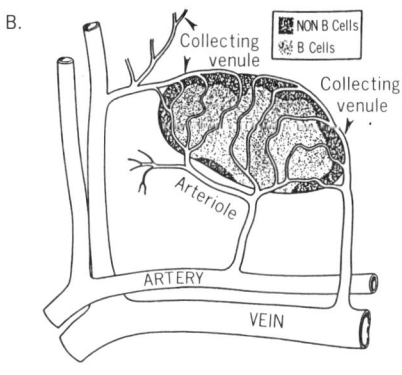

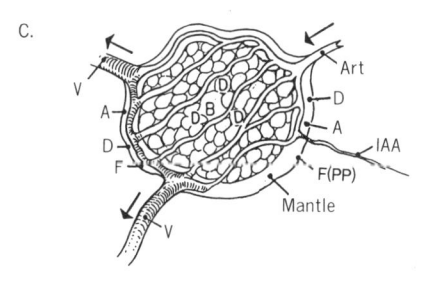

図2 ラ島内血流と各種細胞との接触に関する仮説
A：ラ島内血流はまずA,PPおよびD細胞に接してからB細胞に接する。
B：ラ島に入る血管は周辺部よりA,PPおよびD細胞が存在しない部分からB細胞の多い中心部に流入し，その後，A,PPおよびD細胞に接する。
C：ラ島内血流は外側よりat randomにD,A,PPおよびD細胞に接し，その血流分布は内皮細胞周辺の括約筋の作用で血流の多寡(polarity)が調節されている。（文献[1]より)

PPおよびD細胞に接する[2]，③ラ島内血流は外側から at random に B,A, PPおよびD細胞に接し，その血流は内皮細胞周辺の括約筋の作用で血流の多寡が調節を受けている，という説である（図2）。

そこで本実験ではラ島内血流と細胞との相互関係を解明する目的で，高力価のインスリン抗体を灌流し，インスリン作用を block した場合，A細胞からのグルカゴン分泌がいかに変化するかを観察した[3]。

対象および方法

　300〜400 g Long-Evans系雄性ラットより膵を摘出し，Grodskyらの方法により摘出膵灌流を行った。腹腔動脈側よりKRB Buffer（1％BSA，4.5％Dextran T-70，glucose 5.6 mmol/l含）を3.6 ml/分の速度で10分間灌流後，モルモットで作成した抗ブタインスリン抗血清原液0.1 ml/分（Miles-Yeda Ltd.）を30分間側注し門脈側で採取した灌流液中のグルカゴン濃度をRIAで測定した。コントロールには正常モルモット血清を用いた。次いでこの条件下で（灌流液3.6 ml＋抗インスリン血清0.1 ml）インスリン抗体による1分間あたりの最大インスリン結合量を知る目的で，^{125}I-インスリンとインスリン抗体との結合に及ぼす非標識インスリン（10〜200 mU/ml）の影響を検討し，diplacement curveを作成して，インスリン抗体による1分間あたりのインスリン結合量を推測した。

成　　績

　抗ブタインスリン抗体を注入3分後よりグルカゴン分泌の著明で有意な増加（baselの約3倍）を認め，その増加は抗体注入中持続した。抗体注入中止後約1分目にグルカゴンのさらなる一過性の増加がみられたが，その後直ちに減少しbasal levelへの低下がみられた。コントロールの正常モルモット血清の注入ではグルカゴン分泌の有意な変動はみられなかった（図3）。
　灌流液3.6 ml＋抗ブタインスリン抗血清0.1 ml存在下で，1分間あたりに結合する非標識インスリン量は約20 mU/mlであり，1分間あたりの灌流液に結合し得るインスリン量は約74 mU前後と考えられた（図4）。

考　　察

　本実験では高力価の抗インスリン抗体によりインスリン作用を阻害した場合，著明なグルカゴン分泌が惹起されることより，生理的条件下でA細胞からのグルカゴン分泌はB細胞から分泌されている高濃度のインスリンにより，絶えず抑制的作用を受けていることが示唆された。また，ラ島内血流は

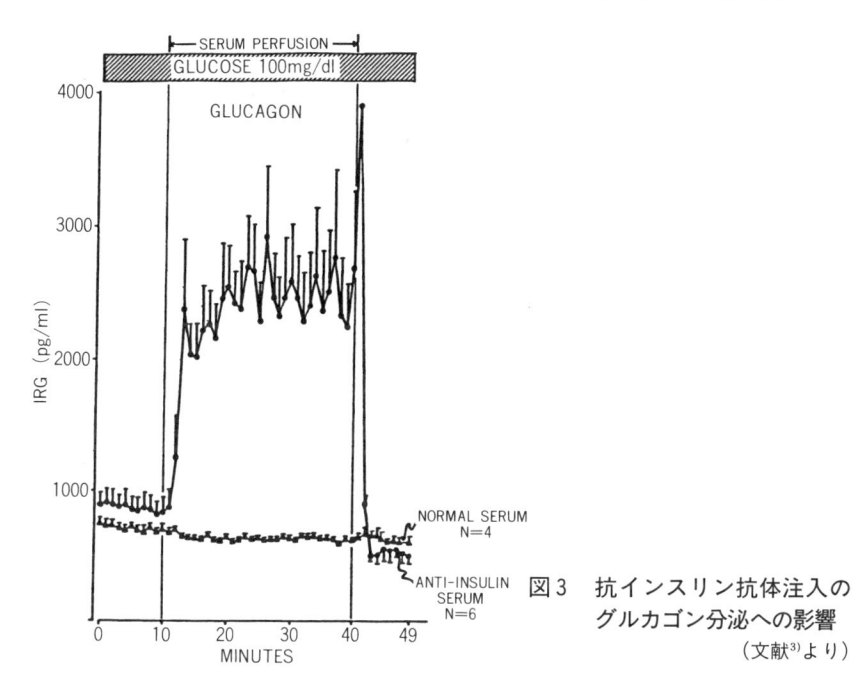

図3 抗インスリン抗体注入のグルカゴン分泌への影響 (文献3)より)

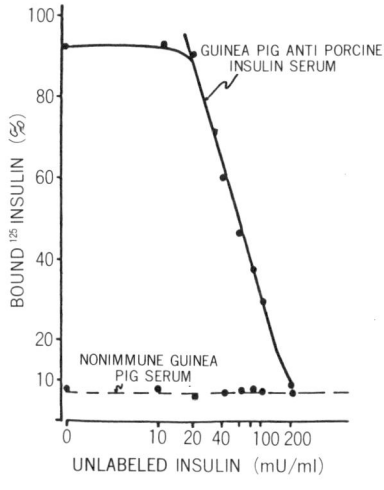

図4 抗インスリン抗体を含む灌流液1 mlあたり1分間に結合し得るインスリン量 (文献3)より)

まずB細胞に接してからA細胞に接することが示唆された．さらに，抗インスリン抗体注入後，比較的短時間でグルカゴン分泌の上昇がみられ，さらに，抗体注入中止後グルカゴン分泌が短時間でもとに復することより，抗体による作用はparacrineを介する作用というよりも血流を介する直接作用と考えられた．また，後日（1984年），抗ソマトスタチン抗体（結合力価はインスリン抗体とほぼ同様）を用いて同様の実験を行ったが，この場合にはインスリン，グルカゴン分泌の有意な変動は認められなかった．したがって，これらの実験データを総合すると，ラ島内血流はB→A→D細胞の順に流れていくことが推測でき，Bonner-Weirらの組織学的検討からの予測に一致するものであり，後日，Samolsら[4]も逆灌流の手法を用いてラット，イヌ，ヒトで同様の現象を確認した．

また，抗体を用いる実験ではラ島内にどれ位のホルモンが分泌されているかが推測できる．本実験で用いた抗インスリン抗体は1分間あたり74 mUのインスリンと結合することができるので，A細胞はこの前後のインスリンに絶えず曝され，グルカゴン分泌が抑制されていることになり，この成績は従来の報告とほぼ一致するものであった．

ラ島内細胞配列は種族によっても異なるが，今後ラ島内血流と各種ホルモン分泌の相関がさらに解明されていくことが期待される．

結　語

1）ラット摘出膵灌流の実験系では高力価インスリン抗体の注入により著明なグルカゴン分泌がみられたことより，ラ島内ではB細胞から分泌された高濃度インスリンが，A細胞から分泌されるグルカゴン分泌に絶えず抑制的に作用していることが明らかとなった．また，血流はまずB細胞に接してからA細胞に接すると考えられた．

2）ラ島におけるB細胞から分泌されているインスリンは1分間あたり74 mU前後であると推測された．

文　献

1） Brunicardi FC, Stagner J, Bonner-Weir S, et al : Microcirculation of the

islets of Langerhans. Diabetes 45 : 385-392, 1996
  2） Bonner-Weir S Orci L : New perspectives on the microvasculature of the islets of Langerhans in the rat. Diabetes 31 : 883-889, 1982
  3） Maruyama H, Hisatomi A, Unger RH, et al : Insulin within islets is a physiologic glucagon release inhibitor. J Clin Invest 74 : 2296-2299, 1984
  4） Samols E, Stagner JI, Ewart RBI, et al : The order of microvasculature cellular perfusion is B → A → D in the perfused rat pancreas. J Clin Invest 82 : 350-354, 1988

〔丸山　博〕

第II章　膵内分泌　　　　　　　　　　　　　各論

14. 高果糖食と高インスリン血症

　高果糖摂取ラットでは高インスリン血症をきたすことはよく知られている。高インスリン血症の成因については，膵 β 細胞自体のインスリン分泌亢進と末梢のインスリン抵抗性による2次的なインスリン過剰分泌反応の二つの要因が考えられる。これらを解明するために，膵灌流実験を用い高果糖摂取ラットの *in vitro* でのブドウ糖刺激に対するインスリン分泌反応を調べた。

方　法

　5週齢ウィスター系雄性ラットを用い，通常飼料（日本クレア社 CE-2）摂取群（C群）と高果糖食（日本クレア社68%フルクトース添加飼料）摂取群（F群）に分け，4週間飼育した後に実験を行った。膵灌流実験は Grodsky らの方法に準じ，流入用カテーテルを腹腔動脈に，流出用カテーテルを門脈に固定し，摘出後37℃に保ち非循環式に行った。灌流液は0.5%ウシ血清アルブミン，4.6%デキストラン40を含む Krebs-Ringer 重炭酸緩衝液（pH 7.4）を用いた。実験中，灌流液は37℃に加温し，95%O_2-5%CO_2 にて bubbling を行った。灌流液の流量は3.5 ml/min とした。5.5 mM ブドウ糖を含む灌流液にて15分間基礎灌流を行った後，16.7 mM ブドウ糖を含む灌流液にて20分間灌流し，その後再び5.5 mM ブドウ糖を含む灌流液にて10分間灌流した。門脈からの灌流液は60秒ごとに採取し，IRI を測定した。

結　果

　図1に示すように灌流膵からのインスリン分泌反応は5.5 mM ブドウ糖

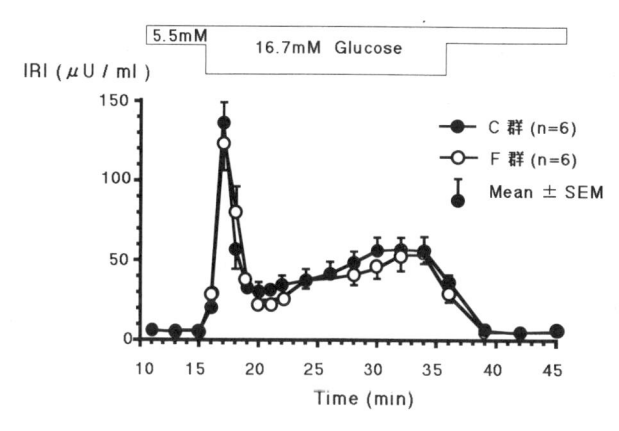

図1　灌流膵からのブドウ糖刺激に対するインスリン分泌反応

刺激および16.7mMブドウ糖刺激に対する第1相，第2相いずれもF群，C群に差を認めなかった。このことより高果糖食摂取ラットに見られる高インスリン血症の成因としては，末梢でのインスリン抵抗性による2次的なものと考えられた。なお，われわれは肝，後肢筋灌流実験を用いて高果糖食摂取ラットでの肝，骨格筋におけるインスリン抵抗性を証明している。

文　献

1）　楢崎晃史：高果糖食摂取ラットにおけるインスリン抵抗性，および高インスリン血症の成因に関する研究. 米子医学雑誌 48：156-163, 1997

2）　Ikeda T, Fujiyama K：The effect of pioglitazone on glucose metabolism and insulin uptake in the perfused liver and hindquarter of high-fructose-fed rats. Metabolism 47：1152-1155, 1998

(藤山　勝巳)

15. チアミン欠乏マウスでのインスリン分泌

　以前よりチアミン（ビタミン B_1）欠乏ラットで耐糖能が低下していることが報告されている[1]。チアミンピロリン酸（thiamin pyrophosphate；TPP）は糖代謝主要酵素であるピルビン酸脱水素酵素（pyruvate dehydrogenase；PDH）の補酵素であることより、チアミン欠乏状態では、グルコースによるインスリン分泌に何らかの影響を及ぼすと考えられる。今回われわれはチアミン欠乏マウスを作製し、そのマウスの膵を用いて灌流実験を行い、インスリン分泌能について検討した。

材　料

　Jcl-ICR 系雄性マウスを用い、生後 4 週目から対照群には普通固形飼料を、チアミン欠乏群には低ビタミン B_1 飼料（日本クレア）を自由に摂食させた。チアミン欠乏マウスでは生後 6 週から空腹時血糖が上昇した。膵灌流実験は生後 7 週齢のマウスを用いた。灌流液は 1 ％仔ウシ血清アルブミン、3 ％デキストラン T-70、5 mM グルコースを含む Krebs-Ringer 緩衝液を 95％O_2-5％CO_2 の気層下で、pH 7.4 に調整したものを基礎灌流液とし、30 mM グルコースを含む負荷 Krebs-Ringer 緩衝液を別に用意した。

実　験

　in vivo に近い状態でインスリン分泌をみるために松尾の方法[2]でマウス膵灌流を行った。ペントバルビタール麻酔下に開腹し、膵周囲の血管を結紮した後、頭部を切断、心臓と肺を摘除し、カニューレを腹部大動脈と門脈に

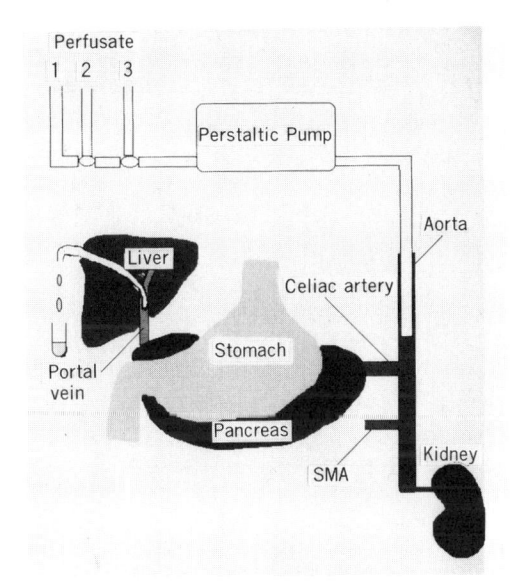

図1 マウスの膵灌流実験

留置した（図1）。恒温槽内は38℃に保ち，灌流液を95%O_2-5%CO_2の気層でbubblingしながら0.6 ml/min.の流速で灌流を行った。20分間の基礎灌流の後，負荷液に切り替え10分間灌流した。門脈より回収した灌流液は1分ずつ連続的に採取し，直ちに凍結保存（-20℃）した。各灌流液のインスリン濃度はRIA法で測定した。

結　果

対照群では2相性のインスリン分泌がみられたが，チアミン欠乏マウスでは2相目が低い傾向がみられ，グルコース刺激が続いているにも関わらず，刺激8分のインスリン濃度は有意に低下していた（図2）。

考　察

チアミン欠乏マウスでは肝臓中のTPP濃度が低下し，PDH活性が低下

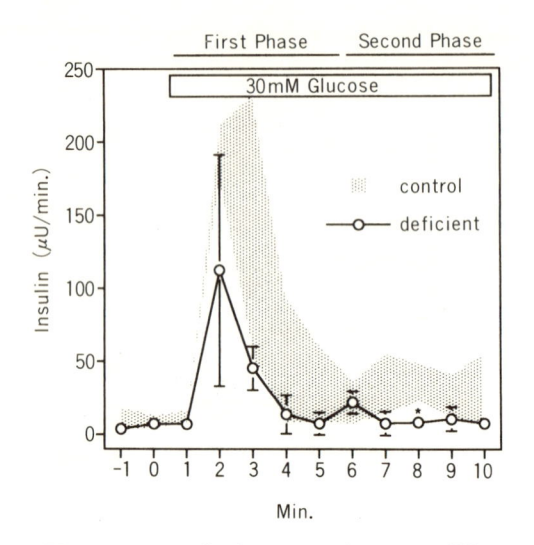

図2　チアミン欠乏マウスのインスリン分泌

しており[3]，糖代謝・ミトコンドリアエネルギー代謝が低下し，インスリン分泌が低下している可能性が示唆された．マウス膵灌流実験によりそのグルコースによるインスリン分泌の低下は第2相に現れることが示され，その結果はインスリン分泌のメカニズムを考えるうえでも興味深い．

文　献

1) Rathanaswami P, Sundaresan R : Effect of insulin secretagogues on the secretion of insulin during thiamine deficiency. Biochem Int 17 : 523-528, 1988

2) 松尾　敏：Monosodium L-glutamate 肥満マウスの高インスリン血症と発育障害に対する Dextromethorphan 投与の影響. 京府医大誌 105 : 357-367, 1996

3) Kitaro Kosaka : Diabetes associated with thiamin-responsive megaloblastic anemia syndrome : A study on insulin secretion in thiamin-deficient mice. J Kyoto Pref Univ Med 108 : 189-200, 1999

（小坂喜太郎／木崎　善郎／衣笠　昭彦）

第Ⅱ章　膵内分泌　　　　　　　　　　　　　　　　　各論

16. OLETFのインスリン分泌変動周期の検討

はじめに

　インスリン分泌が，定常的な条件下でも大きな変動（ゆらぎ）を示すことはよく知られている。このゆらぎは灌流下においても容易に観察されるが，そのメカニズムや意義についてはいまだ明らかでない。一方，多くの自然現象において，一見乱雑で無秩序に見えるゆらぎの中に数学的な法則性が確認されることがある。なかでも，周波数スペクトル分布が周波数の逆数に比例する現象（1/fゆらぎ）や，複雑な現象を確率論ではなく決定論として体系化するカオス理論は，生体における各種制御機構を考察するうえで欠かせない視点となってきた。このような見地から，膵灌流の際にインスリン分泌に見られるゆらぎについて解析することを試みた。

対象および方法

　肥満糖尿病モデルとして，10週齢のOLETFラット[1]を，またコントロールとして同週齢のLETOラットを用いた。グルコース3.3 mMで15分間の前灌流の後に，グルコース濃度7 mMで180分間の膵灌流を行い，流出液を1分ごとに採取した。得られたサンプルから，1分ごとのインスリン分泌量をRIAで測定した[2]。得られたデータを高速フーリエ変換，両対数座標表面にプロットし，インスリン分泌の変動に含まれる周波数スペクトル解析を行った。さらに，n分における分泌量 X_n を横軸に，n+1分における分泌量 X_{n+1} を縦軸にとり （X_n, X_{n+1}）を位相平面上にプロットし，Periodic Unstable Points (PUP，図1) の出現頻度を観測した。これを，乱数列に出現するPUPの頻度と比較することで，インスリン分泌の変動のカオス性を検討した[3]。これらのデータ解析には，S言語を用いた。

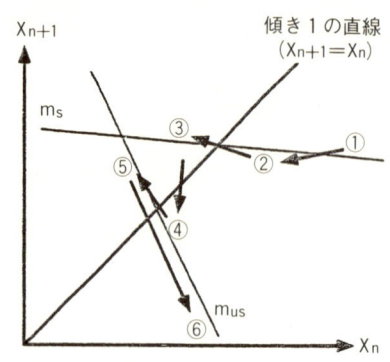

図1　Periodic Unstable Points (PUP)

　n分におけるインスリン分泌量をX_nとし，$(X1, X2)$，$(X2, X3)$…(X_n, X_{n+1})…を座標平面上にプロットする．以下の2段階の基準で，PUPの出現を検討する．
【Level 0】 $X_{n+1}=X_n$への直線が連続して減少する3点（m_s: stable manifold）と，引き続いて連続して増加する3点（m_{us}: unstable manifold）の組み合わせ．
【Level 1】 （Level 0に追加）m_s, m_{us}にfitする直線の傾きがそれぞれ，$0 > m_s \geq -1$かつ$-1 > m_{us} > -\infty$となるものの組み合わせ．
(Pierson, et al : Physical Review Letters 75 : 2124-2127 より)

結　果

　LETOでのインスリン分泌は，かなり規則性の高い成分を含んでおり，周波数スペクトルでは1/10 cycle/分付近に先鋭なピークが認められることがある（図2）。一方，OLETFでは，総分泌量はほぼ同等であるが規則性は低く，周波数スペクトルに明らかなピークを認めることはなかった（図3B）。さらに，LETOでは広範囲にわたって直線$y=1/f$に平行する$1/f$ゆらぎが認められるのに対し，OLETFでは$1/f$ゆらぎは認められなかった。また，規則正しい正弦波に不規則なノイズを合成した場合は，いずれとも異なるパターンを示す（図3）。

　さらに，n分における分泌量X_nを横軸に，n+1分における分泌量X_{n+1}を縦軸にとり(X_n, X_{n+1})を位相平面上にプロットし，Periodic Unstable Points (PUP) の出現頻度を観測した。LETO，OLETFともに，乱数列に比し有意な頻度でPUPが認められ，これはインスリン分泌の変動がカオスであることを示している（表1）[3]。LETO，OLETFの両群間では，PUPの頻度に有意差は認められなかった。

考　察

　近年の分子生物学の進歩によって，生体の恒常性の維持に関して各種のメカニズムを支える分子機構の解明が進みつつある。しかし，現実の生体内に

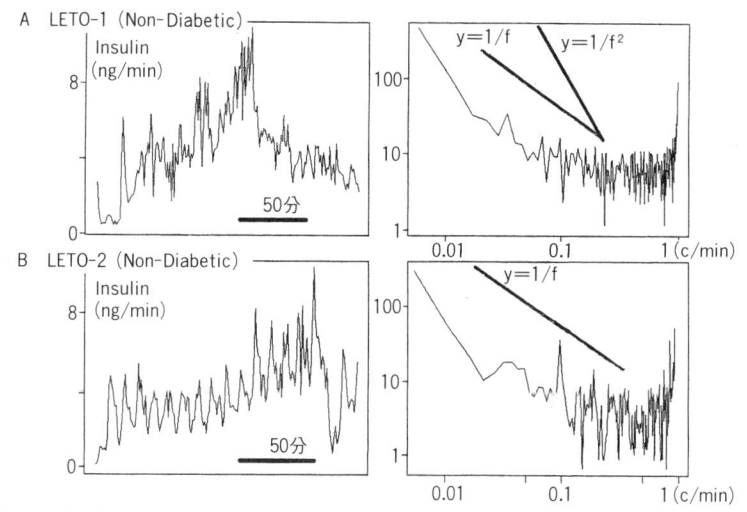

図2 非糖尿病ラット（LETO）におけるインスリン分泌の変動と，その周波数スペクトル

規則性の比較的低いもの（A）と，高いもの（B）の二つの代表例を示す。いずれの場合も 1/f ゆらぎが認められる。

　おける多くの現象は，多数の分子機構が有機的に結びついて相互作用を及ぼし合うため，単純な分子機構で記述し再機構することは困難である。今後の研究課題として，組織・細胞の各レベルで相互作用を及ぼしながら作用する機構の解明が不可欠と言える。カオスをはじめとする数学的視点を導入し，一見複雑な現象の根底にある機構を解析することは，その第一歩と考えられる。

　今回の検討で，インスリン分泌がカオス的な変動を示し，正常では 1/f ゆらぎが認められるのに対し，糖尿病ではそれが欠如していることが明らかになった。今後，この相違を説明し得る数学的モデルの確立を試みることで，各種分子機構の相互作用をより詳細に知り，糖尿病状態におけるインスリン分泌を解明することに繋がると期待される。

文献

1) Kawano K, Hirashima T, Mori S, Saitoh, et al : Spontaneous long-term hyperglycemic rat with diabetic complications. Otsuka Long-Evans Tokushima

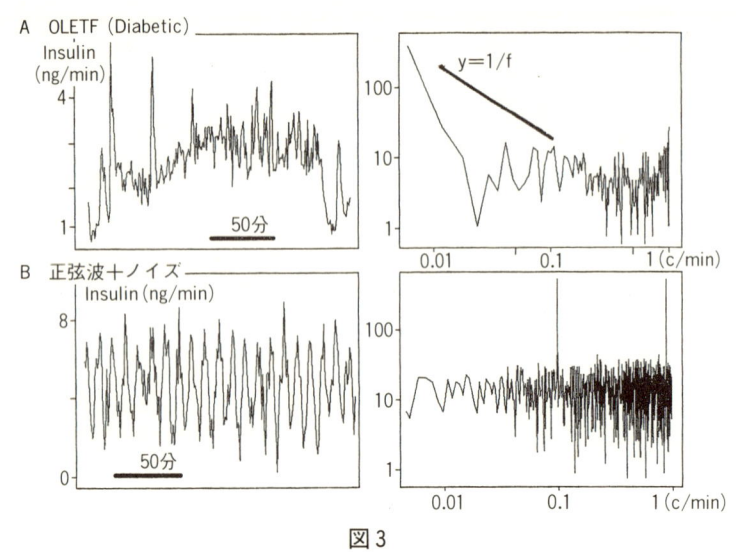

図3
A：糖尿病ラット（OLETF）におけるインスリン分泌の変動とその周波数スペクトル。LETO に比し規則性が低く 1/f ゆらぎは認め難い。
B：正弦波に不規則ノイズを加味した場合の変動とその周波数スペクトル。

表1　180 サンプル中の PUP 出現頻度

データ系列（n）	Lovel 0 (mean±SD)	Lovel 1 (mean±SD)
Wistar（3）	4.00±1.00	3.33±0.58
LETO（3）	4.33±0.58	3.33±0.58
OLETF（3）	2.67±0.58	2.33±0.58
乱数系（1000）	2.03±1.20	0.31±0.68
正弦波（1000）	0.00±0.00	0.00±0.00
正弦波＋乱数ノイズ（1000）	5.34±3.75	0.86±1.34

Fatty (OLETF) strain. Diabetes 41：1422-1428, 1992
　2） Grodsky GM, Fanska RE：The *in vitro* perfused pancreas. Methods Enzymol 39：364-372, 1975
　3） Pierson D, Moss F：Detecting periodic unstable points in noisy chaotic and limit cycle attpactors with applications to biology. Physical Review Ltterrs 75：2124-2127, 1995

（安田浩一朗／鍵本　伸二／清野　裕）

第II章　膵内分泌　　　　　　　　　　　　　　　　　各論

17. Zucker fatty rat および WBN/Kob rat におけるインスリン・グルカゴン分泌

　2型糖尿病の発症にはインスリン分泌不全とインスリン抵抗性の両方が関与していると考えられる。また2型糖尿病患者において，アルギニン刺激に対するグルカゴン分泌の過反応が認められ，膵α細胞においてもインスリンによる抑制が不十分，すなわちインスリン抵抗性が存在すると考えられている[1~3]。本研究では，肥満型耐糖能異常のモデルラットである雄性 Zucker fatty (fa/fa) rat および雄性 WBN/Kob rat の摘出灌流膵を用いて，インスリンおよびグルカゴン分泌を検討した。特に Zucker fatty rat のグルカゴンの分泌調節に関しては，実験方法の相違などにより意見の一致を見ていない。

方　法

　12ヵ月齢の雄性 Zucker fatty rat（武田薬品中央研究所，500~600 g），同月齢の対照 lean rat（290~330 g）および12ヵ月齢の雄性 WBN/Kob rat（静岡動物センター，371±10 g），同月齢の Wistar ラット（540±36 g）を用いた。①約18時間の絶食後，腹腔内ブドウ糖負荷試験（ipGTT，2 g/kg 体重）を施行し，②Grodsky らの変法を用いて摘出膵標本を作成し[4]（第II章総論），門脈側流出液中のインスリン濃度は栄研化学（東京）の RIA キットを用い，グルカゴン濃度はC末端特異抗体を利用した第一ラジオアイソトープ研究所（東京）の RIA キットを使用した[5]。③膵組織像を H-E 染色および免疫組織染色にて検討した。

表1 各雄性ラット（いずれも 12ヵ月齢）における，腹腔内糖負荷試験（2 g/kg 体重）時の血糖値変動（mg/dl±SEM）

	Time (min)			
	0	30	60	120
Zucker fatty rats (n=4)	123±9*	398±20	238±11*	180±4*
Zucker lean rats (n=5)	95±4	332±22	183±17	134±11
WBN/Kob rats (n=5)	158±14*	469±32**	490±35**	507±31**
male Wistar rats (n=5)	108±8	315±23	247±14	231±18

*$p<0.05$, **$p<0.01$ vs control rats

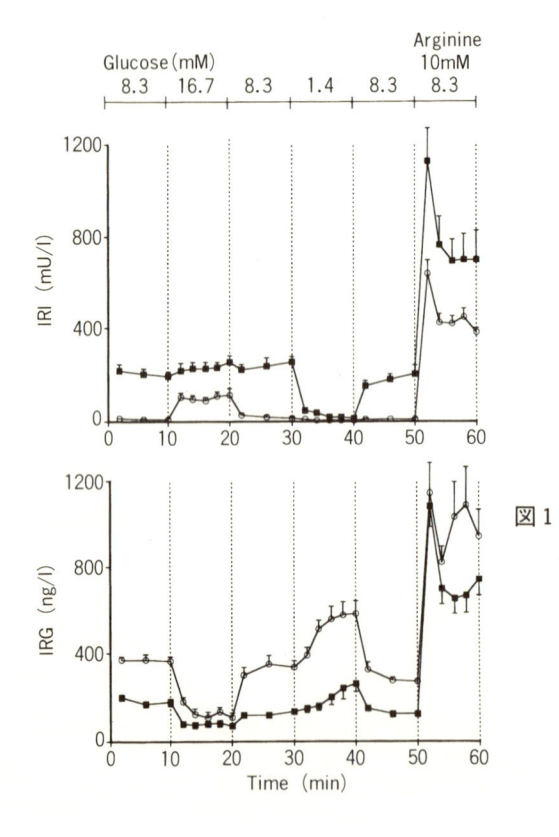

図1 Zucker fatty rat (■-■, n=5) および対照 lean rat (○-○, n=6) の摘出灌流膵における，インスリン (IRI) およびグルカゴン (IRG) 分泌に及ぼすグルコース濃度変化およびアルギニン刺激 (10 mM) の影響 (mean±SEM)

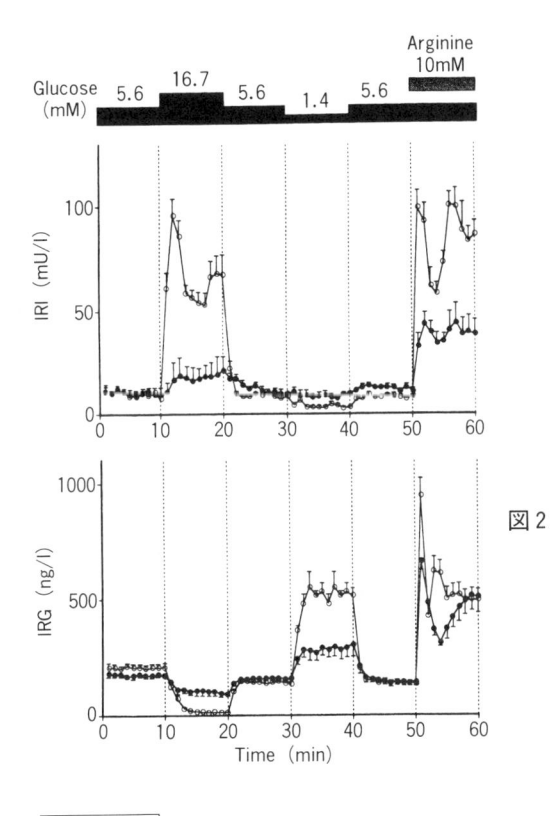

図2 WBN/Kob rat（●−●）および対照 Wistar rat（○−○）の摘出灌流膵における，インスリン（IRI）およびグルカゴン（IRG）分泌に及ぼすグルコース濃度変化およびアルギニン刺激（10 mM）の影響(mean±SEM, n=5)

結　果

　Zucker fatty rat では対照 lean rat と比較して，①ipGTT では軽度の耐糖能異常が認められた（表1）。②摘出灌流膵において，図1に示すごとくインスリン分泌はグルコース 8.3 mM および 16.7 mM やアルギニン（10 mM）刺激に対して高値を呈したが，高グルコース刺激（16.7 mM）に対する追加分泌は著減していた。また Zucker fatty rat のグルカゴン分泌は，刺激前値（8.3 mM）から対照 lean rat の約半分と低値で，高グルコースや低グルコース（1.4 mM）時にも分泌は低下していた。アルギニン刺激に対しては対照ラットとほぼ同程度に反応していた。③膵組織像では，lean rat では α 細胞はラ島の辺縁に整然と配列していたが，Zucker fatty rat ではラ島の肥大および β 細胞の過形成が認められ，α 細胞はラ島内に散在してい

た。

　WBN/Kob rat では対照 Wistar rat と比較して，①ipGTT で明らかな高血糖が認められた（表1）。②摘出灌流膵において，図2に示すごとくインスリン分泌はアルギニン（10 mM）刺激や特に高グルコース（16.7 mM）刺激に対して低反応を示した。また WBN/Kob rat のグルカゴン分泌も低下していたが，アルギニン刺激に対しては対照とほぼ同程度の反応を呈した。③膵組織像では，WBN/Kob rat ではラ島の内外にリンパ球浸潤および著明な線維化が認められ，ラ島は分断されβ細胞の減少およびα細胞の散在化が認められた。

結　論

　以上の結果より，Zucker fatty rat および WBN/Kob rat においてインスリン・グルカゴン分泌反応の異常が認められた。この障害には，α，β細胞構築の乱れも関与しているものと考えられた。

文　献

1) Kawamori R, Shichiri M, Kikuchi M, Yamasaki Y, Abe H：Perfect normalization of excessive glucagon responses to intravenous arginine in human diabetes mellitus with the artificial beta-cell. Diabetes 29：762-765, 1980
2) Kawamori R, Shichiri M, Kikuchi M, Yamasaki Y, Abe H：The mechanism of exaggerated glucagon response to arginine in diabetes mellitus. Diabetes Res Clin Pract 1：131-137, 1985
3) Hamaguchi T, Fukushima H, Uehara M, et al：Abnormal glucagon response to arginine and its normalization in obese hyperinsulinaemic patients with glucose intolerance：importance of insulin action on pancreatic alpha cells. Diabetologia 34：801-806, 1991
4) Koyama K, Hirose H, Maruyama H, Ito K, Kido K, Saruta T：Arachidonic acid metabolites and α_2-adrenoceptor-mediated glucagon secretion in rats. Diabetes Res Clin Pract 16：229-232, 1992
5) Nishino T et al：Glucagon radioimmunoassay with use of antiserum to glucagon C-terminal fragment. Clin Chem 27：1690-1697, 1981

（広瀬　寛／丸山　博）

第II章　膵内分泌　　　　　　　　　　　　　　　　　　　各論

18. レプチンとインスリン分泌
レプチン過剰発現ラットとレプチン受容体発現膵ラ島での検討

はじめに

　飽食因子レプチンは，主に脂肪細胞から分泌されて視床下部に作用し，摂食抑制とエネルギー代謝亢進作用を有する。これまでレプチン欠損の *ob/ob* マウス，レプチン受容体変異を有する *db/db* マウスや *fa/fa* ラットなどが知られていたが，これらは低下症の病態を呈する。レプチンの生理作用をより明らかにするため，レプチンを過剰産生させて亢進症を呈するモデル動物を作製し，また *fa/fa* ラットの膵ラ島に正常のレプチン受容体（OB-Rb）を発現させて，膵 β 細胞の機能変化を観察した。

1．レプチン過剰発現ラットの作製と特徴

　アデノウイルスにレプチンの cDNA を組み込み，ウィスターラットの頸静脈より注入し感染させた。高レプチン血症が認められ，食餌量，体重，血糖値は減少し，約1週間後には全身の白色脂肪細胞は消失した[1]。この間，血中，尿中のケトン体の増加は認められず，白色脂肪細胞の消失の原因は，脂肪分解よりも酸化の亢進によるものと考えられた。膵臓，肝臓，骨格筋内の中性脂肪（TG）含有量は著しく低下し，また膵ラ島内の TG 含有量もきわめて低値であった[2]。これらの変化は，レプチン作用の欠如した動物の特徴である過食，肥満，高血糖とは，正反対の状態であり，レプチンによる摂食抑制作用とエネルギー代謝亢進作用が確認された。

2．インスリン分泌

（1）レプチン過剰発現ラットの perfusion

　レプチン過剰発現ラットでは，血糖値は低下しているのでインスリン分泌は抑制されていることが予想されたが，摘出膵灌流実験を行ったところグル

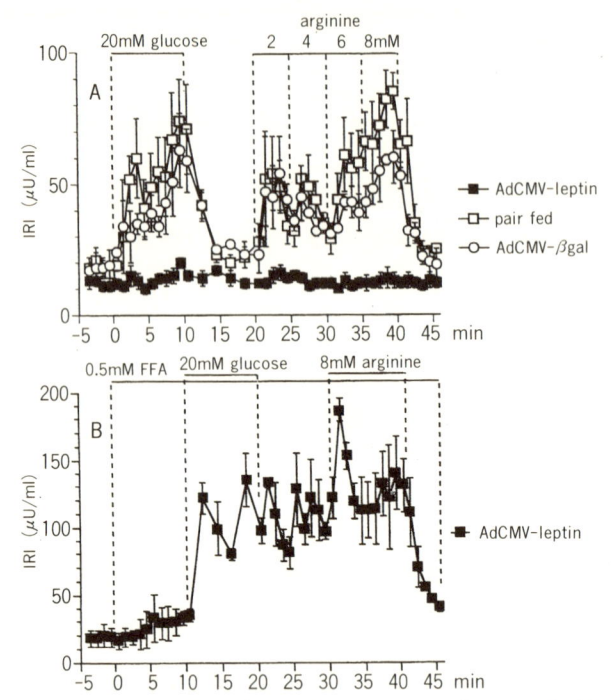

図1 レプチン過剰発現(AdCMV-leptin；n=4)，pair fed(n=4)または対照(AdCMV-β-gal；n=3)ラットでのperfusion (Mean±SEM)

A：20 mM glucose と 2～8 mM arginine に対するインスリン分泌反応
B：0.5 mM FFA 灌流液添加後の 20 mM glucose と 8 mM arginine に対するインスリン分泌反応　　　　　　　　　　　　（文献3)より引用）

コースおよびアルギニンに対するインスリン分泌反応はまったく認められなかった（図1A)[3]。膵ラ島は形態学的に変化が認められず，この無反応は代謝異常が関与していることが考えられた。このラットでは全身のTGが欠乏していることから，灌流液中に遊離脂肪酸（FFA）を加えたところ，インスリン分泌は著明に回復した（図1A)。この結果から，インスリン分泌にTGまたはFFAが必要不可欠であることが世界で初めて証明された。

（2）単離膵ラ島の perifusion

正常ラットの単離膵ラ島を 20 ng/ml レプチンを添加し3日間培養した後

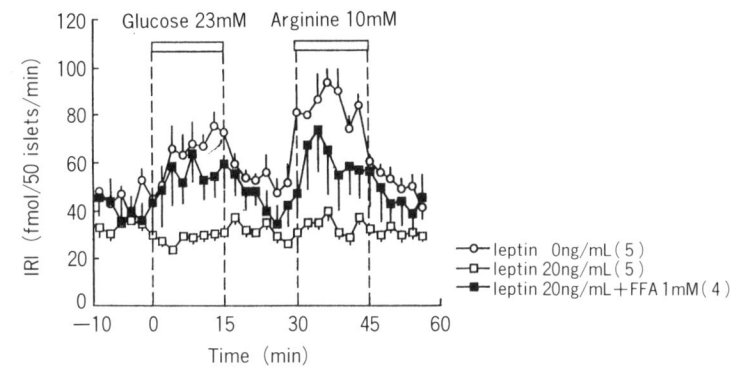

図2 レプチン無添加（n＝5），20 ng/ml レプチン単独（n＝5）またはレプチンおよび 1 mM FFA 添加（n＝4）し，3 日間培養後の単離膵ラ島の perifusion での glucose および arginine に対するインスリン分泌反応（Mean±SEM） (文献[3]より引用)

に灌流を施行した．摘出膵灌流と同様にグルコースおよびアルギニンに対するインスリン分泌反応はまったく認められなかった（図2）．また培養液中に 1 mM の FFA を添加すると，インスリン分泌は回復した．膵ラ島中のTG 濃度はレプチンの添加により低値となり，レプチン過剰発現ラットでの結果と同様であった．レプチンは膵ラ島中の TG 量を調節してインスリン分泌に影響を与えることが明らかとなった．

3．*fa/fa* ラット膵ラ島での OB-Rb の発現

fa/fa ラットの膵ラ島には正常の 5〜10 倍の TG が含まれており，糖尿病発症前は高インスリン血症を認めるが，糖尿病発症後はグルコースに対するインスリン分泌反応は消失し，GLUT-2 の低下などの異常が認められる．これらの異常がレプチン受容体変異によるレプチン作用の低下によるものと考えられたため，アデノウイルスに OB-Rb の cDNA を組み込み膵ラ島に感染させた．OB-Rb の発現は 5 倍に増加し，レプチンによりリン酸化された STAT 3 は増加し，正常な機能を有することが認められた[4]．膵ラ島中の TG 含有量は減少し，GLUT-2，グルコキナーゼ，プレプロインスリンの mRNA 発現の増加が認められ，またグルコースに対するインスリン分泌反応も改善した（図3）．

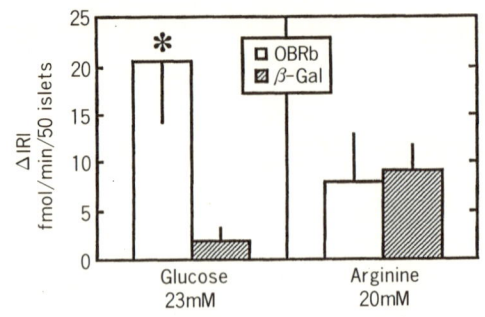

図3　OB-Rb 発現および対照（β-gal）の膵ラ島の perifusion での glucose および arginine に対するインスリン分泌反応
（Mean±SD, *$p<0.01$ vs β-gal）　　　　（文献[4]より引用）

4. 結　論

　レプチンは膵ラ島内の TG 含有量を調整してインスリン分泌に影響を与えることが明らかとなった。またレプチン受容体変異による過剰の TG 蓄積が *fa/fa* ラットの膵 β 細胞の機能異常の一因と考えられた。

文　献

1)　Chen G, Koyama K, Yuan X, et al : Disappearance of body fat in normal rats induced by adenovirus-mediated leptin gene therapy. Proc Natl Acad Sci USA：93：14795-14799, 1996

2)　Shimabukuro M, Koyama K, Chen G, et al : Direct antidiabetic effect of leptin through triglyceride depletion of tissues. Proc Natl Acad Sci USA 94：4637-4641, 1997

3)　Koyama K, Chen G, Wang MY, et al : Beta-cell function in normal rats made chronically hyperleptinemic by adenovirus-leptin gene therapy. Diabetes 48：1276-1280, 1997

4)　Wang MY, Koyama K, Shimabukuro M, et al : Overexpression of leptin receptors in pancreatic islets of Zucker diabetic fatty rats restores GLUT-2, glucokinase, and glucose-stimulated insulin secretion. Proc Natl Acad Sci USA 95：11921-11926, 1998

〈小山　一憲／島袋　充生／丸山　　博〉

第III章　膵外分泌

総論　Exocrine pancreas

　膵外分泌機能に関与する細胞は，zymogen 顆粒を合成し，貯蔵し，放出する腺房細胞と，電解質分泌（水分移動を伴うイオン輸送）を行っている腺房中心細胞と膵（導）管細胞である。これらの細胞から細胞外に放出された膵酵素，電解質，水分は膵管内で膵液を構成し，膵管内でイオン交換（HCO_3^- と Cl^-）が行われながら，主膵管に流出集合して十二指腸に分泌される。

　膵外分泌動態の研究には，膵の一部分あるいは膵全体を使う方法に大別できる。膵のいくつかの腺房の集合体（dispearsed acini）や膵組織の切片（pancreas slice，100 mg 前後）を標本とし，この膵を液に浸し，時間ごとに液を取り替えるか灌流し，この液中へ分泌された物質，膵酵素（主にアミラーゼ），タンパク質を測定する方法が前者である。後者が膵を一つの臓器として取り扱う臓器灌流法であり，体内から膵臓を取り出さずに（in situ）行うものと，膵臓を摘出して（isolate）行う方法[1]に分けられる。生体から摘出する方法は，周囲臓器をすべて取り外した遊離膵[2]，あるいは十二指腸だけを残した遊離膵を標本とする。外分泌は主膵管から膵液を採取することや，主膵管を液で灌流して評価する[3]。これらの標本では血管系を灌流することが多く内分泌系の動態も知ることが可能である。膵管内に分泌される膵液を採集する実験方法は数多くない。

　膵外分泌機能は膵酵素分泌を中心に膵腺房細胞について検討することが多い。一方，膵管内を灌流し，膵酵素の他，アルカリイオン（HCO_3^-）を検討することがある[4]。膵の浮遊液，血管灌流液に各種物質を投与し膵外分泌への作用を確認，各種刺激物質投与下に阻害物質を添加，電解質を除去するなどにより作用機序の解明を計ることになる。膵外分泌刺激としてはCCK，セルレイン，セクレチン，アセチルコリン，カルバミールコリンが基本的な薬剤である。

また本章には膵外分泌によるホルモンアッセイ，特にセクレチン定量法も含めた。イヌ，ネコ，ウサギ，ラット，モルモット，ハムスター，トリ（ハト）など多種類の動物が使用されている。

膵切片法では酸素，ブドウ糖などの不十分な供給による代謝障害膵切断面からの細胞内消化酵素やリゾチームの放出による細胞膜傷害が生じやすく，観察している現象が生理的反応かどうか常に注意する必要がある。

注 意 点

臓器灌流を行うための注意点は下記に述べる点であるが，膵外分泌は内分泌より適当な反応を得るためには実験条件が常に良好である必要がある。

1) 小動物についての十分な解剖解説書がないことより，使用する動物の解剖を熟知することが大切である。膵，特に膵液分泌については酸素の要求，アミノ酸の要求が厳しいことより，良質で分泌反応が維持できる標本の作製は容易ではない。このためには膵を中心とした腹腔の主要臓器と脈管の関係を確認して手術手技が上達してから良好な標本が作製されるようになる。

2) 抱水クロール，メチルエーテル，ウレタンなどで麻酔する。

3) 標本作製中に出血させないことが重要である。一時止血しても灌流中に漏出し始めることが多い。

4) 機械的な項目は

①送流ポンプ：拍動性か無拍動性か

②酸素投与法　oxygenation：長時間の実験，酵素分泌には特に重要であり，95%O_2-5%CO_2の混合ガスを灌流液中に通して，酸素分圧は350〜450 mmHgを維持できたらよい。

③温度：37〜38℃が維持されればよい。温浴槽で灌流液を暖める。必要があれば標本台も暖める。酵素分泌に温度は重要である。外気に触れる部分で灌流液の温度は下がるので注意する。

④流量と圧：流量は1.6〜3.0 ml/minが利用されているが，流量が少ないと酸素消費が低下して反応性が鈍くなる。逆に流量が増加すると浮腫が生じる。これらは灌流域の広がりによるのでどのような臓器が標本に含まれる

のか重要となる。線維化，萎縮，逆に肥大がみられる標本に対しては重要視する立場もある。50〜100 mmHg となるような流量を用いればよいとの考えもある。

⑤血管灌流液：Krebs-Ringer Bicarbonate（KRB）buffer がおもに使われる。赤血球，血漿を使用して酸素供給を維持したりするが，長所短所がありその評価は一定していない。

⑥浸透圧，pH：灌流液の種類とも関係するが KRB に 95%O_2-5%CO_2 の混合ガスをバブルさせると pH は急速に低下する。浸透圧，膠質浸透圧を維持するために 4.5〜5.0％デキストラン（分子量 60000〜90000），4〜5％ウシアルブミンを用いる。このほか 4％デキストラン，2％ウシアルブミン，2％ゼラチン併用液が使用されている。

膵管内灌流液

ウサギでは HCO_3^- 120 mEq/L，Cl^- 130 mEq/L，Na 150 mEq/L，Osmo 315 mOsm/kg の内容として，浸透圧のためにネコ血漿，マニトールを適当に加える[5]。少し灌流とは離れるが，膵腺房の膵管に微少の針を刺し，部位による HCO_3^- と Cl^- の濃度を測定することから分泌の機構を知ることも行われた[6]。

灌流標本で生じる問題点

①浮腫：60 分を超えると浮腫が程度の差は別として出現する。浸透圧，温度，流量，圧などすべての要素が関係しており，標本作製のもっとも重要で基本的な問題である。

②流量減少：末梢血管の抵抗の上昇により生じる。浮腫が重要な役割りである。

③漏出：標本作製に問題があることを示しており，実験の継続は避けるべきであろう。

④再現性：動物（ラット）の製造ロットと体重を揃えることや灌流液を実験中に変えないことが基本である。

以上のような点に気をつけ各論の実験方法をお読みいただきたい。

文　献

1) Scratcherd T : The isolated perfused pancreas. In : The pancreas : Biology, pathobiology and disease. (second edition) (ed. by Go VLW, et al) p.245-253, Raven Press, New York, 1993

2) Kanno T : Calcium-dependent amylase release and electrophysiological measurements in cells of the pancreas. J Physiol 226 : 353-371, 1972

3) Reber HA, Roberts C, Way LW : The pancreatic duct mucosal barrier. Am J Surg 137 : 128-134, 1979

4) Case RM, Harper AA, Scratcherd T : The secretion of electrolytes and enzymes by the pancreas of the anaesthetized cat. J Physiol 201 : 335-348, 1969

5) Reber HA, Alder G, Wedgwood KR : Studies in the perfused pancreatic duct in the cat. In : The pancreas : Biology, pathobiology and disease. (second edition) (ed. by Go VLW, et al) p.245-253, Raven Press, New York, 1993

6) Schulz I, Yamagata A, Weske M : Micropuncture studies on the pancreas of the rabbit. Pflugers Arch 308 : 277-290, 1969

〔小泉　勝〕

第III章　膵外分泌　　　　　　　　　　　　各論

1. セルレイン，セクレチンによる膵液分泌

a. CCKによる膵外・内分泌反応とCCK受容体拮抗剤の作用

はじめに

　膵灌流の目的は，全身的な神経系ならびに体液性因子や血糖の変化などの相互作用による膵に対する影響を除外し，膵臓を比較的単純な条件下において，しかも血流を保ち，できるかぎり生体内条件に近い状態で膵の生理的反応，あるいは目的とする物質の膵に対する直接作用を研究するところにある。膵臓は内分泌腺と外分泌腺から構成され，さらに外分泌腺は主に消化酵素を分泌する腺房細胞とイオン，水分の分泌に関与している介在管と導管という異なった機能をもつ細胞群から成り立っている。したがってこれら膵臓の機能の中のどれについて研究しようとするのかによって実験法が異なってくる。

灌流液の組成

　摘出膵を浮置する内槽を灌流させる液としてはKrebs-Ringer Bicarbonate (KRB) buffer を，血管内灌流液の基本組成はグルコース5.6 mM, dextran T-70 (平均分子量70000) 4.3% (w/v) およびウシアルブミン (BSA) 0.25% (w/v) を含むKRB buffer を用い，95%O_2-5%CO_2混合ガスを通気し，pHを7.3〜7.4に保つ。膵内分泌の研究にはグルコース濃度を2.8〜18 mM (50〜300 mg/dl) の範囲で用いる。

摘出膵灌流標本の作製　（図1）

　一夜絶食にした体重 250 g 前後のウィスター系雄性ラットを軽いエーテル麻酔下（ネンブタール麻酔下でも可）で背位に固定開腹し，胆膵管の十二指腸端に十二指腸壁を通じて内径 0.5 mm，長さ約 7 mm の金属カニューレを挿入し，十二指腸壁に結紮固定する．金属カニューレの遊離端に容積を測定したポリエチレンチューブを接続し膵液採取に用いる．胆膵管の肝臓端は結紮切断する．

　膵臓周囲の血管を結紮切断しながら脂肪組織を切除し，脾臓も摘出する．この間出血させないように細心の注意を払う．上腸間膜動脈と腹腔動脈が腹部大動脈から分岐した直後の部分におのおの内径約 1 mm のポリエチレンチューブを挿入し，血管灌流液の流入管とする．ポリエチレンチューブの他端は dextran T-70 およびウシアルブミンを含む KRB 灌流液に接続し，定流ポンプを用い 2.0 ml/min の流速で灌流液を流入させる．灌流液が動脈に流入すると同時にできるだけ速やかに頸動脈から放血する．この操作によって血液凝固による栓塞が生ずることなく円滑な血管灌流を行うことができる．灌流がうまくいくと上腸間膜動脈と腹腔動脈の分布領域が血液の色を失

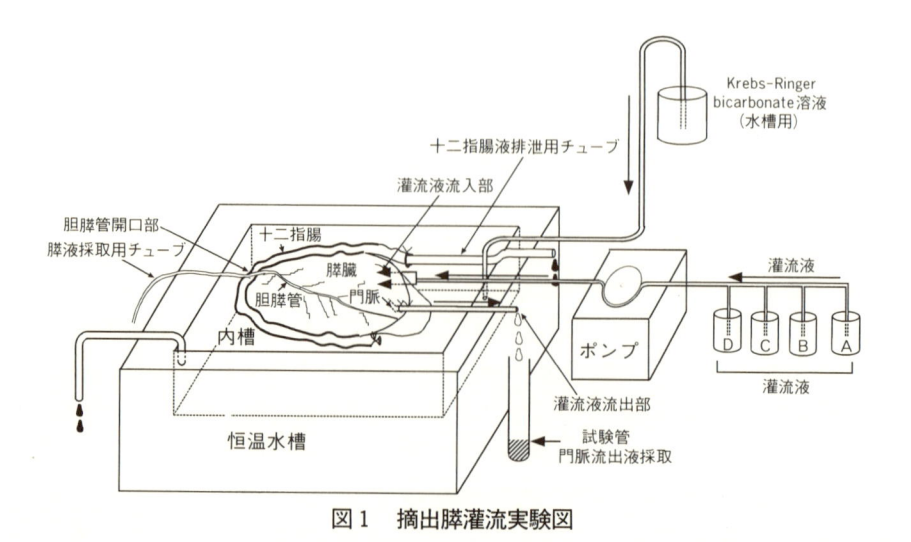

図1　摘出膵灌流実験図

い，肉眼でも他の部分とは明瞭に区別できる．次に門脈内にポリエチレンチューブを挿入し流出管とし，流出液を目的に応じ30秒〜2分間隔で採取し，インスリン，グルカゴン，ソマトスタチンなど膵内分泌ホルモンの測定に用いる．膵液は膵管カニューレに接続したポリエチレンチューブを10分ごとに交換し，膵液で満たされている長さを計測して10分間に排出された膵液量を算出する．さらに，ポリエチレンチューブ内の膵液を0.9%NaCl溶液500μlで希釈し膵液中の蛋白濃度や酵素活性測定に用いる．

　十二指腸胃側を結紮切断し，十二指腸遠位端よりポリエチレンカニューレ（直径約3 mm）を十二指腸内に挿入し，十二指腸内容を自然排出させて内圧上昇を防ぐ．

　膵臓を，十二指腸をつけたまま摘出し，図1のように上下・左右を反転し，恒温槽内で37℃に保った内槽内に浮置する．内槽へはKRB bufferを2 ml/minの流速で流入させ，さらに液槽の反対側からもう1本のポリエチレンチューブを入れ液槽内液を灌流排出させる．

摘出膵灌流実験

　本実験は30分間の前灌流後に開始する．基礎分泌を10〜20分観察後，目的に応じ20〜60分間CCK，セルレイン，セクレチンなどの膵外分泌刺激，あるいは抑制物質を加える．膵外分泌反応のみを観察する研究の場合には，灌流液中のグルコース濃度を5.6〜8.3 mMに固定すればよい．膵外分泌刺激物質，あるいは膵外分泌抑制物質の投与方法，投与時間に関しては目的に応じて設定する必要がある．

　ここでは，グルコースによるインスリン分泌反応，CCK-8によるインスリン分泌と膵外分泌反応，CCK受容体拮抗剤による膵内・外分泌抑制の実験を示す．前灌流はグルコース濃度2.8 mMを用い，本実験開始10分後に灌流液中のグルコース濃度を8.3 mMに増加させ，さらに10分後から60分間CCK-8 100 pM刺激を加え，CCK-8刺激開始20分後から20分間CCK受容体拮抗剤L-364,718（MK-329）をCCK-8刺激のうえに加え，その後再びCCK-8 100 pM刺激に戻し，MK-329の抑制作用の回復（持続）を検討した．実際の方法としては，図1に示すフラスコAは2.8 mMグルコー

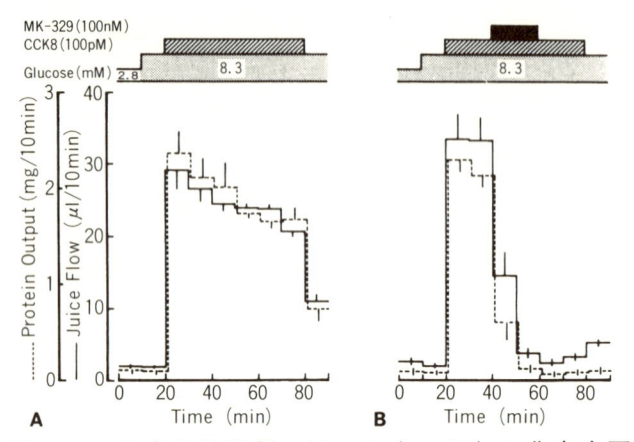

図2 CCK 受容体拮抗剤 L-364,718 (MK-329) の非存在下 (A), および存在下 (B) での CCK-8 100 pM 刺激に対する膵液 (破線) と蛋白分泌反応 (実線)
MK-329 は CCK-8 刺激開始 20 分後より 20 分間添加。(文献[2]より)

ス含有 KRB-dextran 溶液で前灌流および本実験の最初の 10 分に使用し，次に 8.3 mM グルコース含有 KRB-dextran 溶液 B へ，さらに 8.3 mM グルコース＋CCK-8 100 pM 含有 KRB-dextran 溶液 C へ，次に 8.3 mM グルコース＋CCK-8 100 pM＋MK-329 100 nM 含有 KRB-dextran 溶液 D へ，再び溶液 C から B へと三方活栓を順次切り替えていく。

実験結果

図2に CCK 受容体拮抗剤 MK-329 の存在下，および非存在下での CCK-8 100 pM 刺激に対する膵液と蛋白分泌反応を示した。CCK 受容体拮抗剤 MK-329 は CCK-8 100 pM の膵液および蛋白分泌刺激を直ちに，ほぼ基礎値にまで抑制し，しかも，MK-329 の灌流中止後も膵外分泌抑制作用は持続した（図2 B）。図3は同時に測定したインスリン分泌反応である。灌流液中のグルコース濃度を 2.8 mM から 8.3 mM に上昇させると，急峻なインスリン分泌反応が見られるが，3 分以内に低下し，その後再び徐々にインスリン分泌が増加した。CCK-8 100 pM を灌流するとさらにインスリン分

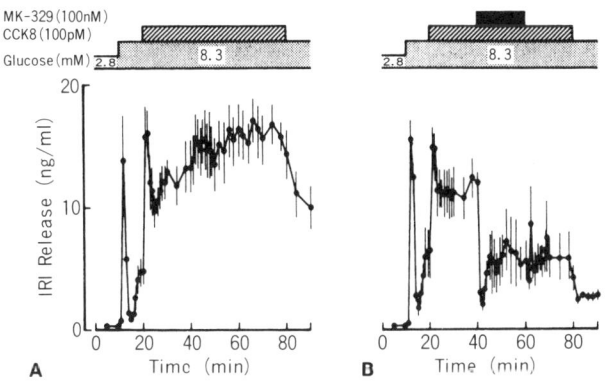

1. セルレイン，セクレチンによる膵液分泌　169

図3 CCK受容体拮抗剤 L-364,718（MK-329）の非存在下（A），および存在下（B）での CCK-8 100 pM 刺激に対するインスリン（IRI）分泌反応

インスリン分泌反応と膵外分泌反応（図2）は同じ摘出膵灌流標本で同時に行ったものである。（文献[2]より）

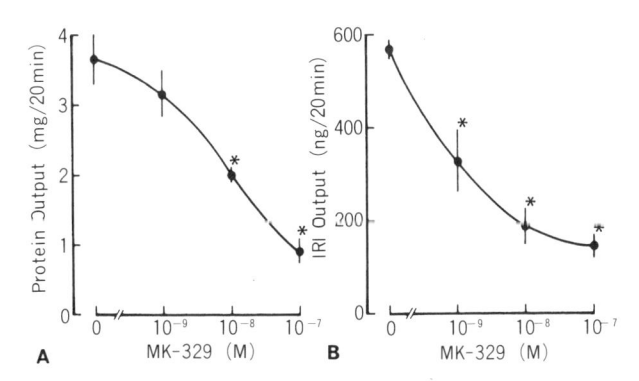

図4 CCK-8 100 pM 刺激に種々の濃度の L-364,718（MK-329）を20分間添加した際の膵液中蛋白（A）とインスリン（B）分泌量

図2・図3と同じ実験系で得た結果をMK-329の濃度に対して示した。＊CCK-8 単独刺激との間に有意差あり。（文献[2]より）

泌は増加し，2相性の反応が見られ，CCK-8を中止するとインスリン分泌も低下した（**図3 A**）。MK-329を添加するとインスリン分泌は著明に抑制され，MK-329添加中止後もインスリン分泌抑制作用は持続した（**図3 B**）。

MK-329 の CCK 刺激に対する膵外分泌ならびにインスリン分泌反応に対する抑制作用は用量依存性であったが，インスリン分泌がより低濃度の MK-329 で抑制された（図4）。

おわりに

摘出膵灌流標本を用いたセクレチンや，CCK 受容体拮抗剤の作用に関する論文は数多く報告しているので参照していただきたい。

文 献

1) Kihara Y, Otsuki M：Differential inhibitory effects of the newly developed CCK receptor antagonists FK 480 and KSG-504 on pancreatic exocrine and endocrine secretion in the isolated perfused rat pancreas. Pancreas 10：109-117, 1995

2) Nakamura T, Fujii M, Okabayashi Y, et al：Effects of L-364, 718 on pancreatic exocrine and endocrine secretion in the rat. Pancreas 5：216, 1990

3) Okabayashi Y, Otsuki M, Ohki A, et al：Secretin-induced exocrine secretion in perfused pancreas isolated from diabetic rats. Diabetes 37：1173-1180, 1988

4) Otsuki M, Sakamoto C, Ohki A, et al：Effects of porcine secretin on exocrine and endocrine function in the isolated perfused rat pancreas. Am J Physiol 241：G 43-G 48, 1981

5) Otsuki M, Fujii M, Nakamura T, et al：Loxiglumide；A new proglumide analog with potent cholecystokinin antagonistic activity in the rat pancreas. Dig Dis Sci 34：857-864, 1989

（大槻　眞）

b. Love-Tachibana model

膵外分泌測定法の動物モデル

　膵外分泌測定法は，膵外分泌ホルモン，セクレチンの精製，生物検定法として考案された。イヌ，ネコ，ウサギおよびラットの膵外分泌を採取する方法が知られている。セクレチンの力価は，動物に静脈投与した時，一定時間内に分泌される膵液量または重炭酸ソーダ量を測定し，その基礎分泌量からの増量度を求めて力価を定めている。力価を表示する単位には，分泌絶対量から求める閾値法と，ある特定の標準品との比較から求める相対法がある。わが国では，Crick, Harper and Raper Unit（CHR unit≒Eisai unit）が用いられている。生物検定法として使用するためには，動物の系統，飼育状態，麻酔などを標準化する必要がある。筆者は，セクレチンの抽出精製およびセクレチンを医薬品として工業化するため，実験室で容易に入手できるラット膵外分泌法を検討し，膵外分泌測定法のラットモデルを確立した[1]。

ラットの膵外分泌モデルの作製

　ラットの膵液採取法は，最初にLove[2]により考案され，筆者により改良されたモデルである[1]。以下，具体的にその手技を詳述する。

　20ないし24時間絶食させた体重300～400gのウィスター系雄性ラットを使用する。ウレタンを，体重1kgあたり1.42g筋肉内または腹腔内に投与して麻酔する。まず，気管切開を行い呼吸を確保し，薬剤投与用に股静脈にポリエチレンチューブ（PE-10）のカニューレを挿入する。次いで開腹し，総胆管の十二指腸開口部を結紮する。膵液を採取するために，総胆管上部の膵臓に囲まれない部分を選び，ポリエチレンチューブ（PE-50）カニューレを逆向きに挿管して，人工膵管を作成する。これにより，樹状膵臓と呼ばれるラット膵臓から，直接十二指腸に開口する20％を除き80％の膵液を採取することができる。総胆管の肝臓側にも，同様にポリエチレンチューブを挿管し人工胆管を作成する。この一端を十二指腸に刺入して胆汁

分泌を正常に行う。人工膵管は，ねじれないように人工胆管から切り放して，膵液が障害を受けることなく流出できるよう，注意深く腹壁に接着剤アロンアルファにて固定する。また，胃液が内因性のセクレチンを遊離し膵液分泌を促進しないように，幽門部を結紮して胃液の十二指腸内への流入を防止する。必要がある時は保温して，直腸体温を34～36℃に保つ。人工膵管から流出する膵液の分泌量は，ポリエチレンチューブを μl 目盛りのガラス管で測定する。

　本法より，6～8時間安定した膵液分泌を観察することができるが，本方法を実施するにあたり特に留意すべき点を追加する。膵液の基礎分泌量は，麻酔の深度に大変影響を受けやすく，麻酔が浅くなると急激に基礎分泌量が増加する。この時は，さきに確保した静脈カニューレからウレタンを追加して，安定した基礎分泌を確認した後，実験を始めることが重要である。この追加麻酔により，さらに数時間安定した膵液分泌が確保でき，セクレチンに対する反応性も変わることなく，膵液分泌を都合10時間以上にわたり観察することができる。手技上では，膵管結紮時に膵管および周辺の膵臓を傷つけないようにすることと，人工膵管を腹壁に固定する際に膵管がねじれたり，固形物により膵管とポリエチレンカニューレの接続部が詰まることなく，膵液が流出することを確認してから閉腹することが肝要である。

セクレチンに対する膵液分泌

　安定した膵液分泌を得るためと，同時にラットモデルの膵液分泌を確認するために，最初にセクレチン2～4単位を30分ごとに2回静注する。これは，酵素などの蛋白質が濃厚な貯留膵液を洗い出すために必須な操作である。通常，最終投与後30～40分後から実験を始めることができる。基礎分泌量は，0.5 $\mu l/min$ 程度である。図1にセクレチンの用量に対する時間的な膵液分泌反応[3]，図2に30分間の分泌量における用量－反応曲線を示す[1]。

　CCK-PZ（またはセルレイン）の膵酵素分泌作用は，一定時間に分泌した膵液を集めて蛋白量を測定する，単純には10 mlのメスフラスコに洗い出して280 nmの吸収を測定することより定量することができる。

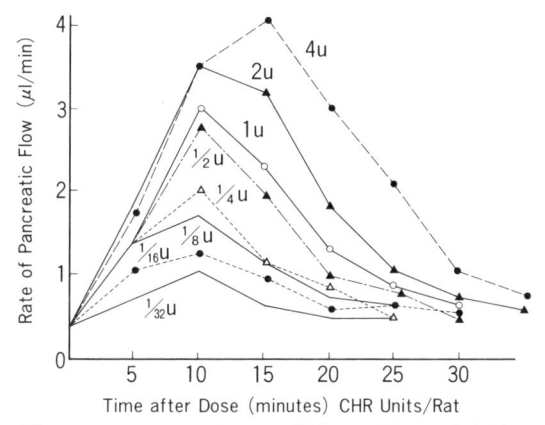

図1　セクレチン 1/32〜4 単位の用量-反応曲線
　　それぞれの曲線は，8匹のラットを使用した16回の膵液分泌量の平均を経時的にプロットしたもの。

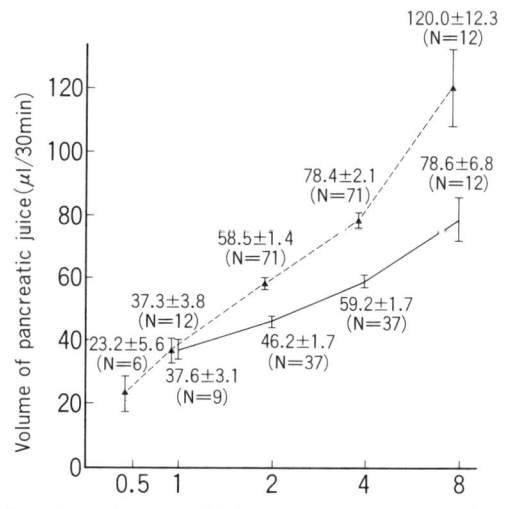

図2　30分間の膵液分泌液量でみたセクレチンの用量-反応曲線
　　実線は，幽門結紮ラット，破線は，幽門未結紮ラット（μl/30 min）。

文　献

1) Tachibana S : The bioassay of secretin in the rat. Jap J Pharmacol 80 : 325-336, 1971

2) Love JG : A method for the assay of secretin, using rats. Quart J exp Physiol 42 : 279-284, 1957

3) Tachibana S : Secretin and Cholecystokinin-Pancreozymin—Their bioassay and Purification. In : Gastro-Entero-Pancreatic Endocrine System—A cell-biological approach (ed Fujita T) p 174, Igaku Shoin, Tokyo, 1973

（橘　　真郎）

第III章 膵外分泌　　　　　　　　　　　　　　　　各論

2．十二指腸分離，単離膵外分泌灌流

a．ラット

標本作製

単離膵灌流標本は生理的な低濃度の cholecystokinin 刺激に対しても良好な膵外分泌反応を示す in vitro 実験系であるが，標本作製に習熟を要し実験数（n）の確保が困難[1]なためか実験者は少ない。また，単離膵と言えども，十二指腸と全膵が分離されないことが多い。

標本作製上の要点は，①標本作製中は膵を愛護し，可能な限り触れないこと，②出血させないこと，③1時間以内に単離すること，である。これらが守れないと，容易に膵浮腫をきたし灌流不可能に陥る。

準　備

標本作製前にあらかじめ恒温槽などの灌流実験装置を組み立てておき，実験直前に灌流液[2]を作成し，実験中は混合ガス（95%CO_2-5%O_2）を持続通気させておく。

方　法

一晩絶食させた体重250g前後のウィスター系雄性ラットを用い，Pentobarbital sodium（50 mg/kg）による腹腔内麻酔後，背臥位で体幹を固定。恥骨上部より胸骨端まで白線に沿って正中切開し開腹。小腸を体外に持ち出し，結腸を露出後，腸間膜を肛門側より切離し，結腸に分布する血管を結紮し結腸から小腸・膵を遊離。脾動静脈を二重結紮して膵を脾から遊離。

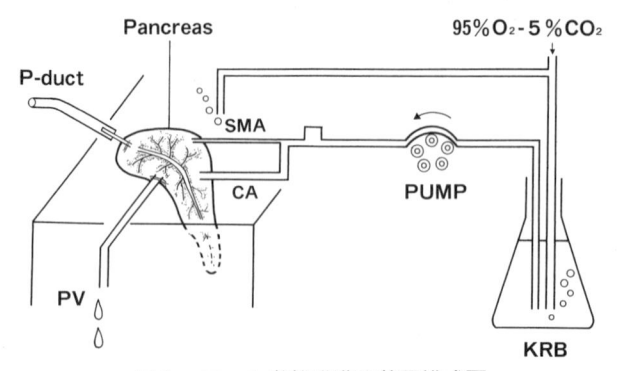

図1 ラット単離膵灌流装置模式図
KRB：Krebs-Ringer Bicarbonate buffer
CA：celiac artery
SMA：superior mesenteric artery
PV：portal vein
P-duct：pancreatic duct

十二指腸背側にある胆膵管開口部に1 cm前後に切断した23 G注射針を挿入し針糸で固定。左胃動静脈を結紮切離し，大網，胃大彎と膵の間，および十二指腸と膵の間に分布する血管の二重結紮を次々に繰り返し，膵を十二指腸から分離する。肝門部で胆管と門脈を剝離し，胆管と肝動脈を結紮。上腸間膜静脈を膵遠位部で結紮切離する。以上の手技で全膵は周囲臓器から単離され，あらかじめ準備してあるカニューレを腹腔動脈と上腸間膜動脈へおのおの挿入し，灌流を開始する。肝門部門脈にカニューレを挿入し，灌流液を流出させる。腹部大動脈より動脈部分を切離し，単離膵を恒温槽に移して，平衡時間をおいた後に実験を開始する（図1）。

実　験

灌流膵では，膵外分泌反応として膵液量と膵酵素濃度が同時に測定可能である。10分ごとに膵管カニューレにポリエチレンチューブを接続して純粋膵液を採取し，液量を測定後に生理食塩水で希釈保存し，膵酵素濃度等の測定を行う。

文　献

1) Kanno T : The perfused pancreas for studying exocrine secretion. In : *In vitro* methods for studying secretion (ed Poisner AM. and Trifaro JM.). p 45-p 61 Elsevier Science Publishers, Amsterdam, 1987

2) 吉田和正, 下瀬川徹, 小泉　勝, 他：膵外分泌に対する DMPP の効果. 膵臓 7(3)：p 175, 1992

（吉田　和正／小泉　　勝）

b. モルモット (guinea pig)

　ラットと比較してモルモット単離膵[3]の報告はさらに少なく，十二指腸と全膵が分離される報告はほとんどない。その理由としてモルモットでは，①標本作製中に呼吸停止をきたしやすい，②膵管開口部の確認がきわめて困難，③小腸の剝離が困難で易出血性，など技術的な困難さが増すためと思われる。

　標本作製上の要点はラットと同様だが，呼吸停止に備えて小動物用人工呼吸器を使用[1,2]した方が安全である。一晩絶食させた体重 300 g 前後の Hartley 系雄性モルモットを用い，腹腔内麻酔後に気管を露出，切開する。気管カニューレを挿入固定後，人工呼吸（60 回/min，1 回呼吸量約 1 ml）を開始し，開腹操作に移る。以後，ラットと同様に間膜切離，血管の結紮，切離を繰り返して全膵を単離していく。

　膵管開口部は非常に発見しづらいが，幽門輪より肛側 7 cm 前後で小腸が重なり合った十二指腸背側に灰白調の小隆起として存在する。モルモットでは胆嚢があるため，総胆管結紮等の肝門部での操作はラットよりも容易である。腹腔動脈1本で全膵を灌流可能なことが多いが，変異もあるため動脈カニューレを2本用意した方が安全である。ラットと比較すると血管が脆弱な

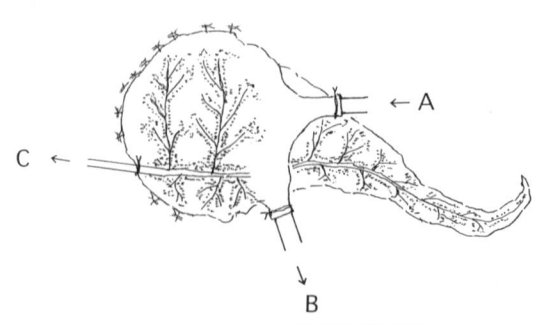

図1　モルモット単離膵模式図
A：腹腔動脈側カニューレより灌流液を流入
B：門脈カニューレより灌流液を流出
C：膵管カニューレより膵液を採取

（文献[1]を改変）

ためか，操作中に出血しやすいので結紮は確実に行うことが重要である。また，モルモット膵はラットより，薄く細長い（図1）ので恒温槽は深くしておくことが望ましい。

モルモット単離膵ではセクレチンおよび vasoactive intestinal peptide 刺激に対する膵外分泌反応がラットより良好[3]である。

文 献

1) Matsumoto T and Kanno T : Potentiation of cholecystokinin-induced exocrine secretion by either electrical stimulation of the vagus nerve or exogenous VIP administration in the guinea pig pancreas. Peptides 5 : p 285-289, 1984

2) Padfield PJ, Garner A and Case RM : Patterns of pancreatic secretion in the anaesthetised guinea pig following stimulation with secretin, cholecysto-kinin octapeptide, or bombesin. Pancreas 4 : p 173-179, 1989

3) Kanno T, Kawaguchi K, Okegawa T, et al : Species differences among rat, guinea pig, and hamster in the effectiveness of CAMOSTAT to release endogenous CCK, induce pancreatic hypertrophy, and in pancreatic secretory responses to secretagogues. Biomedical Res 10 : p 119-131, 1989

（吉田　和正／小泉　　勝）

第III章 膵外分泌　　　　　　　　　　　　　　各論

3．遊離膵腺房による膵外分泌反応

はじめに

　遊離膵腺房細胞実験では，神経系，血流ならびに体液性因子，さらには，膵内分泌腺の影響を除外し，目的とする物質の膵腺房細胞に対する直接作用を研究できる．したがって，遊離膵腺房実験で得られる結果は神経系，血流ならびに種々の体液性因子が相互に複雑に作用している生体（$in\ vivo$）で観察される結果とは必ずしも一致しない．

実験に必要な溶液　（表1）

　遊離膵腺房作製には，Krebs-Henselite buffer（KHB）を用いて，消化酵素液（enzyme solution），遠沈液（centrifuge medium），洗浄液（rinse）を作成する．本実験には HEPES-buffered Ringer（HR）液を用いる．KHB は 95%O_2-5%CO_2 混合ガスを通気し，HR は 100%O_2 ガスを通気する．

遊離膵腺房の作製　（図1）

　自由に摂水摂食させた（絶食にしてもよい）体重 250〜280 g のウィスター系雄性ラットを断頭屠殺後開腹し，すばやく膵を摘出し，生食水を入れたシャーレに移し，膵臓周囲のリンパ節と脂肪組織，膵臓内の大きな血管や結合織をはさみで切除する．膵臓約 0.8〜1.1 g を別のシャーレへ移し，消化酵素溶液 5 ml を加え，この消化酵素溶液を 27 G 針を装着した 5 ml の注射器で膵臓組織内へ注射し，膵を膨らませる．消化酵素液を十分注射後，膵を消化酵素液とともにフラスコへ入れ，フラスコを 120/min で振盪させながら 37℃で 10 分間反応させる．10 分後にフラスコ内の消化酵素液を捨て，

表1　遊離膵腺房作製に必要な溶液

1. KHB stock solution（500 ml あたりに必要な g）

NaCl	69	KCl	35.04
NaHCO$_3$	21	CaCl$_2$・2H$_2$O	36.76
MgCl$_2$・6H$_2$O	22.97	Na$_2$HPO$_4$	14.2

2. Krebs-Henselite buffer（KHB）（200 ml）

Essential amino acid	4 ml	Na$_2$HPO$_4$ stock solution	1 ml
Glutamine solution	4 ml	MgCl$_2$ stock solution	1 ml
NaHCO$_3$ stock solution	10 ml	Glucose	400 mg
NaCl stock solution	10 ml	KCl stock solution	1 ml

- 蒸留水を加えて 200 ml にする
- 95%O$_2$-5% CO$_2$ 混合ガスを通気し pH 7.4 に調整する
- 最後に soybean trypsin inhibitor（SBTI）20 mg を添加する

3. 消化酵素液（Enzyme digestion）

KHB	10 ml	Collagenase（約 750 U / 10 ml）	1 mg
CaCl$_2$ stock の 10 倍希釈液	20 μl		

4. 遠沈液（Centrifuge）

KHB	50 ml	BSA（ウシアルブミン）	2 g
CaCl$_2$ stock	50 μl		

5. 洗浄液（Rinse）

KHB	10 ml	BSA	100 mg
CaCl$_2$ stock の 10 倍希釈液	20 μl		

6. 反応液（Incubation medium）

Glucose	400 mg	NaCl stock solution	10 ml
Essential amino acid	4 ml	NaOH stock solution	1.0 ml
Glutamate solution	4 ml	HEPES	20 ml
KCl stock solution	1.0 ml	（Stock solution；HEPES	
Na$_2$HPO$_4$ stock solution	1.0 ml	11.92 g/500 ml）	
MgCl$_2$ stock solution	1.0 ml	CaCl$_2$（最後に加える）	0.512 ml

- 蒸留水を加えて 200 ml にする
- 100%O$_2$ ガスを通気し pH 7.4 に調整する
- 最後に soybean trypsin inhibitor（SBTI）20 mg を添加する
- BSA を 0.5% になるように溶解する

①

膵(Rat 1匹)(Mouse 3〜4匹)
生食水を入れたシャーレへ膵臓入れる

膵周囲の脂肪組織を切り除く

消化酵素液(5 ml)

27G針をつけた5 ml注射器で膵に消化酵素液を注入する

膵をフラスコへ移す
振盪回数120/min、37℃で10分反応させ膵を消化させる

①吸引できる消化酵素を捨てる
②残る5 mlの消化酵素を加える
③95% O_2-5% CO_2混合ガスを20秒間通気

さらに振盪回数120/min、37℃で40分反応させ膵を消化させる

トリプシンインヒビター約5 mgをフラスコへ添加し混ぜる

ピペットで吸引と吹き出しを繰り返し行い機械的に膵を細片にする

②

細片にした膵を濾過する
150μmメッシュのナイロン布

洗浄液10ml

3〜4 ml分注(上載せする)

遠沈液5〜6 ml

遠沈(50g×4分)
上清は捨てる

新しい遠沈液を加える

遠沈(50g×4分)
これを、上清が透明になるまで繰り返す

遊離膵腺房反応液を入れ遊離膵腺房浮遊液を作る

Preincubationへ

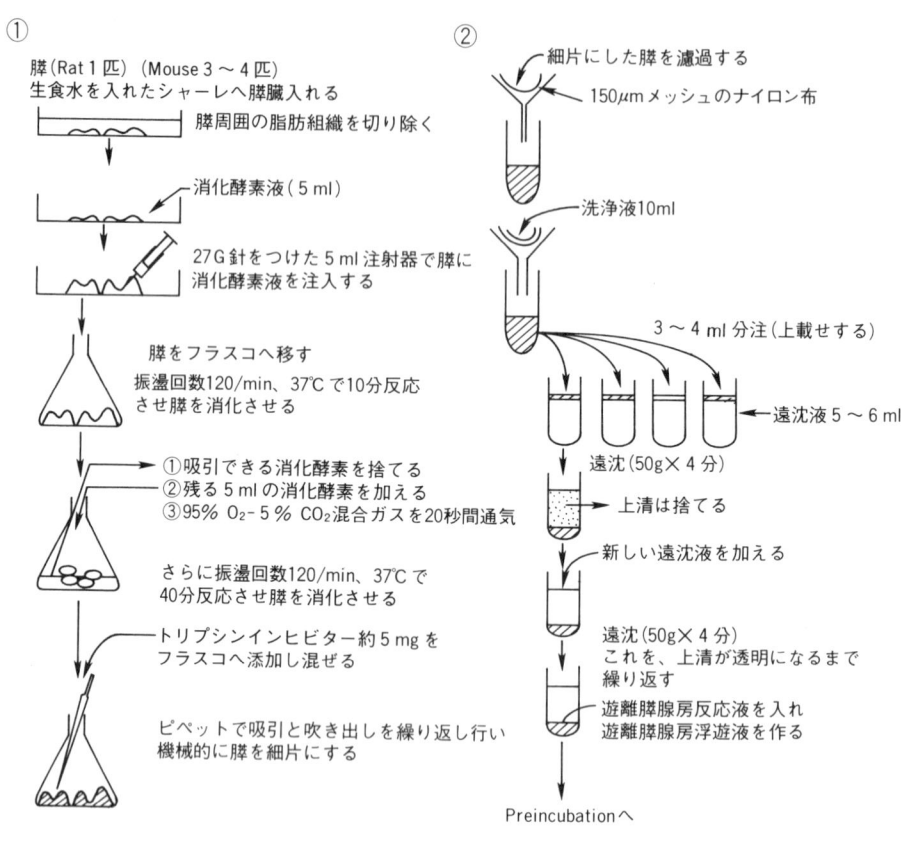

図1 遊離膵腺房作製手順

新しい消化酵素液5 mlをフラスコに加え，さらに37℃で40分間120/minで振盪させながら反応させる。最後にトリプシンインヒビター5 mgをフラスコに加えて消化反応を停止させる。次にフラスコ内の膵組織をピペットを用いて吸引・吹き出しを6〜10回行い，膵組織を機械的に細片にする。細片にした膵組織を150 μmメッシュナイロン布で濾過し，濾過液を4％ウシアルブミンを含むKHB遠沈液に重層後，50gで4分間遠沈し，上清を捨て，新しい遠沈液を加えて再び遠沈する。上清が透明になるまでこの操作を繰り返し，遊離膵腺房を精製する。最後に反応液を加えて遠沈し，沈澱（遊離膵

腺房）を 30 ml 前後の反応液に浮置し，3～4個のフラスコに分注し，50/min で振盪させながら 37℃で 30～40 分間 incubation し，傷害された膵腺房細胞の回復をはかる (preincubation)。

遊離膵腺房実験

　Preincubation 後の遊離膵腺房浮遊液を 50 g で 4 分間遠沈し，膵腺房を新しい反応液で洗浄後，蛋白濃度が 0.3～0.4 mg/ml になるように反応液量を調整し，遊離膵腺房を浮置する。実験開始時に遊離膵腺房浮遊液 1.0 ml を取り，10000 g で 20 秒間遠沈する。上清のアミラーゼ活性を反応終了時の上清アミラーゼ活性より引いて，反応時間中の真のアミラーゼ放出量を算出する。沈澱した遊離膵腺房は生食水で洗浄・遠沈後，1.0 ml の蒸留水を加え，さらに超音波細胞破砕装置で細胞を破壊して，反応開始時の遊離膵腺房細胞内アミラーゼ含量測定に供する。本実験は，遊離膵腺房浮遊液 2.0 ml を 25 ml polycarbonate Erlenmeyer フラスコに入れ種々の刺激，あるいは抑制物質を添加し，50/min で振盪させながら 37℃で反応させる。30 分後に遊離膵腺房浮遊液を 1 ml 取り，10000 g で 20 秒間遠沈して反応を停止させる。上清中のアミラーゼ活性を測定し，反応開始時の上清中と膵腺房に含有されていたアミラーゼ活性から放出率を計算する。

　遊離膵腺房実験は，一定時間での反応だけではなく，遊離膵腺房浮遊液を 37℃で反応させながら経時的に刺激，あるいは抑制物質を添加し，さらに経時的に腺房浮遊液を採取して反応の経過 (time course) を観察することもできる。さらには，遊離膵腺房をカラムに詰め，カラムを灌流することによってペリフュージョン実験も行えるが，アミラーゼ分泌の変動が大きく一定の結果を得るのが困難である。

実験結果

　図 2 は CCK-8 刺激に対する遊離膵腺房からのアミラーゼ分泌用量反応曲線と，CCK-8 のアミラーゼ分泌用量反応曲線に及ぼす CCK 受容体拮抗剤 loxiglumide の影響を示したものである。CCK-8 の濃度依存性にアミラー

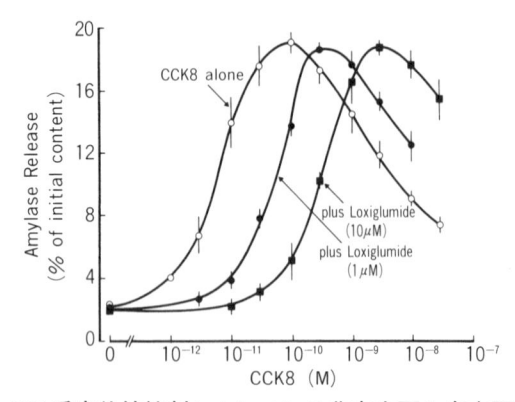

図2 CCK受容体拮抗剤 loxiglumide の非存在下と存在下における CCK-8 刺激に対する遊離膵腺房からのアミラーゼ分泌用量反応曲線

種々の濃度の CCK-8 と同時に loxiglumide 1 μM あるいは 10 μM を遊離膵腺房浮遊液に添加し，37℃で30分間反応させた．　　（文献[4]より）

ゼ分泌は増加し，100 pM で反応は最大になり，それ以上の高濃度 CCK-8 刺激では反応はかえって低下した．CCK-8 刺激と同時に loxiglumide を投与すると，CCK-8 によるアミラーゼ放出用量反応曲線は右方へ変移したが，アミラーゼ放出最大反応は変化しなかった．この結果は loxiglumide が CCK 受容体に対する競合的拮抗剤であることを示している．遊離膵腺房から最大アミラーゼ分泌を刺激する 100 pM CCK-8 刺激に種々の濃度 CCK 受容体拮抗剤を添加すると，CCK-8 刺激によるアミラーゼ分泌反応を濃度依存性に抑制した（図3 A）．MK-329 と FK-480 の CCK-8 刺激に対するアミラーゼ分泌抑制力価はほぼ同じであるが，loxiglumide の CCK 受容体拮抗作用は MK-329 と FK-480 の約 1/1000 であった．CCK 受容体拮抗剤は [^{125}I]-CCK-8 の遊離膵腺房への結合も用量依存性に抑制し，その抑制力価は MK-329 と FK-480 はほぼ同じで loxiglumide は MK-329 と FK-480 の約 1/1000 であり，アミラーゼ分泌抑制力価とよく一致していた（図3 B）．CCK-8 を添加して 60 分間反応させると反応液中のアミラーゼ活性は経時的に増加するが，CCK-8 刺激開始時より受容体拮抗剤を添加すると CCK-8 のアミラーゼ分泌刺激作用は完全に抑制され，CCK-8 刺激開始 20 分後から

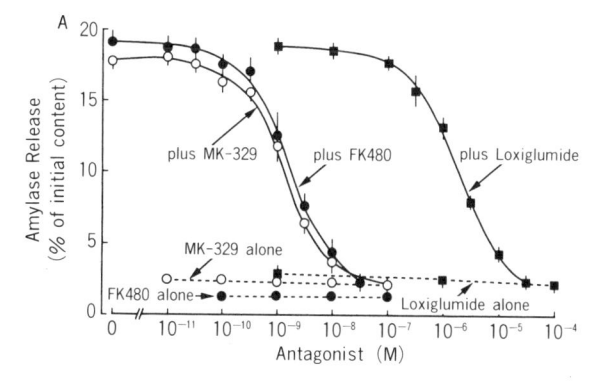

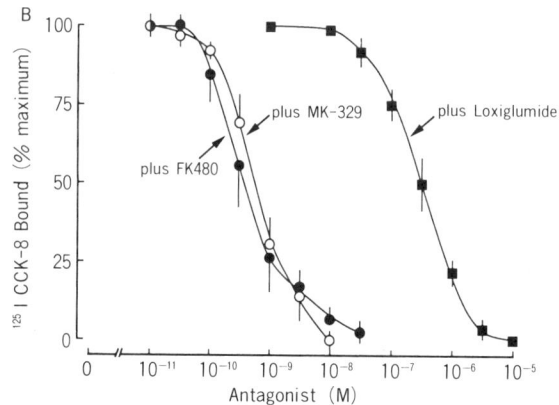

図3 CCK-8 100 pM 刺激による遊離膵腺房からのアミラーゼ分泌反応（A）と，[^{125}I]-CCK-8 の遊離膵腺房への結合に対する CCK 受容体拮抗剤 MK-329，FK-480 および loxiglumide の抑制作用（B）
(文献[1]より)

CCK 受容体拮抗剤を添加しても，その後のアミラーゼ分泌が抑制された（図4）。

おわりに

遊離膵腺房実験では膵腺房細胞に対する直接作用を研究でき，しかも，反応液の組成，反応時間，反応温度などを実験の目的に応じて変えることもで

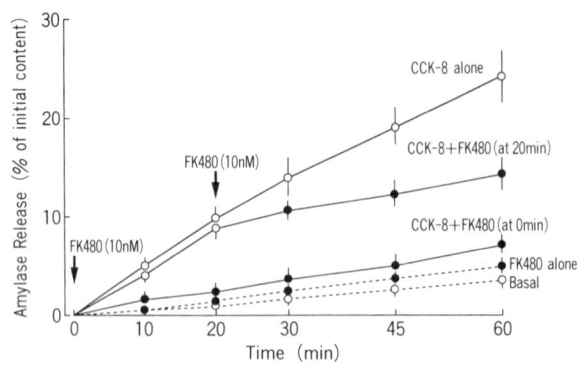

図4 CCK-8 100 pM 刺激による遊離膵腺房からのアミラーゼ分泌 time course と CCK 受容体拮抗剤FK-480 10 nM を反応開始時，あるいは20分後から添加した際のアミラーゼ分泌反応抑制作用　　　　　　　　　　　　　　　　　　　　（文献[1]より）

きる．しかし，遊離膵腺房細胞実験で得られる結果は生体（*in vivo*）で観察される結果とは必ずしも一致しないことを知っておかねばならない．

文　献

1) Akiyama T, Otsuki M : Characterization of a new cholecystokinin receptor antagonist FK 480 in *in vivo* isolated rat pancreatic acini. Pancreas 9 : 324-331, 1994
2) 中村隆彦, 大槻　眞, 藤井正俊, 他：新しい benzodiazepine 誘導体 L-464,718 のラット膵腺房細胞 CCK 受容体拮抗作用. 膵臓 4：389-395, 1989
3) Otsuki M, Williams JA : Effect of diabetes mellitus on the regulation of enzyme secretion by isolated rat pancreatic acini. J Clin Invest 70 : 148-156, 1982
4) Otsuki M, Fujii M, Nakamura T, et al : Loxiglumide ; A new proglumide analog with potent cholecystokinin antagonistic activity in the rat pancreas. Dig Dis Sci 34 : 857-864, 1989

（大槻　眞）

第III章　膵外分泌　　　　　　　　　　　　　　　　　　　各論

4．逆行性膵灌流と膵外分泌

　膵外分泌腺房細胞がインスリン（Ins）をはじめとする膵ホルモンの強い影響下にあることは広く知られている[4]。このような調節機構は，解剖学的に特殊な膵内微小循環により招来される高濃度膵ホルモンの膵外分泌部への流入によると考えられる（islet-acinar axis）。すなわちその特殊性は，1）膵ラ島は体積として膵全体の1％を占めるにすぎないが，全膵血液灌流量の6～10％もの供給を受けている，2）膵島からの静脈環流系（の少なくとも一部）は，有孔性毛細血管として（あるいは周囲の毛細血管網との吻合を介し）膵島周囲外分泌組織へ高濃度膵ホルモンの到達を可能にする，ことにある。

　しかしながら，従来，この解剖学的血管構築より推論される膵外分泌組織での高濃度膵ホルモンの存在自体は，直接的証明を受けてこなかった。そこで筆者らは，膵を静脈→動脈へと逆行性に灌流することにより膵島（内分泌）→腺房（外分泌）への血流を逆転し，膵ホルモンが膵外分泌部へ到達し得ない実験系を作製した。この逆行性膵灌流を用いた検討により，膵外分泌部での高濃度膵ホルモンの存在が初めて実験的事実として証明できたのみならず，その生理学的意義の解明へもつなぐことが可能となった。

　逆行性膵灌流は，通常の順行性灌流（動脈→静脈）を10～20分間行った後，灌流回路の動・静脈側カニューレとチューブの接続を素早く逆転し実施した。

1．逆行性膵灌流を用いた膵外分泌組織間液中に高濃度膵ホルモンが存在することの証明

　筆者ら[1]はまず，膵外分泌組織間液中の膵ホルモンの存在が，膵ラ島からの拡散ではなく，前述の膵内微小循環に由来することの証明を試みた。イヌ摘出灌流膵に微小透析プローブを刺入，順行性/逆行性灌流時の透析液中InsおよびソマトスタチンCSS）を測定した（図1A）。灌流液中の膵ホル

図1

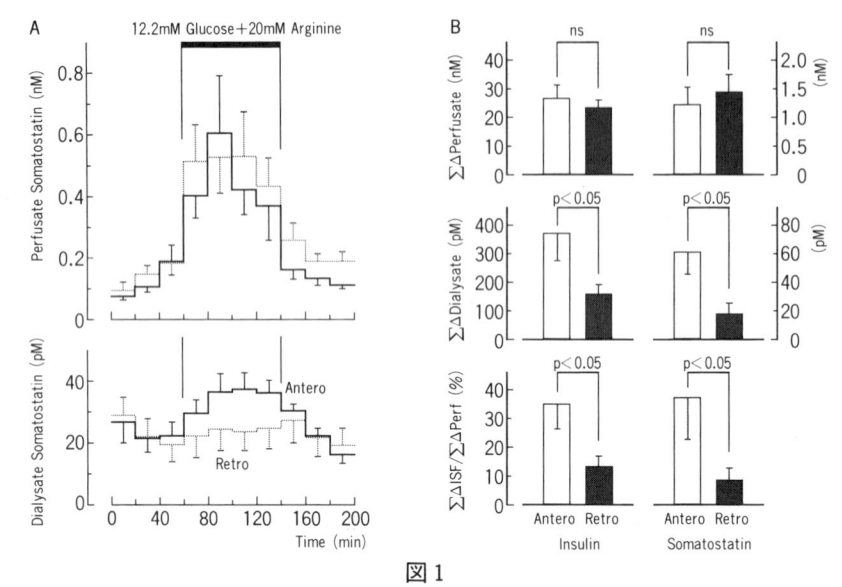

A：イヌ摘出灌流膵での灌流液中，および灌流膵に刺入した微小透析プローブからの透析液中のソマトスタチン濃度。膵は 5.6 mM グルコース存在下にて順行性（実線）/逆行性（点線）に灌流，太線部で 12.2 mM グルコース＋20 mM アルギニンにて刺激した。

B：順行性/逆行性灌流下での刺激時（60～160 分）灌流液および透析液中のインスリン/ソマトスタチン濃度総増加量，ならびに膵組織間液中（透析液濃度とプローブ透析効率より算出）総増加量：灌流液中増加量比。　　　　　　　（文献[1]より引用）

モンは順行性/逆行性両灌流時とも刺激時に同等の反応を示した。一方，透析液中の膵ホルモンは逆行性灌流時に明らかに低値であった（図1 B）。この事実は，膵ホルモンは血流方向依存性に，すなわち膵内微小循環により膵組織間液中に到達することを示唆する。

次いで筆者ら[3]は，この膵外分泌部での膵ホルモンが，解剖学的血管構築より推論されるレベルの高濃度（膵静脈中の約10倍）にあるかを証明しようとした。灌流液中にアイソトープで標識した膵ホルモンを添加，灌流前後で灌流液中の放射能活性を測定，ラット灌流膵でのホルモン結合率を計測した（図2 A）。順行性灌流の場合，内因性膵ホルモンは外因性の標識ホルモンと腺房細胞ホルモン受容体をめぐり競合するが，逆行性灌流では内因性ホ

図2

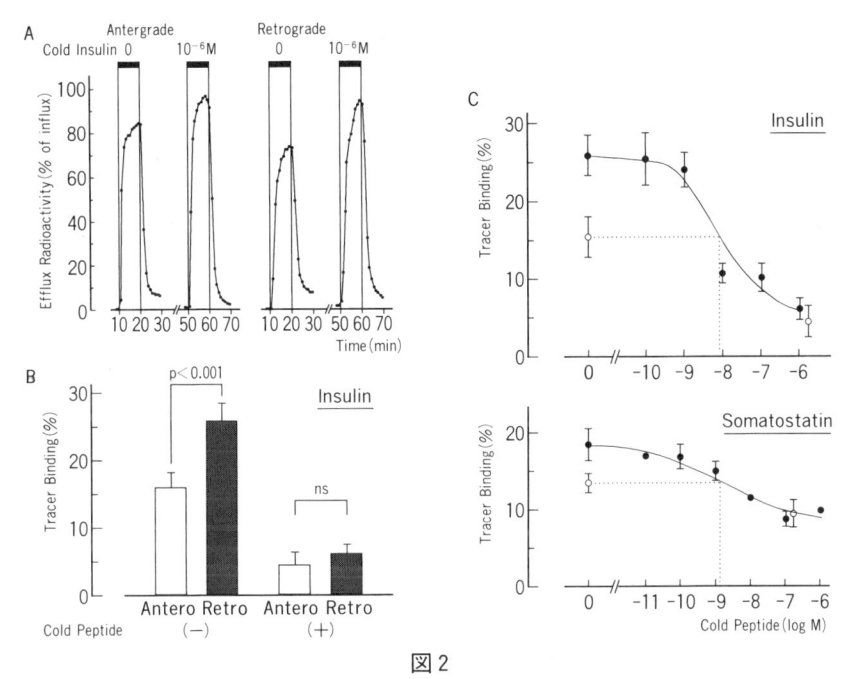

A：ラット摘出灌流膵による^{125}I-インスリン取り込み実験の具体例。ラット膵は7 mMグルコース＋3 mM混合アミノ酸下に順行性/逆行性に灌流。太線部で灌流液中に標識インスリン約10^{-11}Mを非標識インスリン10^{-6}M存在下/非存在下で添加した。10分間の標識ホルモン注入中8～10分間の平均アイソトープ取り込み率を灌流膵標識ホルモン結合率とした。

B：順行性/逆行性灌流ラット摘出膵の非標識インスリン存在下/非存在下での標識インスリン結合率。

C：逆行性灌流ラット摘出膵における標識インスリンおよびソマトスタチン結合解離曲線（●）。比較として順行性灌流時の結合率を○で示す。　　　　　（文献[3]より引用）

ルモンの干渉は消失すると考えられる。事実，逆行性灌流では標識ホルモンの膵での特異的結合率は順行性灌流に比し高く（図2B），高濃度グルコースにて内因性Insを刺激した場合，順行性灌流時でのみ標識Ins結合率が低下した。逆行性灌流下で灌流液中に標識ホルモンとともに種々の濃度の非標識ホルモンを添加し解離曲線を作成，順行性灌流時の結合率との比較から膵組織間液中のホルモンの濃度を求めた（図2C）。その結果，Ins7.5×10^{-9}M

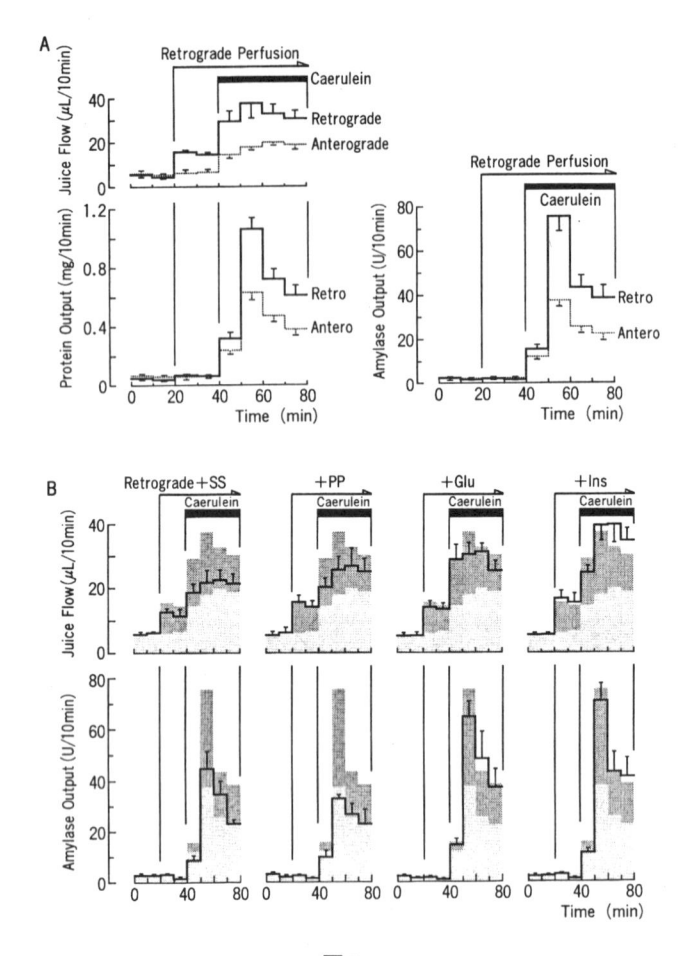

図3

A：順行性（点線）/逆行性（実線）灌流ラット摘出膵におけるセルレイン（10^{-10}M）に対する膵外分泌反応。膵は 7 mM グルコース＋3 mM 混合アミノ酸下に灌流。逆行性灌流群では実験開始後 20 分で灌流方向を順行性より逆行性に変更した。

B：逆行性灌流時のセルレイン刺激下膵外分泌反応に対するソマトスタチン（SS；10^{-9} M），膵ポリペプチド（PP；10^{-9}M），グルカゴン（Glu；10^{-9}M），インスリン（Ins；3×10^{-8}M）の影響。比較のため逆行性灌流単独時の成績を thick shadow で，順行性灌流時の成績を thin shadow で示す。 （文献[2]より引用）

（灌流液中濃度の約4倍），SS $1.1×10^{-9}$M（約40倍）と算出された。

2. 逆行性膵灌流を用いた islet-acinar axis を介する膵ホルモンの膵外分泌調節作用の検討

　膵ホルモンの膵外分泌機能に及ぼす作用に関しては，従来より単離腺房細胞を用いた *in vitro* の系で多くの検討がなされてきた。しかし，このような系では，膵島より微小循環を介して膵ホルモンが到達するという本来の生理学的環境が損なわれる。一方，灌流系の場合，通常の順行性灌流では個々の膵ホルモンの作用を個別に検討することは不可能である。筆者ら[2]は逆行性灌流膵を用いて膵外分泌作用を検討した。ラット摘出膵を逆行性に灌流すると，セルレイン刺激下で順行性灌流に比し膵液分泌量，膵液タンパクおよびアミラーゼ排出量の増加が認められた（図3 A）。この逆行性灌流時の膵液および膵酵素の分泌促進は，灌流液中にSSもしくは膵ポリペプチド（PP）を添加した際，ほぼ順行性灌流時のレベルにまで抑制された（図3 B）。以上の事実より，膵島は膵外分泌機能に対し抑制的に作用しており，その抑制作用は主としてSSおよび/またはPPを介してもたらされているものと考えられた。

文献

1) Nakagawa A, Samols E, Stagner JI：Exocrine interstitial insulin and somatostatin in the perfused dog pancreas. Am J Physiol 264：G 728-G 734, 1993

2) Nakagawa A, Stagner JI, Samols E：Suppressive role of the islet-acinar axis in the perfused rat pancreas. Gastroenterology 105：868-875, 1993

3) Nakagawa A, Stagner JI, Samols E：In situ binding of islet hormones in the isolated perfused rat pancreas：evidence for local high concentrations of islet hormones via the islet-acinar axis. Diabetologia 38：262-268, 1995

4) Williams JA, Goldfine ID：The insulin-pancreatic acinar axis. Diabetes 34：980-986, 1985

〈中川　淳／中林　肇〉

第IV章　胃腸

総論　血管灌流・内腔灌流

　胃腸の消化吸収作用は，主に胃酸を含めた消化酵素の分泌と腸管運動や吸収上皮の働きにより，これらは消化管ホルモンとともに壁在神経ペプチドを含めた自律神経によって調節されている．胃腸は腹腔内に遊離して存在し，その血管支配が，口側より腹腔動脈と上・下腸間膜動脈により，静脈血はすべてが門脈に流入することより，比較的血管灌流が容易であり，消化吸収の調節機序の解明に灌流手技が用いられてきた．

　灌流標本では管腔への分泌，門脈への分泌，管腔から門脈への吸収，蠕動運動などが観察できる．また，刺激としては管腔内のコンディショニング，動脈への薬物注入，神経刺激が行われる．目的によって，管腔のみの灌流，血管のみの灌流，あるいは組み合わされて，摘出標本として，あるいは局所で灌流される．胃灌流，十二指腸灌流，空腸灌流，回腸灌流，大腸灌流のいずれも行われている．

　ガストリン・セクレチンといった古典的ホルモンに加えて，新しい活性物質が消化管に多く存在することが次々と明らかになっている．これらは，神経とともに相互に作用しあって局所の消化管の機能を調節しているはずで，灌流標本で個々の作用を検討することができる．また，消化管ホルモンは局所での作用のみでなく，離れた標的臓器が想定されるものもあり，分泌臓器とは異なる灌流標本の血管に注入することにより作用を知ることができ，消化管全体として，調節されていることが理解できる．一方，吸収上皮の機能の検討にも灌流標本は適している．

　本章では胃灌流と回腸灌流の実際を各論で紹介する．他に，十二指腸灌流ではカルバコール刺激によるガストリン分泌や，vasoactive intestinal peptide (VIP)/pituitary adenylyl cyclaseactivating peptide (PACAP) 刺激や内腔圧上昇によるセロトニンの管腔への分泌と門脈への分泌の機序の差などが，Fujimiya M らにより精力的に検討されている．空腸灌流では gastric inhibitory peptide (GIP), GLP や α グルコシダーゼ阻害薬のグルコース吸収に及ぼす効果や, カテコールアミンのアミノ酸吸収に対する効果が検討されている。大腸灌流では peptide YY (PYY) や GLP-1 の分泌機序のほか, 水・電解質の吸収作用などが検討されている。これら生理学的薬理学的研究のほか, 虚血・再灌流による潰瘍や, エンドトキシンによる炎症など, 病理学的研究にも灌流標本は用いられる。

(山谷　恵一)

第IV章　胃腸　　　　　　　　　　　　　　　　　　各論

1. 胃－ガストリン分泌

　ガストリンは胃酸を分泌促進する代表的なホルモンである。胃内腔のグリシンやアラニンなどのアミノ酸のほか，アセチルコリン（迷走神経）によってガストリンは分泌されるが，ヒスタミンやソマトスタチンと相互作用を及ぼしあっている。またセクレチン，GIP (gastric inhibitory peptide)，GLP-1 (glucagon-like peptide-1)，VIP (vasoactive intestinal peptide) などの調節を受けている。これらの効果を胃灌流標本を用いて観察できる。

標本作製

　体重250～300 gのウィスター系雄性ラットを一晩絶食後に用いる。バルビタール麻酔（60 mg/kg）の後，正中切開で開腹する。腸管を左右に寄せながら，右腎動静脈，上下腸管膜動脈，肝動脈，膵十二指腸動脈を二重結紮して切断する。胃大網動脈と右胃動脈を傷つけないように，胃から膵を剝離する。ドレーンチューブを十二指腸から幽門に挿入した後，十二指腸と直腸を切断して，腸管，脾，膵をはずす。腹部大動脈を剝離し，腹腔動脈分岐部より上部に糸をかけた後，ヘパリン生食を満たしたチューブを，先端が腹腔動脈分岐部に位置するよう，大動脈に挿入し，毎分3 mlの流速で灌流を開始する。灌流開始までの血流途絶時間は1分以内とする。流出液採取用のカニューレを門脈に挿入した後，横隔膜下で食道を結紮切断し，その他の血管を結紮して胃を単離する。摘出した胃は温水で加温可能な灌流テーブルもしくはチャンバーに静置する。in situ で行う場合は，温度センサーを胃に密着させてモニターしながら白熱灯などで加温する。その際，乾燥を防ぐために，生理食塩水を浸したガーゼなどで標本を覆う。迷走神経刺激を行う場合は食道の前後に迷走神経幹が走っているので，それらを剝離して電気刺激する。

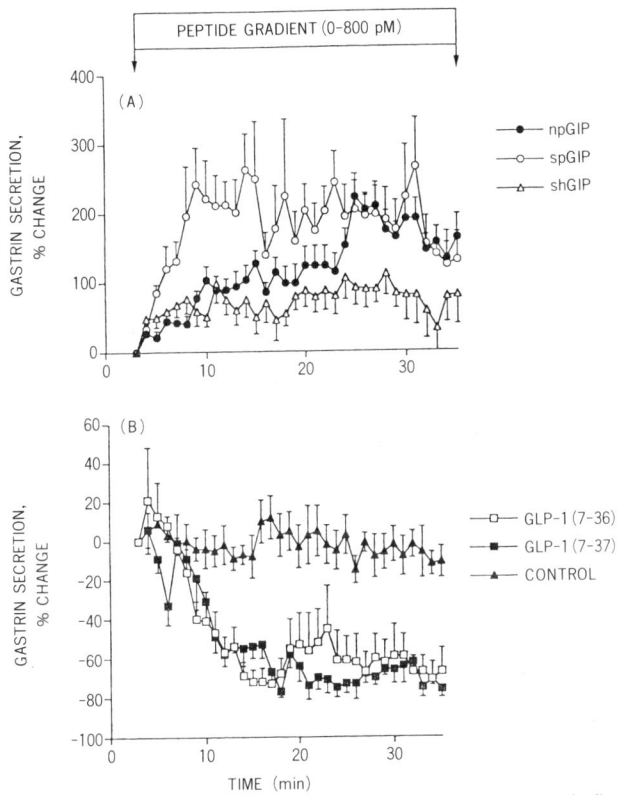

図1 ガストリン分泌に及ぼす(A)合成ヒト(sh)GIP, 合成ブタ(sp)GIP, 天然ブタ(np)GIP と(B)GLP-1(7-36) amide, GLP-1(7-37)の効果 （文献[1]より引用）

実　　験

　インクレチン作用が注目される GIP と GLP-1 のガストリン分泌に及ぼす影響を検討した McIntosh らの成績[1]を紹介する。37℃に加温し，95%O_2 - 5%CO_2で平衡させた 0.2%BSA，3%デキストラン T-70，5 mM グルコースを含む KRB pH 7.4 溶液を毎分 3 ml で非還流式に灌流。前灌流 30

分の後，側管より腹腔動脈中に GIP または GLP-1 を投与した。最終濃度が 0〜800 pM となるよう，濃度勾配作成器で毎分 28 pM ずつ濃度を上げた。門脈からの流出液中のガストリンは GIP によって増加したが，GLP-1 では低下した（図1）。

応用

　胃灌流標本では胃運動，胃液・胃酸分泌の観察のほか，血管灌流流出液中には胃に内在するニューロンから分泌されるソマトスタチン，VIP，ボンベシン様物質（GRP；gastrin releasing peptide やニューロメジンなど），グルタミン酸，セロトニン，サブスタンス P が測定される。血管灌流液中への薬物投与以外に，胃腔内を灌流してのコンデショニングやバルーンを挿入しての機械的刺激[2]，迷走神経の電気的刺激[3]などが行われている。

文献

1) Jia X, Brown JC, Kwok YN, et al：Gastric inhibitory peptide and glucagon-like peptode 1 (7-36) amide exert similar effects on somatostatin secretion but opposite effects on gastrin secretion from the rat stomach. Can J Physiol Pharmacol 72：1215-1219, 1994

2) Schubert ML, Makhlouf GM：Gastrin secretion induced by distension is mediated by gastric cholinergic and vasoactive intestinal peptide neurons in rats. Gastroenterology 104：834-839, 1993

3) Madaus S, Schusdziarra V, Dummer W, et al：The effect of glucose and insulin on vagally induced gastrin, bombesin-like immunoreactivity and somatostatin from the perfused rat stomach. Neuropeptides 18：215-222, 1991

〈山谷　恵一〉

第IV章 胃腸　　　　　　　　　　　　　　　　　　各論

2．腸－GLP-1分泌（ラット）

　腸管からの，インクレチンの一つである GLP-1 (glucagon-like peptide -1) の分泌，および糖質の吸収を観察するために有用なラット空腸回腸灌流を紹介する。

方　法

　実験には，250～350 g のウィスター系雄性ラットを用いた。ラット空腸回腸灌流は，Dakka らの方法[1]に準じて行った（図1）。ペントバルビタールで麻酔後，胃周囲の血管と噴門部を結紮し，十二指腸の腸間膜とトライツ靱帯の部分で糸をかけて切除した。また，大腸の腸間膜と直腸および回盲部に糸をかけて切除した。aorta からの分岐部で SMA へカニュレーションした。SMA は細く脆いが，素早やくカニュレーションを行うことがポイントである。カニューレから 3％ dextran, 0.1％ BSA, 5 mM グルコースを含む KRB buffer を pH 7.4, 37℃で毎分 3 ml で灌流した。門脈へカニュレーションし，灌流液をドレナージした。さらに，空腸および，回腸末端にチューブをカニュレーションし，空腸側から腸管内を生食で洗浄し，約 30 分の前灌流の後，5 分ごとに灌流液を採取した。灌流標本は，37℃に保たれた灌流台で温度が一定になるようにした。腸管内には，空腸側からインフュージョンポンプで毎分 0.2 ml で生食を投与した。糖質は，初期投与としてインフュージョンポンプで，腸管内に 4 ml 早送りし，その後，毎分 0.2 ml で 20 分間投与した。GIP は，10 nM の濃度になるように，動脈側の側管よりインフュージョンポンプで投与した。GLP-1 は，門脈から採取した灌流液を SEP-PAK にて濃縮し，当科で作成した抗血清 R 2337 を用いて測定した。

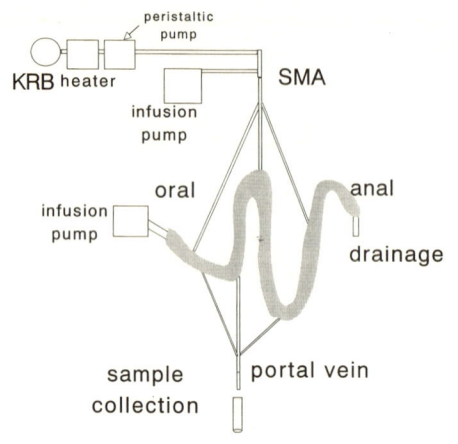

図1 ラット空腸回腸灌流の模式図

実験

腸管内に，①5％グルコース（glu），②5％ガラクトース（gal），③5％3-Oメチルグルコース（3OMG）を投与し，GLP-1分泌への糖質の腸管からの吸収と代謝の関与について検討した。gluおよびgalはSGLT1（sodium glucose cotransporter 1）で吸収され，代謝されるが，3OMGはSGLT1で吸収されるが代謝されない糖質である。また，10 nMヒトGIP（gastic inhibitory peptide）の動脈内投与を行い，GIPによるGLP-1の分泌について検討した。

結果

glu投与時，グルコース濃度は，70 mg/dlから120 mg/dlに増加した（図2 A）。GLP-1は約2 pmol/lから約18 pmol/lに増加した（図2 B）。gal投与時のGLP-1の分泌は約3 pmol/lから約10 pmol/lに増加した（図2 C）。3OMG投与時のGLP-1の分泌は約5 pmol/lから軽度増加傾向を示した（図2 D）。GLP-1の5分間の平均増加量は，glu 10.0±2.1 pmol/l/5 min，gal 7.0±0.4 pmol/l/5 min，3OMG 3.1±0.6 pmol/l/5 minであっ

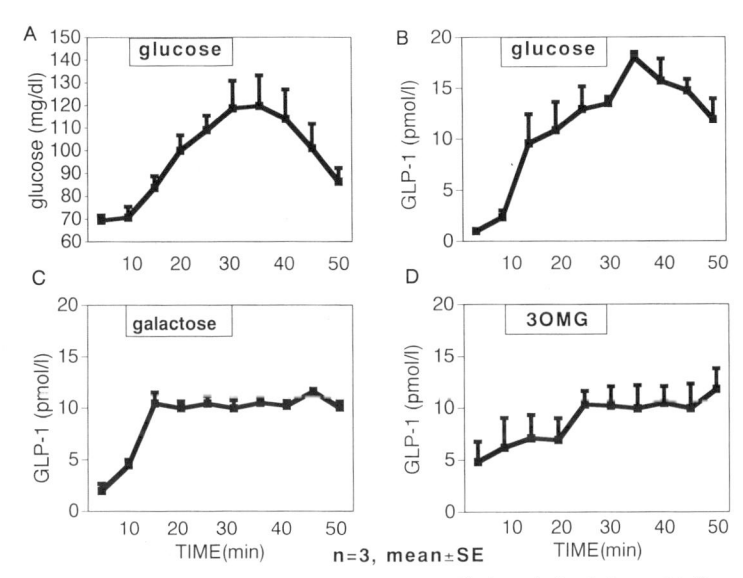

図2 5％グルコース投与でのグルコース濃度の変化（A），5％グルコース投与（B），5％ガラクトース投与（C），5％ 3OMG 投与（D）での GLP-1 濃度の変化

た。SGLT 1 に対する単糖の相対的親和性は，グルコースに対する親和性を100％とすると，ガラクトースと 3 OMG の親和性は約 25％と報告されている[2]。glu に比較し，gal での増加量の減少は，SGLT 1 への親和性の低下，3 OMG での増加量の減少は，SGLT 1 への親和性の低下，および細胞内で代謝されないためと思われた。次に，GIP を動脈内投与すると，GLP-1 は，約 20 pmol/l に増加した（図 3）[3]。イヌ回腸灌流で 10 nM ヒト GIP を投与すると，GLP-1 はまったく増加せず，GIP に対する反応には種差があると考えられた。

ラット空腸回腸灌流の特徴

　生体と異なり，動脈側や腸管内に，さまざまな物質を，自由な濃度で投与できることが利点である。ラット空腸回腸灌流系では，イヌ回腸灌流系に比較して，空腸も灌流されることになり，グルコース濃度の上昇が大きいこ

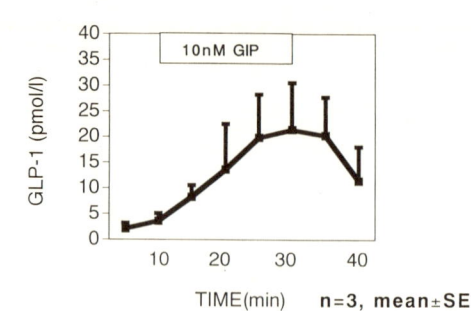

図3 10nMヒトGIP動脈内投与によるGLP-1濃度の変化

と,また,初期投与として糖質を4ml投与したため,GLP-1分泌が早く起こる特徴がある。主に,十二指腸から空腸で分泌されるインクレチン(GIP)も測定可能と思われる。

文献

1) Dakka T, Cuber JC, Chayvialle JA : Functional coupling between the active transport of glucose and the secretion of intestinal neurotensin in rats. J Physiol (London) 469 : 753-765, 1993

2) Shimada T, Hoshi T : A comparative study of specificity of the intestinal Na^+/sugar cotransport among vertebrates. Comp Biochem Physiol 84 A : 365-370, 1986

3) 杉山和彦,間中英夫,佐々木英夫,他:イヌ及びラット腸管からのGLP-1 (7-36 amide) 分泌に及ぼすGIPの影響.糖尿病 39 (suppl 1):485, 1996

(杉山 和彦)

第IV章　胃腸　　　　　　　　　　　　　　　　　　　　各論

3. 腸ーグルコース吸収（イヌ）

　腸管は消化吸収の場として重要な臓器である。腸管は神経あるいは消化管ホルモンによって運動が調節されている臓器であり，多種の消化管ホルモンを分泌する臓器でもある。in situ の腸管灌流標本を用いることにより，消化管ホルモンである glucagon-like peptide 1 (GLP 1) の腸管からの分泌とグルコース吸収との関連を検討することができる。

標本作製

　灌流模式図を図1に示す[1]。雑種成犬（10～15kg）をクロラロース麻酔し，それぞれ1本の動静脈で支配された回腸セグメント（15～20cm）を用いる。このセグメントの口側には注入用，肛門側にはドレナージ用として，外径1/4インチのTAYGON tubeの尖端に約5cmの外径1/2インチの

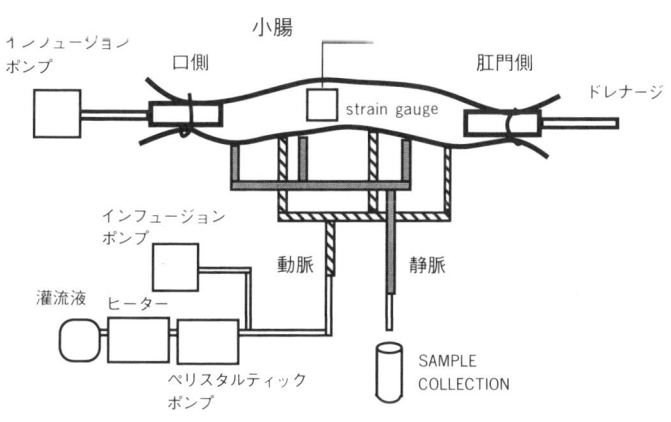

図1　灌流模式図
(Digestion, 55：24-28, 1994 より，一部改変)

TAYGON tubeを糸で結紮固定したものを腸管内腔に挿入し，外径1/2インチのTAYGON tubeの部位を太い糸で結紮して，周囲の神経，血流から遮断する。動脈は神経線維を含む結合組織を剝離した後，中枢側を結紮して，18G針で穴をあけてカニュレーションを行い，5 mMグルコースを含むKRB solutionを，95%O_2-5%CO_2で飽和し，pH 7.4，37℃で，毎分12 ml注入する。腸管膜静脈は動脈と同様に結合組織から剝離し，中枢側を結紮した後にカニュレーションを行い灌流液を2分ごとに採取した。腸管膜は，電気メスで切開凝固する。カニューレはツベルクリン用の1 ml注射器を中央部を加熱してのばすようにすると，結紮してもつぶれないカニューレを作製できる。灌流標品は生食に浸したガーゼで被覆し，白色電灯で加温した。腸管腔は0.9%NaClで内容物を洗浄し，さらに0.9%NaClを毎分2 mlで注入した。実験開始まで30～40分間の期間をおき，実験開始時には肛門側からの排出液にアミラーゼ，リパーゼ，胆汁酸が存在しない状態にした。実験に用いた灌流標品は実験終了後に組織学的に検討したが，上皮の脱落や浮腫を認めなかった[1]。

実　験

　腸管からのGLP-1の分泌とグルコース吸収との関連を検討するため，腸管腔から上皮細胞へのグルコース吸収阻害剤として，Na^+/グルコース共輸送体の阻害剤である，0.5mMフロリジンを腸管腔に投与し（IL），また，基底膜側のグルコース能動輸送の阻害として，0.1mMウワバインを動脈に投与した（IA）。5％グルコース，0.5mMフロリジンは0.9%NaClに溶解し，0.1mMウワバインはKRB solutionに溶解した。さらに，腸管腔にNa^+非存在下かつ浸透圧が等しくなるようにKClを用いて5％グルコースを溶解した。灌流液中GLP-1は灌流液をSEP-PAK処理後RIAにて行った。

結　果

　腸管腔にグルコースを投与すると灌流液中グルコースとGLP-1はともに増加するが，フロリジン，ウワバイン，腸管腔内Na^+非存在下などのグル

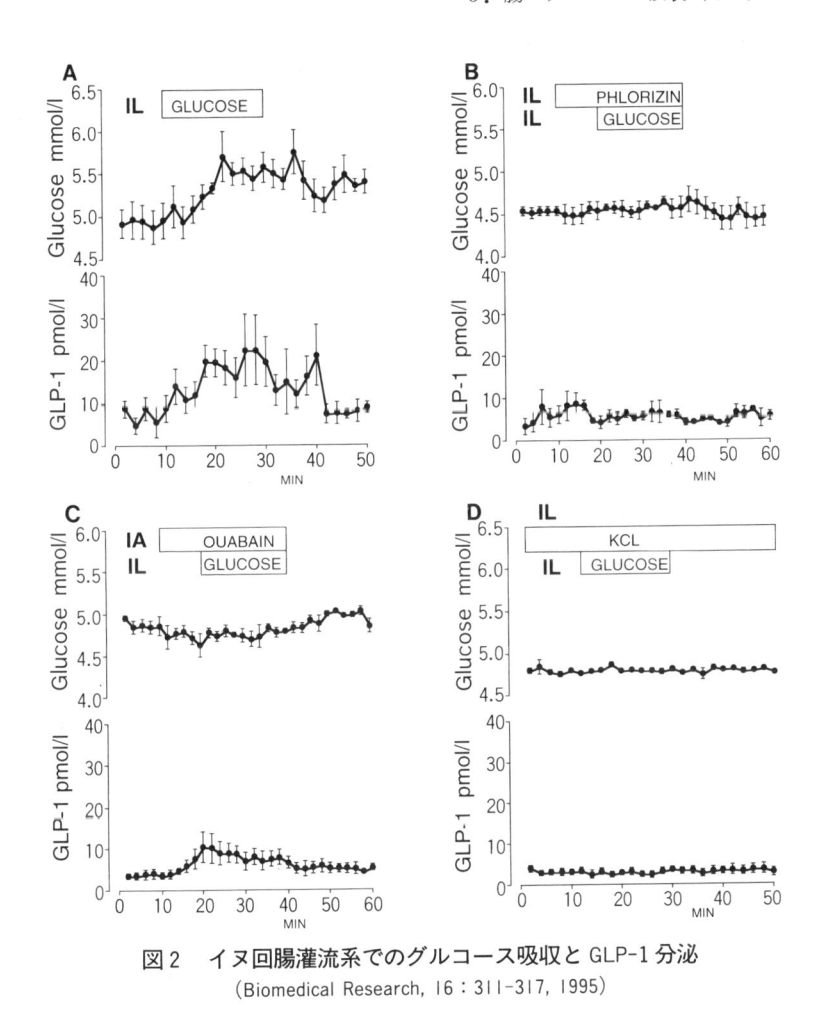

図2 イヌ回腸灌流系でのグルコース吸収とGLP-1分泌
(Biomedical Research, 16 : 311-317, 1995)

コース吸収を抑制した条件下では灌流液中グルコースとGLP-1は増加しないことが観察された（図2, 図3）[2]。

留意点と応用

イヌは個体差が大きいことに注意を要する。灌流液中のGLP-1濃度はラ

図3 平均濃度差 (*p<0.05, **p<0.01)
(Biomedical Research, 16:311-317, 1995)

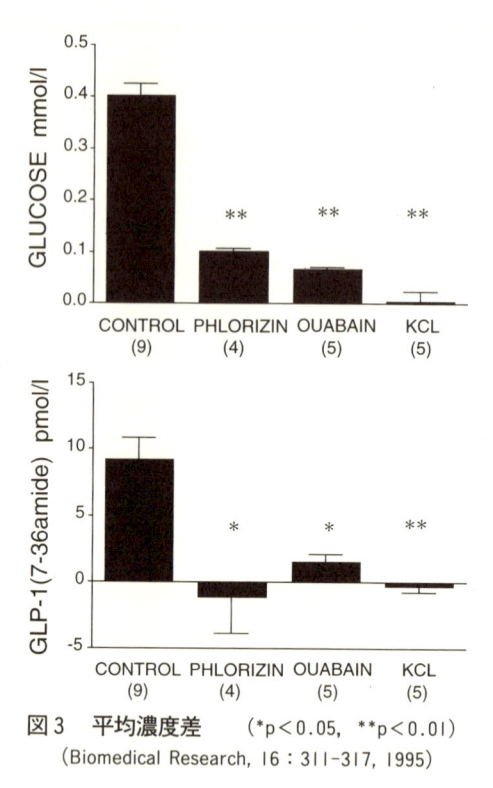

ジオイムノアッセイの最少測定感度に近いので SEP-PAK での処理により濃縮して測定した。腸管運動や他の消化管ホルモンのあるいは神経ペプチドの分泌も観察できる。

文 献

1) Sugiyama K, Manaka H, Sasaki H, et al : Stimulation of truncated glucagon-like peptide-1 release from the isolated perfused canine ileum by glucose absorption. Digestion 55 : 24-28, 1994
2) Manaka H, Sugiyama K, Sasaki H et al : GLP-1 (7-36 amide) secretion from the isolated perfused canine intestine is coupled with Na^+/glucose Cotransporter. Biomedical Research 16 : 311-317, 1995

(間中 英夫)

第IV章　胃腸　　　　　　　　　　　　　　　　　　　　　各論

4．腸管運動とVIP分泌（イヌ）

　腸管は消化吸収の場として重要な臓器である。腸管は神経あるいは消化管ホルモンによって運動が調節されている臓器であり，多種の消化管ホルモンを分泌する臓器でもある。腸管灌流標品を用いることにより，神経ペプチドである vasoactive intestinal peptide（VIP）の血管系への放出と腸管運動との関連について検討できる。

標本作製

　回腸を用いた灌流標本の作製法[1]は前項（第IV章各論3）の糖吸収とGLP-1分泌と同様である。神経伝達物質の作用を腸管運動やVIP放出で検討するので，イヌの麻酔は必ずクロラロースを用いる。腸管運動は灌流した腸管の中央部の漿膜に1個の strain gauge を縫合して装着し，輪状筋の収縮を記録した（第IV章各論3図1）。

実　験

　動脈側より motilin を最終濃度 0.1, 1, 10 nM となるように，9分間投与して，灌流標本の輪状筋の収縮と VIP の放出の関連を観察した。灌流液中 VIP は RIA にて行った。

結　果

　輪状筋の収縮は図1に示すように，motilin 1 nM の濃度から phasic contraction の亢進が認められ，10 nM では tonic contraction の顕著な亢進を認めた[2]。VIP の放出は，図2に示すように motilin 1 nM の濃度から放出

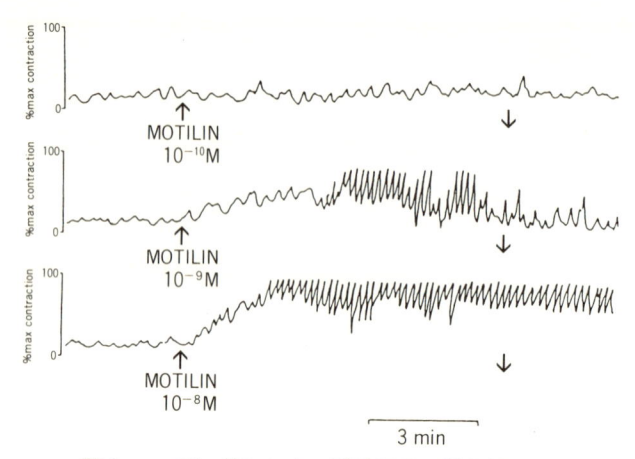

図1　motilin 投与による灌流標品の輪状筋収縮
X axis＝time in min, Y axis＝maximum pen excursion as 100％

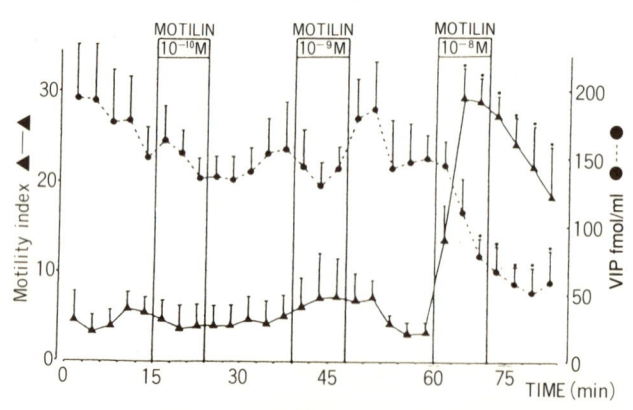

図2　motilin 投与による灌流標品からの VIP 放出と消化管運動
X axis＝time, Y from preinfusion values p＝0.05 by paired t-test

抑制を認め，10 nM では顕著に抑制されていた[2]。

利点と応用

利点は腸管外から腸管への交感神経・副交感神経を切断してあるので，腸管内の神経について検討できる。血液中の因子を除去できる。筋のみの標本ではないので，伝達物質の血液中の濃度が生理的条件に近似している。オピオイドペプチド，テトロドトキシン，アトロピン，ヘキサメソニウムなどの結果は文献[3]を参照。

文　献

1) Manaka H, Manaka Y, Daniel EE, et al：Release of VIP and substance-P from isolated perfused canine ileum. Am J Physiol 257：G 182-190, 1989

2) Fox JET, Manaka H, Daniel EE, et al：Stimulation of circular muscle motility of the isolated perfused canine ileum：relationship to VIP output. Peptide 12：1039-1045, 1991

3) Fox JET, Manaka H, Daniel EE, et al：Mechanisum of noncholinergic exitation of canine ileal circular muscle by motilin. Peptide 12：1047-1050, 1991

（間中　英夫）

第Ⅴ章　骨格筋

総論　下肢灌流の実験

　ラットを用いた下肢灌流実験法の実際について解説する。実験には生後2ヵ月前後のウィスター系雄性ラットを用いる。ラットは12時間照明（午前7時～午後7時），12時間消灯（午後7時～午前7時）の条件下で維持し，標準食とリビチウム添加水を任意に摂取させる。ラットは実験開始4時間前より絶食とした後，ヒトの早朝空腹時に相当する午後1時頃より実験を開始する。体重1 kgあたり1 mlのネンブタール（Abottt Laboratories, North Chicago, IL）を腹腔内に注射し麻酔処理後，Mondonらの方法[1]に準じて下肢灌流実験を行う。糖尿病ラットは，Streptozotocin 40 mg/kg BWを0.01 Mクエン酸緩衝液（pH 4.5）で希釈して，ラット尾静脈より注射して作成する。

灌流標本作製手技（図1）

　ラット腹部に正中切開を加え，腹部に分布する表在血管および，腹部大動脈と下大静脈の主要分岐血管（iliolumbar arteries and veins, branches of the hypogastric and pubic-epigastric trunks）を結紮し，さらに膀胱頸部と下行結腸を結紮して，最後に腹部大動脈と下大静脈へカニュレーションを施行し，カテーテルの先端を iliolumbar vessels と腹部大動脈の分岐部の中間点に留置する。カニュレーション時に注意することは，腹部大動脈，下行大静脈結紮後，速やかに結紮部より少し下行の腹部大動脈に切開を入れカテーテルを留置し結紮し，続いて動脈に留置したカテーテルよりやや太めの静脈留置カテーテルを下行大静脈に留置し（静脈のカテーテルが動脈のカテーテルより太くないと下肢が浮腫しやすいため），ヘパリン添加生理的食塩水30 ml前後で十分に血液をwashoutすることが大切である。Washout後，灌流液量50 mlの再灌流方式により，毎分5 mlの速さで1時間灌流を

```
A : Micro tube pump    D : Inferior vena cava
B : Reservoir flask    E : Abdominal aorta
C : Gas cylinder       F : Incubator
⇨ Blood flow
➡ Gas flow
```

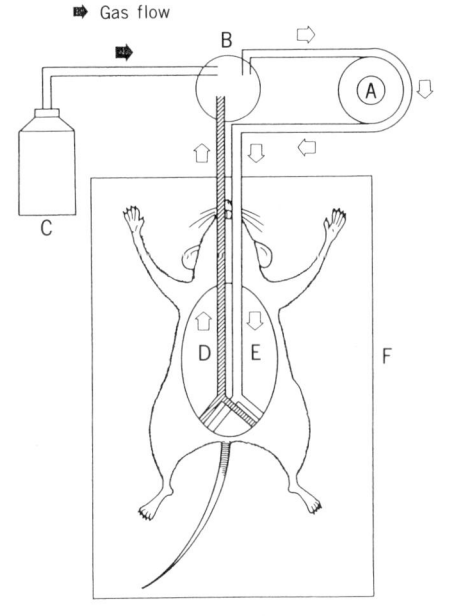

図1　灌流実験モデル

行い，10分間隔で100μlずつサンプルを採取する。

灌流液

　30 g/l ウシ血清アルブミン（Sigma Chemical Co., St. Louis, MO, USA）を含む Krebs Ringer 重炭酸緩衝液（pH 7.4）とラット洗浄赤血球（1回の実験で1匹のラットを赤血球提供用に使用）の混合液を灌流液として用いる。そして，それぞれの検討において，灌流液に各種濃度のブドウ糖，インスリン，パルミチン酸などを添加する。ブドウ糖クリアランスを調べる実験では，灌流開始時の灌流液のブドウ糖濃度は13.9 mM，脂肪酸クリアランスを調べる実験では，灌流開始時の灌流液のパルミチン酸（Sigma Chemi-

表1　生後2ヵ月ラット下肢の組織組成

Rat Wt,g	Skinned hindlinb Wt,g	Skinned hindlinb			Hindlimb Muscle % body wt
		%Fat	%Bone	%Muscle	
248±4	67.2±2.1	18.1±1.1	11.7±0.4	70.2±0.8	19.0

Values are means±SEM with 12 rats.

cal Co., St. Louis, MO, USA) 濃度は1 mMとする。なおパルミチン酸を灌流液に加える際のコツは，まず蒸留水に60 g/l ウシ血清アルブミンを添加した溶液を温め，それにパルミチン酸を少量ずつよくかき混ぜながら加えていき，その溶液と等量の2倍濃度のKrebs Ringer 重炭酸緩衝液を混ぜ合わせて灌流液を作ることである。灌流液は95%O_2-5%CO_2混合気で飽和し37℃に保つ。灌流液の酸素分圧は，下肢流入前300 mmHg，流入後100 mmHg前後であった。灌流液のヘマトクリット値は，6.0±1.0%（平均±標準偏差，n=10）で，赤血球を灌流液に混合した理由は，緩衝液のみでは末梢組織におけるブドウ糖，脂肪酸の取り込みが不十分であり，赤血球添加により改善されることによる。

分析方法

サンプリングした灌流液のブドウ糖と脂肪酸の濃度を測定する。ブドウ糖はHexokinase法により，脂肪酸は酵素法（ACS-ACOD法，NEFA-SS Eiken Chemical Co., Japan）により測定する。ブドウ糖クリアランス値（以下K値と略す）と脂肪酸クリアランス値（以下F値と略す）は以下の式により算出する。

$$K(\mu l/min/g\ muscle) = ブドウ糖摂取量(nmol/min/g\ muscle)/ブドウ糖濃度(nmol/\mu l)$$

$$F(\mu l/min/g\ muscle) = 遊離脂肪酸摂取量(nmol/min/g\ muscle)/遊離脂肪酸濃度\ (nmol/\mu l)$$

下肢骨格筋量は以下の方法により算出する。

ラット下肢より肉眼で認められる脂肪を除去した後，下肢塊を煮沸し残存脂肪をエーテルで抽出する。組織を乾燥させた後，残存骨，軟骨とともに重

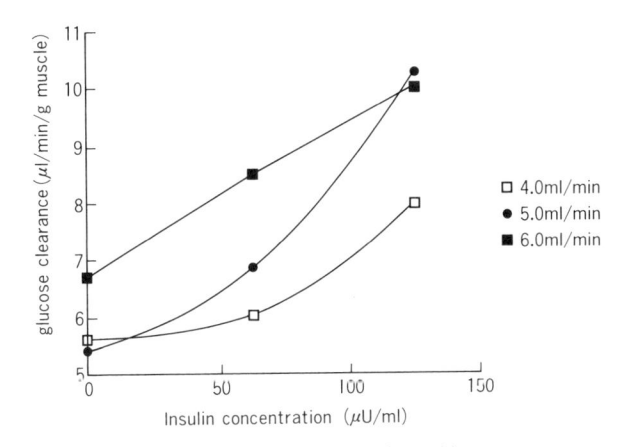

図2 流量変化時のラット骨格筋のブドウ糖クリアランスへの
インスリン濃度の影響

量を測定する。**表1**は,生後2ヵ月のウィスター系雄性ラット下肢の脂肪,骨,筋肉の割合,下肢重量,下肢骨格筋の体重あたりの割合を示したものである。なおこの下肢脂肪には,副睾丸の脂肪組織は下肢灌流標本作製時に精巣とともに除去してあるため含まれていない。

下肢骨格筋は生後2ヵ月のラットでは19%前後であった(**表1**)。そこで体重×0.19を算出し下肢骨格筋重量とした。糖尿病jラットでは筋肉,脂肪量の減少が考えられるが,われわれの糖尿病ラット作成条件下では誤差範囲内であった。骨格筋の割合は,生後2ヵ月のラットでは下肢組織の70%を占めており,下肢灌流時の糖,脂肪酸の利用は主に筋肉組織によることが理解できる。

灌流速度についての検討[2]

灌流速度の影響を検討するため,毎分4,5,6 ml の速さで灌流した。それ以上の速さで灌流しなかった理由は,7 ml 以上の速さで灌流すると,われわれのシステムでは下肢の浮腫がひどくなり実験が継続できなかったためである。図2のごとく下肢骨格筋のブドウ糖クリアランス値は,インスリ

ン濃度の上昇に伴って，各流速とも，用量依存性に増加した。また流速の増加に伴い用量依存曲線は左方移動する傾向がみられた。

文 献

1) Narimiya M, Azhar S, Dolkas CB, Mondon CE, Silms C, et al : Insulin resistance in older rats. Am J Physiol 246 : E 397-E 404, 1984

2) Ohashi T, Narimiya M, Someya Y, et al : Effect of blood flow on glucose utilization and insulin sensitivity in rat skeletal muscle. Jikeikai Med J 41 : 99-104, 1994

(成宮　学)

第V章　骨格筋　　　　　　　　　　　　　各論

1．糖利用
骨格筋の糖利用の代謝性調節因子についての検討[1]

はじめに

血糖と遊離脂肪酸は，糖尿病における末梢組織の糖利用とインスリン感受性の調節因子として関心がもたれている。今回の研究では，下肢灌流実験法を用いて，インスリン存在下，非存在下における下肢骨格筋のブドウ糖クリアランスに及ぼす，急性，持続性高血糖，低血糖，ならびに血中遊離脂肪酸濃度の変化の影響について検討した。

方　法

生後2ヵ月のウィスター系雄性ラットを用い，Streptozotocin糖尿病ラットを作成した。

「正常ラット」は以下の4群に分けた。

①絶食群：4 h，12 h，24 h絶食
②ブドウ糖負荷群：実験開始1時間前にブドウ糖2 g/kgBWをチューブを用いて経口負荷
③低血糖群：実験開始1時間前に2 Uの速効型インスリンを腹腔注射
④コントロール群

「糖尿病ラット」は以下の3群に分けた。

①インスリン処置正常血糖群：4 Uの速効型インスリンを腹腔注射後1時間の血糖値が3.9〜6.7 mMのもの
②インスリン処置高血糖群：4 Uの速効型インスリンを腹腔注射後1時間の血糖値が20 mM以上のもの

③未処置群

結　果

1．血糖，血中遊離脂肪酸値

糖尿病群では正常群と比較して，血糖，血中遊離脂肪酸値はそれぞれ4倍，2倍に上昇した。また正常群ではブドウ糖負荷により血糖値は75%上昇した。また絶食により，血糖，血中遊離脂肪酸値は絶食時間に応じて漸減傾向を示した。

2．正常ラットのブドウ糖クリアランス値（K値）に及ぼすインスリンの影響

図1の実線のごとくK値はインスリン濃度の上昇に伴い漸増傾向を示した。しかし生理的な最高血中濃度に相当する 125 μU/ml 前後でプラトーに達し，インスリン濃度をそれ以上増加させてもK値の増加は認められなかった。われわれの示した下肢灌流実験法の利点は，ある物質が筋肉のブドウ糖

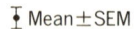

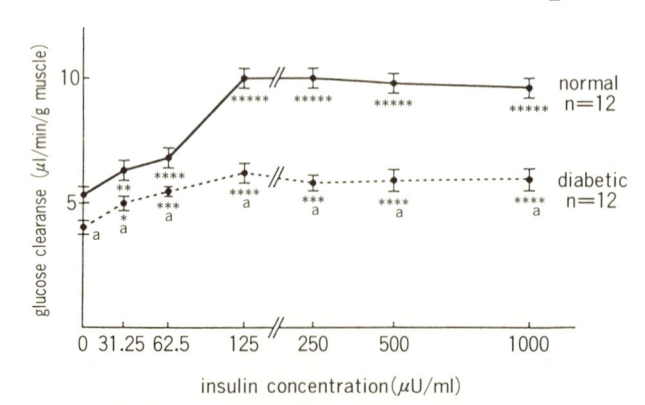

図1　正常ならびに糖尿病ラットのブドウ糖クリアランスへのインスリン濃度の影響

*NS, **p<0.05, ***p<0.02, ****p<0.01, *****p<0.001 compared with that in the absence of insulin, ^{a}p<0.001 compared with that in normal rats.

の取り込みを促進したという場合，それがインスリンを介さない直接作用なのか，インスリン感受性を高めたのか，インスリン反応性を増強したのかを区別することが可能なことである．加えて，インスリン濃度が$0 \sim 125 \mu U/ml$ の生理的濃度の範囲内での作用を検討できることもあげられる．

3．糖尿病ラットのブドウ糖クリアランスに及ぼすインスリンの影響

図1の破線で示すごとく糖尿病未処理ラットでは，K値はインスリン非存在下，存在下ともに低下した．しかし最大値を示すインスリン濃度は同様で，インスリン反応性が低下していることがわかる．インスリン投与により血糖値が改善した群ではインスリン非存在下のK値の上昇がみられたが，インスリン存在下ではK値は低値に留まった．

4．ブドウ糖負荷とインスリン低血糖時のブドウ糖クリアランスの変化

インスリン非存在下では，ブドウ糖負荷によりK値の低下，インスリン低血糖によりK値の上昇が認められたが，インスリン存在下では影響がみられなかった．

5．絶食のブドウ糖クリアランスに及ぼす影響

インスリン非存在下では，絶食期間に応じてK値は漸増傾向を認めた．しかしインスリン存在下では，K値の変化はみられなかった．

6．パルミチン酸のブドウ糖クリアランスに及ぼす影響

パルミチン酸はインスリン非存在下のK値を増加させたが，インスリン存在下のK値を減少させた．

7．インスリン非存在下の骨格筋ブドウ糖取り込みに対する灌流液ブドウ糖濃度の影響

飽食群では，ブドウ糖濃度の上昇に伴い，漸増的にブドウ糖の取り込みは増加した．絶食群では飽食群と比較して，用量曲線が左方移動していた．パルミチン酸投与も絶食負荷と同様に用量曲線を左方移動させた．

結　論

以上の成績をまとめると下記のごとくになる（表1）

1) インスリン非存在下におけるブドウ糖利用は，血糖値の上昇に伴い増加し，下降に伴い減少し，血糖値の変動が骨格筋の基底状態における

表1 種々の条件下におけるインスリン非存在,存在時のブドウ糖クリアランスへの血糖,血漿遊離脂肪酸,血漿インスリンの影響

	Non-diabetic			Diabetic		
					Insulin inj.	
	Starved	Glucose loaded	Insulin-induced hypoglycemic	Untreated	Normoglycemic	Hyperglycemic
Plasma glucose	↓	↑	↓	↑	↓	↑
Plasma NEFA	↑	↓	↓	↑	↓	↓
Plasma insulin	↓	↑	↑	↓	↑	↑
Glucose clearance insulin (−)	↑	↓	↑	↓	↑	↓
Glucose clearance insulin (+)	→	→	→	↓	↓	↓

↑ Increase, ↓ Decrease, → No change.

ブドウ糖利用の調節に重要な役割を演じていることが示唆された。
2) 糖尿病状態に伴う持続性の高血糖は骨格筋のインスリン刺激時のブドウ糖利用を低下させたが,ブドウ糖負荷時の急性の高血糖は影響を及ぼさなかった。
3) パルミチン酸はインスリン非存在下のブドウ糖利用を刺激した。しかしインスリン存在下のブドウ糖利用は抑制した。さらにパルミチン酸はインスリン非存在下の骨格筋のブドウ糖に対する親和性を増加させることが明らかとなった。このことは絶食時のインスリン非存在下ブドウ糖利用の増加に遊離脂肪酸が関与している可能性を示唆している。

文 献

1) Narimiya M, Ohashi T, Kubokura T, et al : Can plasma glucose and non-esterified fatty acid be regulators of glucose utilization in skeletal muscle? Endocrine J 41 : 197-206, 1994

(成宮　学)

第Ⅴ章　骨格筋　　　　　　　　　　　　　　　　　　　　　各論

2．脂肪酸利用
糖尿病ラット下肢の脂肪酸利用についての検討[1]

はじめに
　脂肪酸は安静時ならびに運動時骨格筋の主要エネルギー源である。特に糖尿病状態ではインスリン作用不足によりブドウ糖利用が円滑に行われず，このような状態での骨格筋のエネルギー源としての脂肪酸代謝は興味ある課題である。糖尿病における肝の脂肪酸代謝に関しては詳細な研究がなされているが，骨格筋についての検討は少ない。また骨格筋のブドウ糖利用に対する血中脂肪酸の役割についての検討は多数みられるが，脂肪酸利用に対するブドウ糖とインスリンの影響について糖尿病状態下で調べた成績はない。今回の研究は，ラット下肢灌流実験法を用いてこの点について検討した。

方　法
　生後 2 ヵ月のウィスター系雄性ラットを用い，Streptozotocin 糖尿病ラットを作成した。下肢灌流実験法を用い，正常ラット，糖尿病ラットの脂肪酸クリアランス値（F値）に及ぼすブドウ糖，インスリンの影響について検討した。

結　果
1．体重，血糖値，血漿遊離脂肪酸濃度，血漿インスリン濃度
　表 1 に示すごとく，糖尿病群では正常群と比較して，有意の体重減少（$p<0.001$），血糖値と血漿遊離脂肪酸濃度の上昇（いずれも $p<0.001$），血

表1 生後2ヵ月正常ならびに糖尿病ラットの体重，血糖値，血漿遊離脂肪酸濃度，血漿インスリン濃度

	BW (g)	FPG (mg/dl)	NEFA (mEq/l)	IRI (μU/ml)
normal	247±2	98±1	0.88±0.03	32±1
diabetic	234±3	428±4	1.68±0.06	14±1

Values are means±SEM for 67 rats in each group.

漿インスリン濃度の低下（$p<0.001$）をみた。

2．下肢骨格筋の脂肪酸クリアランスに及ぼす灌流液ブドウ糖濃度の影響

灌流液のブドウ糖濃度を0，6.9，13.9，27.8，41.7，55.6 mMと増加させていくと，ブドウ糖濃度の上昇に伴いF値は増加し，27.8 mMでピークに達し，それ以後はF値の低下をみた。

3．下肢骨格筋の脂肪酸クリアランスに及ぼすブドウ糖非存在下のインスリンの影響

図1は正常群と糖尿病群のブドウ糖非存在下のF値に及ぼすインスリンの影響を示したものである。正常群と比較して糖尿病群では，インスリン非存在下と125 μU/ml存在下でF値の有意の低下をみた。しかし両群ともブドウ糖非存在下ではインスリンによるF値への影響は認められなかった。

4．下肢骨格筋の脂肪酸クリアランスに及ぼすブドウ糖とインスリンの影響

インスリン非存在下で，ブドウ糖は正常群と糖尿病群のF値を増加させた（図2）。ブドウ糖存在下で，両群ともにインスリン 62.5 μU/ml 条件下でF値の有意の増加をみたが，さらなるインスリン濃度の上昇はF値の低下をもたらした。

結 論

正常群において，ブドウ糖濃度の上昇はF値を増加させ，27.8 mMでピークを招き，それ以後はF値の低下をもたらした。一方，ブドウ糖存在下で，62.5 μU/ml のインスリンはF値を増加させ，さらにインスリン濃度を上昇させるとF値の低下傾向を認めた。

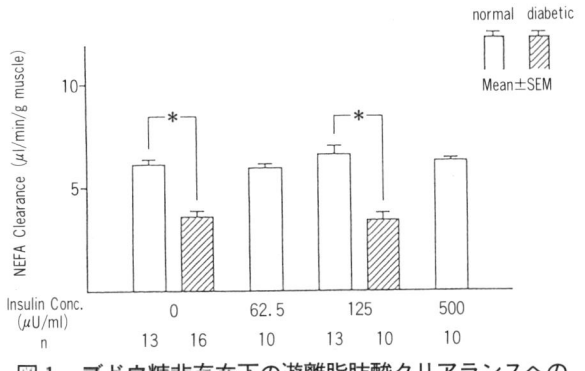

図1 ブドウ糖非存在下の遊離脂肪酸クリアランスへのインスリンの影響　　*p<0.001

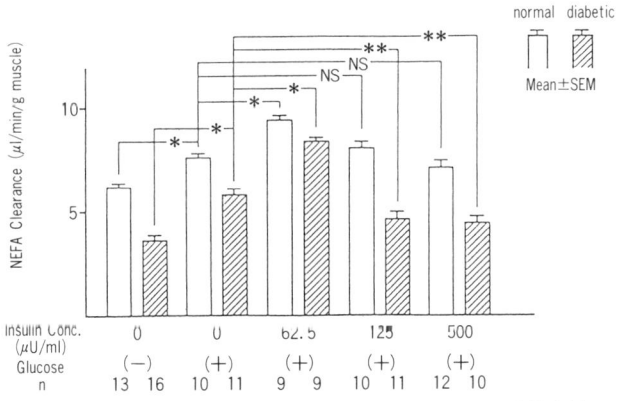

図2 遊離脂肪酸クリアランスへのインスリンとブドウ糖の影響　　*p<0.001, **p<0.01

　ブドウ糖非存在下でインスリンはF値に影響を及ぼさないこと，われわれの下肢灌流実験系では，ブドウ糖濃度の上昇とブドウ糖存在下でのインスリン濃度の上昇は骨格筋のブドウ糖の取り込みを漸増させることから，ブドウ糖が骨格筋の脂肪酸取り込みを増加させる可能性が示唆された。その機序としては，骨格筋のブドウ糖取り込みの増加が再エステル化を促し脂肪酸取り込みを増加させた可能性が考えられる。

しかし，一方で，高濃度のブドウ糖とインスリン濃度の上昇に伴う骨格筋のブドウ糖取り込みの亢進は，逆に脂肪酸取り込みを減少させることが示唆された．その機序としては，大量のブドウ糖とインスリンによる解糖系の促進が malonyl CoA の増加をもたらし脂肪酸の酸化を抑制した可能性も考えられる．糖尿病群でも同様な機序が考えられる．

　糖尿病群では正常群と比較していずれの条件下でも骨格筋の脂肪酸取り込みの低下が認められた．その機序としては，TCA サイクルの機能低下とβ-酸化の低下が考えられる*．

　今回のラット下肢灌流実験の成績から，ブドウ糖が骨格筋の脂肪酸利用に重要な役割を果たすことが明らかとなった．またインスリン欠乏状態にある糖尿病では骨格筋の脂肪酸利用が低下し，この低下が血中遊離脂肪酸の上昇に寄与し，糖尿病状態での肝への脂肪酸供給に何らかの関与をしている可能性が示唆された．

文　献

1) 成宮　学，大橋　力，窪倉俊隆，他：糖尿病ラット下肢の脂肪酸利用についての検討. 糖尿病 38：769-775, 1995

（成宮　学）

---

* 再エステルに関しては，アロキサン糖尿病動物骨格筋の中性脂肪含量の増加が報告されており，再エステル化の亢進が示唆される．しかし骨格筋の中性脂肪の蓄積には限りがあり，再エステル化よりも β 酸化の低下が勝り，その結果，脂肪酸利用が低下したと推定される．

第V章 骨格筋　　　　　　　　　　　　　　　　各論

3. ケトン体利用

　各種の病態で高ケトン血症がみられるが，これはケトン体産生とケトン体利用のバランスによる。ケトン体産生については多くの報告があるが，ケトン体利用についてはあまり報告がない。そこで高ケトン血症をきたす病態（絶食，糖尿病など）において，骨格筋での直接的なケトン体利用を検討するために，ラット後肢筋を用いた灌流実験を応用した。

方　法

　体重約100gのウィスター系雄性ラットを用いて，ストレプトゾトシンの腹腔内注射により糖尿病ラットを作製した。絶食ラットとして72時間絶食ラットを用いた。ネンブタール麻酔下に腹部正中切開および側切開により開腹し，手術野を広くし以後の操作が容易となるように腸管を一括して摘出する。ヘパリン200Uの静脈注射後，大動脈を左腎動脈分岐部あたりで結紮し，開胸後心臓を切開し放血死させた。直ちに左腎動脈下部付近で大動脈を切開し流入用カテーテル（21Gの注射針を利用して作製）を大腿動脈の分岐部付近まで挿入し固定する。ポンプで送液を開始した後，流入用カテーテル挿入部より上部でラットを真二つに横に切断し，下半身を利用した後肢筋灌流標本を作製する。腰部筋肉より漏れ出してくる流出液をビーカーに採液した。大動脈へのカテーテル挿入が困難な場合には，下大静脈から挿入して逆行性に灌流してもよい。後肢の皮膚を剥離して行う後肢筋灌流実験もあるが，剥離しない場合でも実験結果にはそれほど違いがない。灌流液には，5.5〜8.3mMブドウ糖，0.5%BSA，4.6%DextranT-70を含むKrebs-Ringer重炭酸緩衝液を用い，95%O_2-5%CO_2の混合ガスにてbubblingしながらpHを7.4に保ち，0.5ml/g muscle weight/minの液量でflow-through方式により灌流した。βヒドロキシ酪酸（BOHB）およびaceto

表1 灌流後肢筋におけるケトン体の取り込み

	Perfusate AcAc or BOHB 0.2 mmol/l	Perfusate AcAc or BOHB 1.5 mmol/l
AcAc uptake (μmol/30 min)		
Control (n=6)	7.6±2.0	39.8±9.8
Starved (n=6)	4.1±0.9**	28.1±8.0*
Diabetic (n=6)	2.8±0.7**	24.8±6.5**
BOHB uptake (μmol/30 min)		
Control (n=6)	5.1±1.0	28.2±5.5
Starved (n=6)	3.5±0.8*	16.9±4.8**
Diabetic (n=6)	2.5±0.4*	15.3±3.0*

*p=0.05, **p=0.02

-acetate (AcAc) はそれぞれ0.2, 1.5 mmol/l の濃度で添加した。

結　果

表1に示すように，筋肉におけるBOHBおよびAcAcの取り込みは，糖尿病ならびに絶食ラットいずれにおいても有意に低下していた。またインスリンによるBOHB取り込み促進作用が糖尿病および絶食ラットにおいて著明に低下している事実も認めている。

文　献

1) Ikeda T, Ohtani I, Fujiyama K, et al：Uptake of β-hydroxybutyrate in perfused hindquarter of starved and diabetic rats. Metabolism 40：1287-1291, 1991

2) Ikeda T, Ishimura M, Terasawa H, et al：Uptake of ketone bodies in perfused hindquarter and kidney of starved, thyrotoxic, and diabetic rats. Proc Soc Exp Biol Med 203：55-59, 1993

（池田　匡）

第Ⅵ章　心, 腎, 副腎, 甲状腺　　　　　総論

1. 心臓

　心臓の灌流方式には二つの方法がある。一つの方法は，肺静脈から左房にカニューレを入れ灌流液を注入し，左室を経て大動脈から正常の循環系に近い状態で送り出させ，その一部が冠血管すなわち心筋を灌流する方法である。もう一つの方法は，大動脈から本来の循環の方向とは逆に灌流液を一定の圧力で送液し，灌流液のすべてが冠血管を灌流し右心房側から流出する方法である。前者においては，左室が大動脈圧×心拍出量のポンプの仕事をするので working heart 式，後者においては心臓の仕事量はなく筋肉の塊としてのみ灌流するので non-working heart 式または Langendorff 式と呼ばれる。本項では生化学，代謝学の研究目的で扱いやすい，ラット心臓の Langendorff 式灌流を述べる。

方　法

　心灌流標本の作製は，麻酔下に開胸した後大動脈弓に切開を加えその部位よりカニューレを挿入し，大動脈起始部より数 mm のところで結紮した後，心臓を切り出すだけの作業である。唯一注意する点はカニューレが深く入り過ぎて大動脈弁を貫通しないようにすることである。ラットの大動脈に 60 mmHg の圧をかけた場合の冠灌流液量は体重 100 g あたり約 2 ml/min との報告が多く，心臓の大きさは体重に比例するので，体重 200 g なら 4 ml/min，300 g なら 6 ml/min と定量式に送液すれば十分と思われる。グルコース消費や乳酸生成などの観察には flow-through 灌流よりも再循環灌流の方が有利と思われる。各論に簡単な再循環灌流装置の例を図示してあるのでそれを参考にしていただきたい。心臓の viability のモニターには臨床で使用する心電計を用いるのが便利で，規則正しい心房波と心室波が記録される。心拍数と電位を指標にするとき，赤血球の添加のない灌流液によっても

数時間は viability に問題のないことを確認している。摘出心標本が心室細動を生じることがあるので,そのときは指先でのマッサージや乾電池による通電で除細動を試みる。除細動できないものは実験に用いない。

文 献

1) Ohhara H, Kanaide H, Yoshimura R, et al：A protective effect of coenzyme Q_{10} on ischemia and reperfusion of the isolated perfused rat heart. J Mol Cell Cardiol 13：65-74, 1981

2) 茂久田 修, 伊東康男, 村上 功, 他：ストレプトゾトシン糖尿病ラット摘出灌流心におけるグルコース代謝. 糖尿病 30：715-721, 1987

(池田　匡)

第VI章　心，腎，副腎，甲状腺　　　　　　　　　　総論

2. 腎臓，副腎

　ラットやモルモットの腎臓と副腎を一緒にした灌流によりレニン，アルドステロン，コーチゾールの分泌が観察され，各種病態におけるそれらのホルモンなどの分泌動態や薬物などの直接作用が検討可能である。応用範囲の広い生理学的実験方法と思われるが手技が繁雑なためかあまり普及していない。

方　法

　ラットを用いた手術手技について述べる。ネンブタール腹腔内注射による麻酔下に開腹する。図1に示すように上腸管膜動脈に小切開を加え流入用カテーテルを挿入し腹部大動脈を経て右腎動脈に挿入する。副腎動脈の走行を確認しその分岐部手前にて固定し送液を開始する。肝臓直下で下大静脈を結紮した後，右腎静脈より下部にて大静脈を切開し流出用カニューレを挿入固

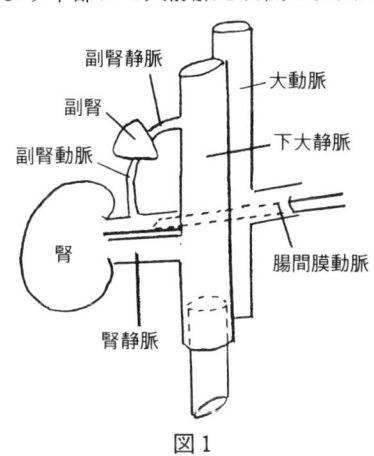

図1

定する。この時，副腎静脈の下大静脈への流入部をよく確かめてその上部で結紮しなければ副腎静脈を閉塞してしまいアルドステロンの分泌は観察できない。上手に灌流できた場合には腎臓および副腎全体が瞬時に変色するのでよくわかるが，そうでない場合には，未灌流部分が変色せず腎梗塞をきたしているので，そのような標本は使用しない方がよい。レニンを観察する場合には，遮血によりレニン分泌に多大の変化が生じるので，上腸管膜動脈から腎動脈へとカニューレを挿入しなければならないが，レニンを観察しないのであれば腎動脈の上部で大動脈を結紮後，大動脈に切開を加えて腎動脈へカニューレを挿入してもよいし，腎動脈下部より大動脈へ挿入してもよい。腎臓のみの灌流であれば標本全体を摘出して chamber に移してもよいが，副腎を一緒に灌流する場合には in situ で行った方が副腎の血流が保たれやすいようである。より簡単な方法として，腎動脈からのカニュレーションを行わないで，腹部大動脈から流入用のカニューレを挿入し左右の腎臓と副腎を一括して in situ で灌流する方法もよく用いられている。灌流液としては 5.5 mM ブドウ糖, 0.5％BSA, 4.6％DextranT-70 を含む Krebs-Ringer 重炭酸緩衝液を用いた。95％O_2-5％CO_2 の混合ガスにて bubbling しながら pH を 7.4 に保ち 3.0～4.0 ml/min の液量で flow-through 方式にて灌流した。約 10～15 分の基礎灌流でレニンおよびアルドステロン分泌は安定してくるので，その後に薬物負荷などを行えばよい。レニン活性の測定は市販の RIA キットを用いて行った。以前はレニン基質として両側腎臓摘出後 72 時間を経過したウサギの血漿を用いていたが，現在は rat renin substrate (Bachem, Calif., USA) と灌流液を incubate して測定に供している。アルドステロンも市販の RIA キットにて測定可能である。

文　献

1) 徳盛　豊, 田中　寧, 本田　守, 他：ストレプトゾトシン糖尿病ラットにおけるアルドステロン分泌動態について. 糖尿病 28：801-805, 1985
2) 本田　守, 星野多津枝, 田中　寧, 他：腎・副腎灌流実験を用いた STZ 糖尿病ラットのレニン-アルドステロン分泌. 医学のあゆみ 145：517-518, 1988

(池田　匡)

第Ⅵ章　心，腎，副腎，甲状腺　　　　　　　　総論

3．甲状腺

　Laurbergのイヌを用いた甲状腺灌流実験により，甲状腺からの直接的なホルモン分泌が認められておりその有用性が示唆されているが，現在ではほとんど行われていない。手技的にはやや繁雑であるが，より安価で簡単に行えるラットを用いた甲状腺の灌流方法を確立しているので紹介する。

方　法

　体重250～300 gのウィスター系雄性ラットを用い，ネンブタール腹腔内注射による麻酔下に手術を行った。仰臥位にて四肢および頭部を手術用固定台にしっかりと固定する。ヘパリンを静脈投与した後，頸部皮膚を正中切開し，気管前部の筋肉を縦切開し，気管および甲状腺を露出する。図1に示すように，左右の頸動・静脈を周囲組織より剥離し，頸動脈をできるだけ下部で結紮した後，それより上部で頸動脈に小切開を加え，27 Gの注射針にて作製した流入用カニューレを挿入して，静脈とともに一括して固定し直ちに

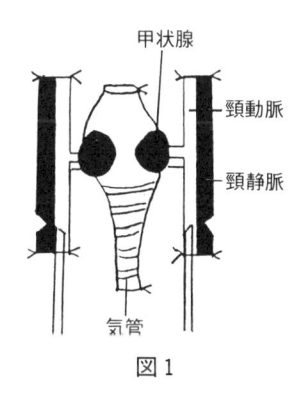

図1

ローラーポンプにて灌流を開始する。頸動脈からのカニューレ挿入がうまく行えない場合には，開胸した後に大動脈弓部を切開して頸動脈にカニューレを挿入する方法を用いてもよい。甲状腺動静脈分岐部より上方において頸動静脈を一緒に結紮し，カニューレ挿入付近で頸静脈に小切開を加え，流出路とした。気管を甲状腺の上方および下方で結紮し，頸動静脈の分枝を数ヵ所で結紮した後に，気管，甲状腺，頸動静脈を周囲組織とともに一括して摘出し恒温槽内のシャーレ内に設置した。われわれは灌流甲状腺の保温や死体の発する悪臭などを考えて甲状腺を摘出したが，もちろん in situ で灌流しても問題はない。この灌流法により副甲状腺も灌流できているので，同時にPTH の分泌動態も観察できる。灌流液としては 5.5 mM ブドウ糖，1.0% BSA, 4.6%Dextran T-70, 1 mU/ml の bovine TSH（Sigma 社）を含む Krebs-Ringer 重炭酸緩衝液を用いた。95%O_2-5%CO_2 の混合ガスにて bubbling させることにより pH を 7.4 に保ち，1.0 ml/min の液量で flow-through 方式により灌流した。採液は 10 分ごとに行い，10 分ごとにシャーレを交換し，シャーレ内の流出液を凍結保存した。流出液中の T_4 は T_4 リアキット（Nuclear-Medical Laboratories, Texas）を用いたが，低濃度測定用に調整して測定した。各論（第Ⅵ章各論 4）に灌流甲状腺からの T_4 分泌を図示するが，本標本で 60 分間にわたって T_4 分泌は持続したので，少なくとも 60 分間は実験に使用可能と考えられた。

文献

1) Laurberg P : Iodothyronine release from the perfused canine thyroid following cessation of stimulation. Rapid decline of triiodothyronines in comparison with thyroxine. J Clin Invest 65 : 488-495, 1980
2) 池田 匡, 本田 守, 久野 悟, 他：ラット甲状腺よりの T_4 分泌. 医学のあゆみ 134 : 379-380, 1985

（池田　匡）

第VI章　心，腎，副腎，甲状腺　　　　　　　　　各論

1. ラット心臓の解糖とグルコース酸化

　ミトコンドリアに富む心筋は骨格筋に比べ赤色筋としての性格がはるかに強い。酸素が提供され，仕事の負荷がかからぬ場合，エネルギー産生は嫌気的解糖よりも脂肪酸とグルコースの酸化に依存する。仕事の負荷がかかった場合や酸素供給が不足した場合には骨格筋と同様に嫌気的解糖が促進される（パスツール効果）。^{14}C-グルコースの酸化と無酸素での解糖を観察する実験を紹介する。

材料と装置

　160 g のウィスター系雄性ラットを用いた。灌流液は Krebs-Ringer 重炭酸液に 5 mM グルコース，2％ウシ血清アルブミン，20 mM HEPES を添加し，NaOH 液で pH 7.4 に調整したものを用いた。酸化実験では灌流液には種々の濃度のインスリンと $0.5\,\mu Ci/ml$ の [1-^{14}C]-glucose を添加した。図1に示したようなガラス製の連珠型ガス交換器を依頼作成した。CO_2 捕捉ウェルは小さなガラス製容器をステンレス線でシリコン栓につり下げた物である。ウェルの中に 1×4 cm 大のガラス線維濾紙を丸めて入れ，メタノールで4倍に希釈した β-フェネチルアミンの $200\,\mu l$ を滲み込ませた。ガス交換器内に 100％O_2 を満たし，心臓用のカニューレとチューブはシリコン栓を貫通させておく。

実　　験（図1）

　ラットをペントバルビタール麻酔下に開胸し，大動脈に切開を加える。ステンレス注射針をカットしたカニューレを挿入し，先端が大動脈起始部になる位置で結紮し，心臓を切り出す。酸素化した灌流液で 10 分間の洗い灌流

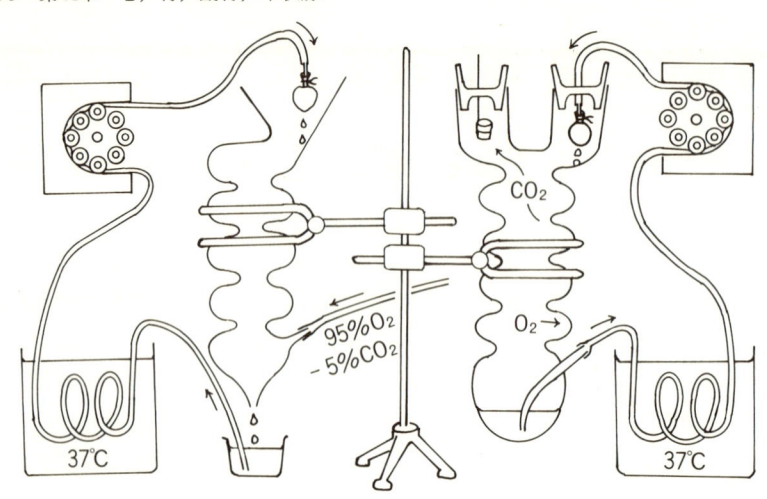

図1　灌流装置

左側がガス吹き流し用で，右側はCO_2捕捉用である。チューブを温水に通し灌流液を加温した。

を行う。ガス交換器に95%O_2-5%CO_2ガスまたは100%N_2ガスを吹き流し，この上に心臓をつり下げる。10 mlの灌流液を30分間循環し，灌流液のグルコースと乳酸の濃度を測定する。グルコース酸化実験では心臓をつり下げたシリコン栓をガス交換器にはめ込む。ガス交換器の底部に溜めた^{14}C-glucoseを含む10 mlの灌流液を30分間循環させポンプを止める。水に溶けたCO_2を遊離するため25%硫酸3 mlをシリコン栓を穿刺した注射針を通して心臓とガラス壁に掛けながら注入する。ガス交換器を横に倒して30分間静置しCO_2をウェルに捕捉する。ガラス線維濾紙を取り出し，トルエン系シンチレーターに入れ，液体シンチレーションカウンターで$^{14}CO_2$の放射活性を測定する。

結　果

　無酸素灌流では有酸素灌流に比べグルコース取り込みと乳酸生成が2倍に増加した（図2）。インスリンは用量依存性にグルコース酸化を促進した（図3）。

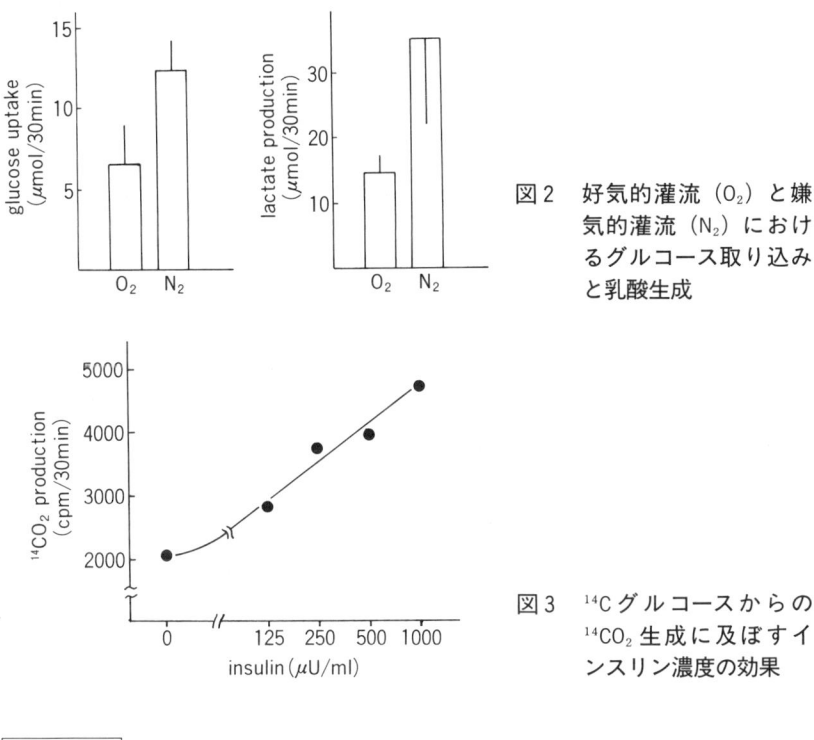

図2 好気的灌流（O_2）と嫌気的灌流（N_2）におけるグルコース取り込みと乳酸生成

図3 ^{14}Cグルコースからの$^{14}CO_2$生成に及ぼすインスリン濃度の効果

応　用

$^{14}CO_2$を集めるため筆者は特別なガス交換器を使ったが，連珠型のガス交換部分がなくても同様の実験結果が得られると思われる。市販のフラスコ等を密閉したような装置を考案するとよい。この実験系では^{14}C-パルミチン酸や^{14}C-β-ヒドロキシ酪酸の活発な酸化も観察される。

文　献

1) Mokuda O, Sakamoto Y, Ikeda T, Masiba H：Effects of anoxia and low free fatty acid on myocardial energy metabolism in streptozotocin-diabetic rats. Ann Nutr Metab 34：259-265, 1990

（茂久田　修）

第VI章　心，腎，副腎，甲状腺　　　　各論

2. 腎臓からのレニン分泌

　総論（第VI章）で述べたように，ラット腎臓の灌流によりレニン分泌が経時的に観察可能であり，各種病態における腎臓からの直接的レニン分泌や薬物の直接作用を検討することが可能である．

方　法

　ネンブタール腹腔内注射による麻酔下に開腹し，第VI章総論2.腎臓，副腎の図1に示したように，上腸管膜動脈に小切開を加え流入用カテーテルを腹部大動脈を経て右腎動脈に挿入し（腎のみの灌流の場合には副腎動脈の分岐にはまったく気を使う必要がないので腎臓近くまで十分挿入する）ポンプによる送液を開始する．上腸管膜動脈と右腎動脈が腹部大動脈を通じてほぼ一直線のときは，カニューレの挿入が比較的容易であるが，かなり段差のあることもありその場合にはカニューレ挿入がやや困難となるので，このことを十分に留意して両動脈の位置確認をしておく必要がある．肝臓直下で下大静脈を結紮し，左腎静脈より下部に流出用カニューレを挿入固定する．総論（第VI章）でも述べたが上手に灌流できたときには腎臓全体が瞬時に変色するが，そうでない場合には未灌流部分が変色せず腎梗塞をきたしているので，そのような標本は使用しない方がよい．腎臓を摘出してchamberに移すが，このとき腎臓を傷つけないように周辺組織をやや多めに含めて摘出するほうがよい．灌流液としては，5.5 mMブドウ糖，0.5%BSA，4.6%DextranT-70を含むKrebs-Ringer重炭酸緩衝液を用いた．95%O_2-5%CO_2の混合ガスにてbubblingしながらpHを7.4に保ち3.0〜4.0 ml/minの液量でflow-through方式にて灌流した．レニン活性の測定は市販のRIAキットを用いて行った．

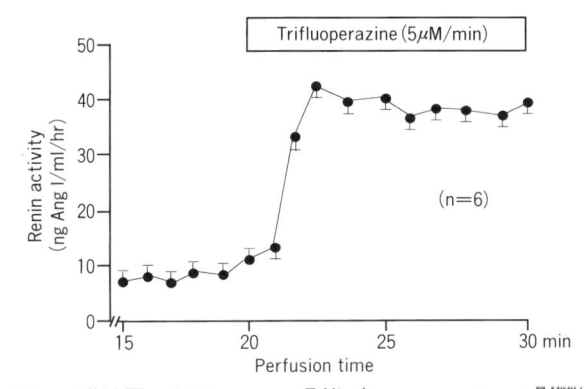

図1 灌流腎におけるレニン分泌（Trifluoperazine の影響）

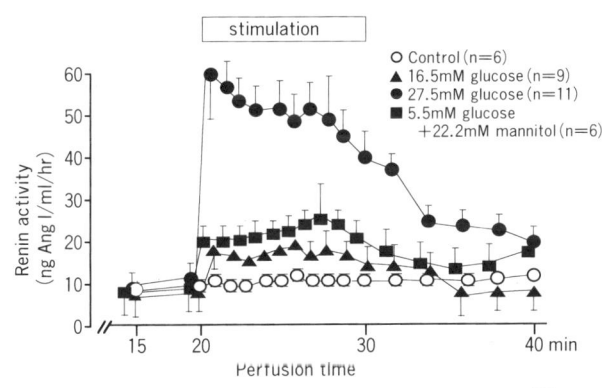

図2 灌流腎におけるレニン分泌（ブドウ糖の影響）

結　果

図1にトリフルオペラジンのレニン分泌に及ぼす影響を示す。この実験ではレニン基質として両側腎臓摘出後72時間を経過したウサギの血漿を用いてレニン活性を測定した。また図2にはブドウ糖のレニン分泌に及ぼす影響を示しているが，この実験では rat renin substrate (Bachem, Calif., USA) を用いてレニン活性を測定した。両図からも明らかなようにトリフルオペラジンもブドウ糖もいずれも直接的にレニン分泌を刺激しているのがよくわか

る．その他，灌流圧の低下などによってもレニン分泌が促進されることを認めている．

文　献

1) 徳盛　豊, 茂久田修, 浜崎尚文, 他：摘出腎灌流実験における2相性renin分泌について. 医学のあゆみ 121：79-80, 1982
2) Tokumori Y, Kurahashi A, Murakami I, et al：Biphasic renin release from perfused rat kidney. Horm Metab Res 15：310-311, 1983
3) Ikeda T, Ochi H：Glucose stimulates renin secretion via adrenergic mechanisms in the rat. Life Sci 62：1999-2004, 1998

〔池田　匡〕

第VI章　心, 腎, 副腎, 甲状腺　　　　　　　　　各論

3. 腎臓からの尿中 NAG 分泌

　腎臓近位尿細管に存在する酵素 N-acetyl-β-D-glucosaminidase (NAG) は薬物による腎障害や糖尿病腎症のよい指標となる。そこで，灌流腎における尿中 NAG 排泄について検討した。

方　法

　第VI章各論 2．腎臓からのレニン分泌で述べた腎灌流と同じ方法によって行った。レニン分泌を観察する場合には，遮血によりレニン分泌に多大の変化が生じるので，上腸管膜動脈よりカニューレを挿入しなければならないが，本実験ではレニンの観察が主目的ではないので，腎動脈の上部で大動脈を結紮した後，右腎動脈分岐部付近で大動脈に切開を加え，そこから腎動脈に流入用カニューレを挿入した。灌流液としては 5.5 mM ブドウ糖，0.5% BSA，4.6%Dextran T-70 を含む Krebs-Ringer 重炭酸緩衝液を用いた。95%O_2-5%CO_2の混合ガスにて bubbling しながら pH を 7.4 に保ち 3.0〜4.0 ml/min の液量とし flow-through 方式にて灌流した。

採　尿

　腎臓の灌流に取り掛かる前に採尿用のカニューレを尿管に挿入する必要がある。まず右尿管を周囲組織と剥離するが，あまり丁寧に剥離するとカニューレを挿入しようとするときに尿管がよく動いて挿入しづらいので，尿管の前方と側方のみの結合組織を剥離し，後方には固定されているといった状態の方がチューブの挿入が容易である。腎盂より 2 cm ぐらい下部で尿管表面に血管のないところを選び，はさみにて小切開を加える。上手に切開されたときは，尿管から滲む程度の出血がみられるのでよくわかる（出血が見

表1 灌流腎における尿中NAG活性

灌流液	尿中NAG活性
5.5 mM ブドウ糖	0.5±0.1 mU/40 min
16.7 mM ブドウ糖	2.9±1.3 mU/40 min*
5.5 mM ブドウ糖 ＋11 mM マンニトール	0.6±0.2 mU/40 min

*$p<0.01$

られない場合はうまく切開できておらず挿入に失敗することが多い)。切開部位から腎盂へ向けてポリエチレンチューブ (1 French scale) を挿入し固定する。うまく挿入できれば,直ちにチューブより尿の流出がみられる。なおチューブの先端には45°程度の角度をつけておくと挿入しやすい。この実験系では尿量は20〜25 μl/min であった。またわれわれは腎臓を摘出してchamber に移したが,操作中にカニューレが抜けたり,尿の流出が止まったりすることもあるので慣れないうちは in situ で実験を行った方が無難である。なお尿中NAG活性の測定はMCP-NAG法にて行った。

結　果

表1に示すようにマンニトールによる高浸透圧刺激では尿中NAG活性は変化しなかったが,16.7 mM ブドウ糖刺激では有意に増加がみられた。

文　献

1) 池田　匡,本田　守,竹内龍男,他:ラット灌流腎よりの尿中 N-acetyl-β-D-glucosaminidase 活性－灌流液ブドウ糖濃度の影響－. 糖尿病 31:513-515, 1988

(池田　匡)

第VI章　心，腎，副腎，甲状腺　　　　　　　　　各論

4．腎臓におけるホルモン代謝
（T_4 から T_3 への転換）

　肝臓の灌流実験の項（第I章各論7）でも述べたが，甲状腺から分泌されたサイロキシンは肝臓，腎臓などの末梢臓器で T_4-5'-deiodinase により脱ヨードされ T_3 および reverse T_3 (rT_3) へと転換される。そこで腎臓におけるサイロキシンの転換を検討するために，糖尿病ラットの腎臓を用いた灌流実験ならびに T_4 から T_3 への転換に及ぼす TSH の直接作用を観察した。

方　法

　体重約180gのウィスター系雄性ラットを用いて，ストレプトゾトシンの腹腔内注射により糖尿病ラットを作製した。ネンブタール腹腔内注射による麻酔下に，総論（第VI章総論2）で述べた方法で腎臓の灌流標本を作製した。5.5mMブドウ糖，0.5%BSA，4.6%DextranT-70を含んだKrebs-Ringer重炭酸緩衝液に古くなったヒト赤血球をヘモグロビン濃度を2.5%となるように混合したものを灌流液として用いた。灌流液はスターラーでゆっくりと撹拌しながら，95%O_2-5%CO_2の混合ガスを bubbling することによりpHを7.4に保ち，4.0ml/minの液量で flow-through 方式にて灌流した。15分間の基礎灌流後，T_4（Sigma社）を6μg/dlの濃度にて添加し30分間灌流した。灌流後の腎臓はエタノールでホモジナイズし T_4，T_3，および rT_3 を抽出して測定した。bovine TSH（Sigma社）は125，250μU/ml の濃度で添加した。

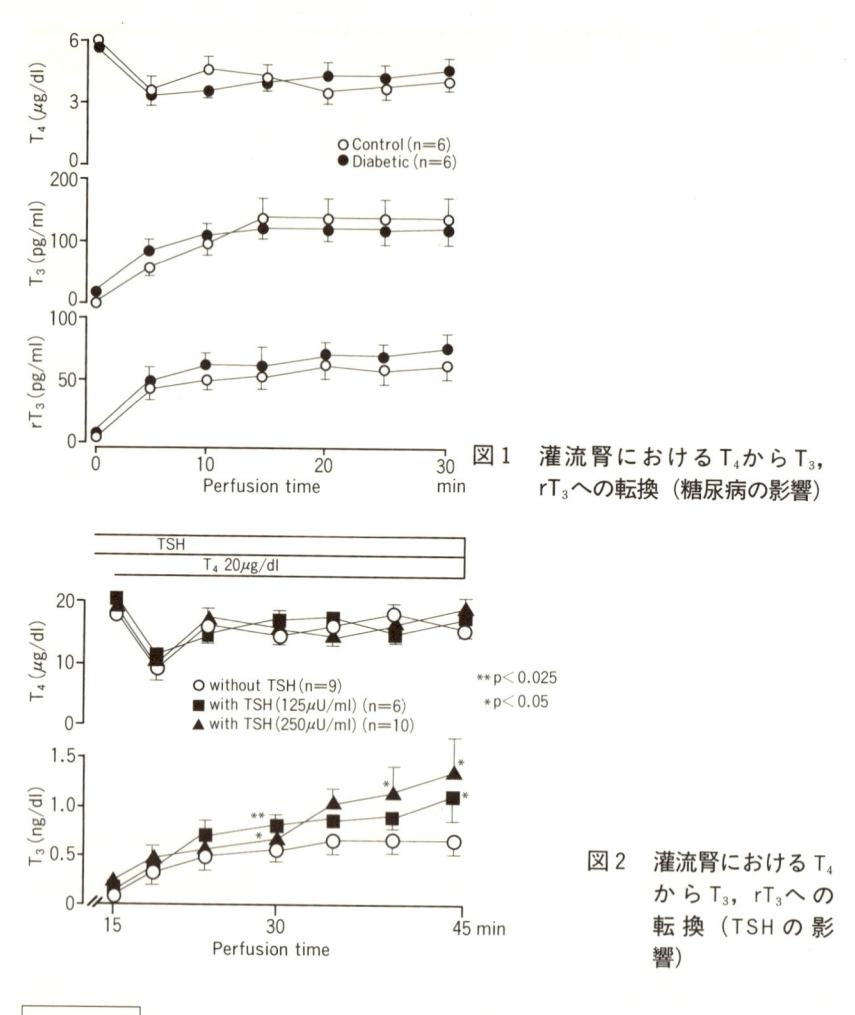

図1 灌流腎におけるT_4からT_3, rT_3への転換（糖尿病の影響）

図2 灌流腎におけるT_4からT_3, rT_3への転換（TSHの影響）

結　果

　図1のように，腎臓におけるT_4の取り込みは最初の5分間が最大であり以後少しずつ減少する傾向にあった。T_3の放出も5分から観察され以後30分間にわたり増加した。rT_3も5分から放出され以後増加し20分でほぼ一定の値となった。糖尿病ラットにおいてはT_3, rT_3の放出は対照ラットとほとんど同様で変化がみられなかった。また図2にみられるように125およ

び 250 μU/ml の TSH 添加により T_4 から T_3 への転換は有意に促進された。

　肝臓の項（第 I 章各論 7 ）でも述べたが，赤血球を含まない灌流液を使用しても得られる結果に大きな違いはみられない。赤血球はあくまで酸素の運搬体であるので，灌流液量などを調節することにより赤血球を含まない灌流液であっても十分利用できる。

文　献

1) Ikeda T, Ito Y, Murakami I, et al : Effect of diabetes on triiodothyronine and reverse triiodothyronine production in the perfused rat liver and kidney. Diabetes 34 : 647-652, 1985

2) Ikeda T, Honda M, Murakami I, et al : Effect of TSH on conversion of T_4 to T_3 in perfused rat kidney. Metabolism 34 : 1057-1060, 1985

（池田　匡）

第VI章　心，腎，副腎，甲状腺　　　　　　　　　　　　　各論

5. 腎臓，副腎からのアルドステロン分泌

総論（第VI章総論2）でも述べたようにラット腎臓，副腎の灌流によりレニン，アルドステロンの分泌が観察可能であり，各種病態あるいは薬物の直接作用が検討可能である。

方　法

腎臓，副腎灌流の方法については総論（第VI章総論2）を参考にされたい。副腎灌流だけが目的で腎臓を必要としない場合には，腎門部で腎動・静脈を結紮してもよいが，腎臓を含めて一緒に灌流を行った方がアルドステロン分泌の結果が安定するので，腎臓と副腎の同時灌流を推奨したい。副腎だけの灌流を用いた実験では，灌流液として 5.5 mM ブドウ糖，0.5%BSA，4.6%DextranT-70 を含む Krebs-Ringer 重炭酸緩衝液を用い，95%O_2 - 5%CO_2 の混合ガスにて bubbling しながら pH を 7.4 に保ち，灌流液量を 3.0 ml/min で flow-through 方式にて in situ で灌流した。灌流開始後ほぼ 10〜15 分でレニンおよびアルドステロン分泌は安定してくるので，その後に薬物負荷などを行えばよい。レニン活性についてはさきに述べた方法で，アルドステロンの測定は市販の RIA キットを用いて行った。

結　果

図1に副腎のみを灌流した実験系におけるアルドステロン分泌を示すが，ストレプトゾトシン投与後2週間を経過した糖尿病ラットにおいて，ACTH（1000 pg/ml）刺激に対するアルドステロン分泌には有意な変化がみられなかった。図2には腎臓，副腎灌流におけるレニン，アルドステロン分泌を示すが，ストレプトゾトシン投与後4〜6週間を経過した糖尿病ラッ

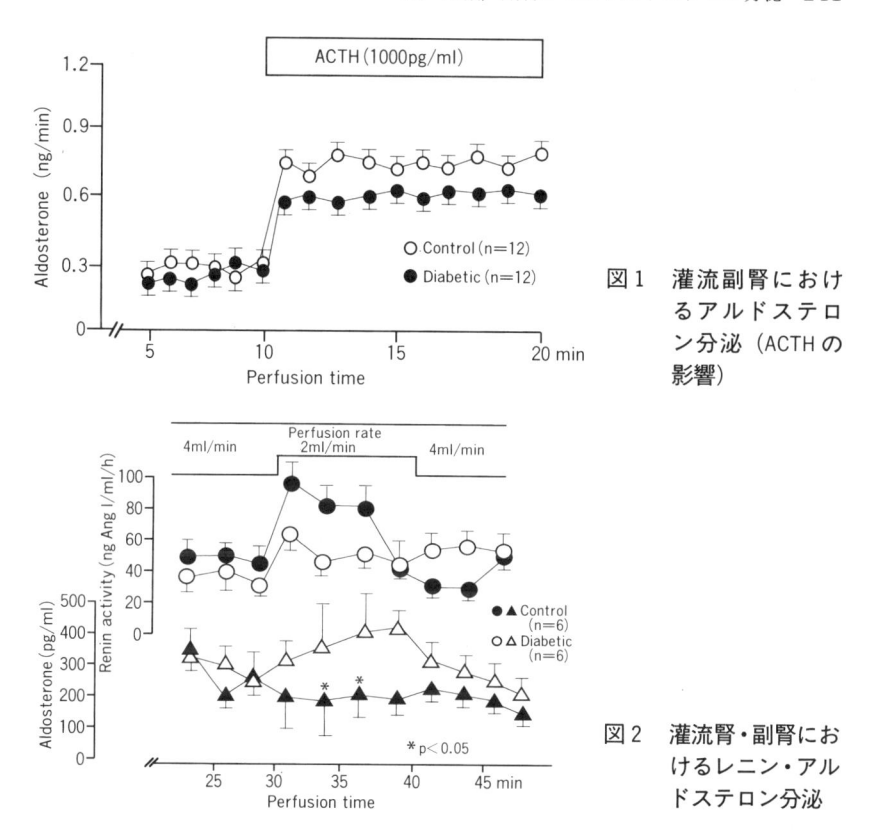

図1 灌流副腎におけるアルドステロン分泌（ACTHの影響）

図2 灌流腎・副腎におけるレニン・アルドステロン分泌

トにおいて，灌流圧低下によるレニン分泌には差がみられなかったが，アルドステロン分泌反応は糖尿病ラットにおいて有意に低下していた．

文　献

1) 徳盛　豊, 田中　寧, 本田　守, 他：ストレプトゾトシン糖尿病ラットにおけるアルドステロン分泌動態について. 糖尿病 28：801-805, 1985
2) 本田　守, 星野多津枝, 田中　寧, 他：腎・副腎灌流実験を用いた STZ 糖尿病ラットのレニン—アルドステロン分泌. 医学のあゆみ 145：517-518, 1988

(池田　匡)

第VI章　心，腎，副腎，甲状腺　　　　　　　　　　　　　　　各論

6. モルモット副腎
ACTHによるコルチゾール分泌

　コルチコステロン産生動物のラットに対し，モルモットの主要なグルココルチコイドはヒトと同じくコルチゾールである。さらにモルモットは高い血中コルチゾール濃度を示す。モルモットでは副腎が腎に密着しているので，大動脈から送液し，腎と副腎を一塊に灌流すると，コルチゾールの分泌が観察できる[1]。

材　料

　6〜8週齢のハートレー系のモルモットで，オスでもメスでもよい。動脈カニューレは医療用の18Gのプラスチック留置針を，静脈カニューレは外径2 mmのポリエチレンチューブの先端を斜めに切ったものを用いる。合成ACTHはコートロイシン注®（オルガノン，第一製薬）を，コルチゾールの測定には栄研からRIAキットを購入した。2％デキストランT-70，0.2％ウシ血清アルブミン，5 mMグルコースを含むKrebs-Ringer重炭酸液を95％O_2-5％CO_2ガスと平衡させたものを灌流液とした。

標　本（図1）

　エーテルまたはハロタンで麻酔する。
①開腹，開胸し，胸部大動脈に切開を加え，カニューレを挿入する。カニューレの先端が腎の高さのあたりになる位置で結紮し，送液を開始する。
②直腸を離断する。腹腔動脈と腸間膜動脈が走行している索状物を結紮切

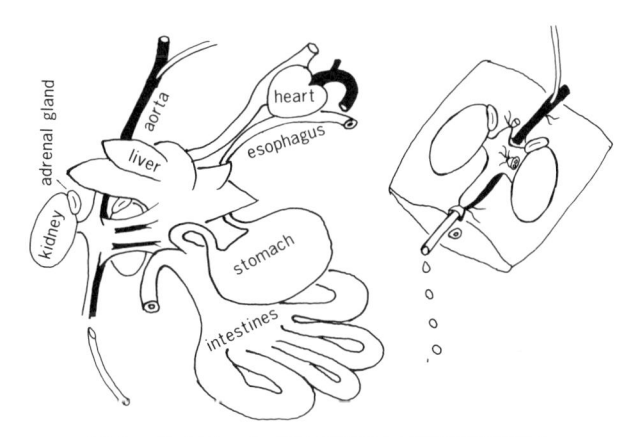

図1 モルモット内臓の解剖と腎副腎灌流標本

断する。胃と全腸管をはねのける。
③副腎と肝の間で、下大静脈を結紮する。心、肺、食道、横隔膜、肝、胃、腸を一塊に切除する。
④下大静脈の腎から離れたところを結紮し、膨らんだ下大静脈に切開を加えカニューレを挿入する。腹部大動脈とともに結紮する。
⑤両側の腎、副腎を脊椎ごと切り出し保温箱に収める。

実験と結果 （図2）

灌流速度は 7 ml/min で、5分ごとに分画採液した。生体内の ACTH の影響が強く残っているようで、20分以上の前灌流を行わないと基礎分泌の値が安定しない。100 ng/ml の ACTH を添加するとコルチゾールは上昇し、約20分で頂値に達した。

留意点と応用

モルモットの大動脈は非常に脆弱なので、金属カニューレや先端の鋭角なプラスチックカニューレでは容易に破裂する。下大静脈が腎の末梢で2連銃

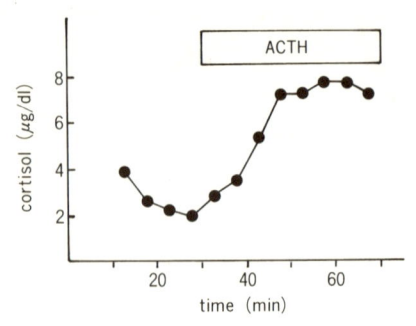

図2　ACTHによるコルチゾール分泌

様に重複する破格がしばしばみられる。この場合，どちらか一方にカニューレを入れて採液すればデータに変わりはない。この実験のコルチゾールの基礎値は 1～2 μg/dl 前後と低い。そのため筆者はラジオイムノアッセイに際して，サンプル量を血清の場合の 2～3 倍に増やし，第一抗体を加えた後のインキュベーションを 4℃で 24～72 時間と長くしている。この実験系では in vivo に比べ ACTH へのコルチゾールの反応が遅延しているようである。筆者らは灌流液に副腎皮質ホルモンを加えると ACTH への反応が鋭敏化することを報告した[2]。この灌流標本ではコルチゾールの他に，アルドステロン分泌，レニン分泌も観察できる[3]。

文　献

1) Mokuda O, Sakamoto Y, Kawagoe R, Ubukata E: Epinephrine augments cortisol secretion from isolated perfused adrenal glands of guinea-pigs. Am J physiol 262: E 806-E 809, 1992

2) Mokuda O, Ubukata E, Sakamoto Y: Glucocorticoids potentiate effect of ACTH on cortisol secretion in isolated perfused guinea-pig adrenal glands. Exp Clin Endocrinol Diabetes 105: 119-121, 1997

3) Hu H-Y, Mokuda O, Sakamoto Y, Shimizu N: Direct effect of ACTH on renin release in isolated perfused guinea-pig kidneys with adrenal glands. Acta Endocrinol 127: 142-145, 1992

（茂久田　修）

第VI章　心，腎，副腎，甲状腺　　　　　　　　　　各論

7．甲状腺からのT_4分泌

　総論（第VI章総論3）で述べた手技とほぼ同様に灌流したが，異なる点は，呼吸運動によって頸部の手術操作がやや難しくなることから，まず開胸し胸骨を取り除き200Uのヘパリンを注入した後，心臓に切開を加え放血死に至らした後に以下の手術を行ったという点である。頸部を切り開き気管前部の筋肉を縦切開し，気管および甲状腺を露出し，左右の頸動・静脈を周囲組織より剝離した。両頸動脈に小切開を加え，流入用カニューレを挿入して灌流を開始したが，心臓切開による死亡から両頸動脈カニューレ挿入まで約2分で行った。甲状腺動静脈分岐部より上方において頸動静脈を一緒に結紮し，カニューレ挿入付近で頸静脈に小切開を加え流出路とした。気管を甲状腺の上方および下方で結紮し，頸動静脈の分枝を数ヵ所で結紮した後に，気管，甲状腺，頸動静脈を *en bloc* に摘出し恒温槽内のシャーレ内に設置した。灌流液には1 mU/mlのbovine TSH（Sigma社）を含むものと，TSHを含まないもの2種類のものを使用した。流出液中のT_4はT_4リアキット（Nuclear-Medical Laboratories, Texas）を用いたが，低濃度測定用に調整して測定した。

結　果

　図1に示すようにTSHを含まない灌流液で灌流した場合は流出液中にはほとんどT_4が認められなかった。TSHを含む灌流液で灌流した場合には，灌流直後からT_4分泌が認められ，それは60分間にわたって持続した。このことから，本灌流系は少なくとも60分間は実験に使用可能と考えられる。なおこの実験系では流出液中のT_3濃度は測定感度以下で検出できなかった。

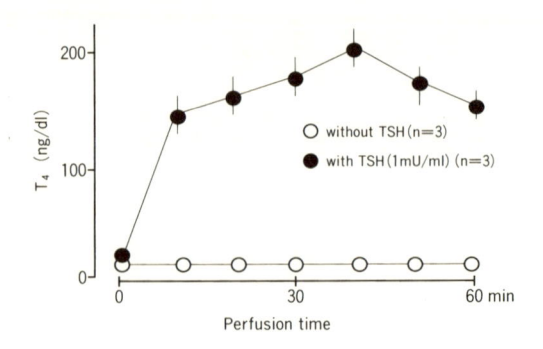

図1　灌流甲状腺におけるT_4分泌

文　献

1) 池田　匡, 本田　守, 久野　悟, 他：ラット甲状腺よりのT_4分泌. 医学のあゆみ 134：379-380, 1985

（池田　　匡）

和文索引

あ

アクチビン A　43
アセチルコリン（ACh）　95, 122, 124, 161
アトロピン　99, 101
アミノ酸　84, 117
アミノ酸刺激　85
アミラーゼ　191
アミラーゼ分泌　186
アラニン　84
アルギニン　75, 122, 125, 126, 135, 158, 159, 160
アルギニン刺激　122, 155, 156
アルドステロン　240
アンギオテンシン II　45
アンモニア　29
α_1 アドレナージックアゴニスト　50
α_2 アドレナージックアゴニスト　50
α_2 遮断薬　90
α_2 受容体　89, 90
α_1 受容体　90
α_{2A} 受容体　93
α_2 受容体刺激　90, 93
α 受容体刺激　90
α_1 選択的刺激　90
α_{2B} 選択的遮断薬　90

い

インクレチン　197
インクレチン作用　107
インスリン　89, 121, 125, 132, 135, 136, 141, 155, 156, 190, 209, 211, 213, 213, 214, 215, 216, 217, 218, 219, 220, 230
インスリン抗体　140, 142
インスリン作用　6, 15
インスリン抵抗性　144, 145
インスリン非依存型糖尿病（NIDDM）　116, 117
インスリン（IRI）分泌　70, 71, 72, 74, 75, 76, 77, 79, 83, 84, 85, 86, 87, 88, 89, 91, 93, 100, 101, 107, 109, 110, 111, 116, 117, 118, 119, 120, 128, 129, 134, 136, 137, 142, 144, 145, 146, 147, 148, 149, 151, 152, 153, 155, 156, 157, 158, 159, 160, 167, 168, 169
in situ 方式　1
IRI 分泌　100, 122
IRG 分泌　100, 101, 122, 124
isolated 方式　1

う

ウワバイン 202

え

エタノール 23,56
エピネフリン 8
ATP感受性K^+チャンネル 120
ATP感受性カリウムチャネル
  (K_{ATP}チャネル) 79
A細胞 138,142
fa/faラット 159
Langendorff式 223
Lグルタミン 84
Streptozotocin糖尿病 213
Streptozotocin糖尿病ラット 217
STZラット 91,92,93
STZ糖尿病 95,121
STZ糖尿病ラット 95,96,102,
  121,122,124,126
SU剤 111,117,120

お

オルニチン 32
オレイン酸 27
OLETFラット 149

か

回腸 201,205
ガストリン 194
カテコラミン 127,130,131
カテコラミン分泌 128
ガラクトース 198
カリウム分泌 79
カルシウム(Ca^{2+}) 16
カルシウム分泌 79
カルシウムチャネル(VDCC) 79
カルバミールコリン 161
肝zonation 3,52
灌流ポンプ 70
肝類洞 56

き

逆灌流 64
逆行性肝灌流 53
逆行性灌流 189,190
逆行性膵灌流 187,191

く

空腸,回腸 197
クエン酸 60
グリコーゲン分解 15,39,43,127
グリセルアルデヒド 70
グルカゴン 8,12,23,50,53,107,

108, 128, 135, 136, 190
グルカゴン（IRG）分泌 74, 75,
　76, 84, 89, 90, 92, 93, 95, 100, 101,
　107, 109, 110, 121, 122, 123, 124,
　125, 126, 127, 128, 129, 130, 131,
　132, 134, 136, 137, 138, 140, 141,
　142, 153, 155, 156
グルコース（ブドウ糖） 70, 91, 92,
　96, 118, 119, 120, 128, 131, 155,
　159, 167, 167, 188, 189, 198, 233
グルコース吸収 201
グルコース酸化 229
グルコース濃度 95, 96

け

血小板活性化因子 39
血中アミノ酸 84
ケトン体 25, 221, 222
嫌気的解糖 229

こ

抗イスリン抗体 141
高グルコース 97, 98, 99, 100, 101,
　122
高果糖食 144
交換 64
交感神経 89, 127
交感神経刺激 104, 106
甲状腺ホルモン 33

コバルト（Co^{2+}） 16
コルチゾール 242

さ

サイロキシン（T_4） 36, 237, 245
酸素消費 53
酸素消費量 39

し

視床下部 127
自動制御システム 71
シベンゾリン 115, 116
脂肪酸 210, 217
順行性肝灌流 53
順行性灌流 187, 190
消化管運動 206
上腸間膜動脈 64, 105, 166
自律神経 89
神経刺激 106
腎動脈 105
GK ラット 82

す

膵D細胞 134
膵β細胞 70
膵液分泌 172
スーパーオキサイドアニオン 56
ステアリン酸 86

す

ストレプトゾトシン（STZ）　221, 240
ストレプトゾトシン（STZ）糖尿病　95, 121

せ

セクレチン　50, 161, 165, 172, 173, 179
セルレイン　161, 165

そ

ソマトスタチン　134, 135, 136, 188, 189
ソマトスタチン分泌　74, 76, 134, 136

た

胆汁分泌　49
蛋白分解酵素阻害剤　84

ち

チアミン　146, 147
チアミン欠乏　146, 148
チトクロームc　56
中心静脈域　52
長鎖遊離脂肪酸　86
チロシン　84

て

低グルコース　97, 98, 99, 100, 101, 121, 122, 124, 125, 127, 128, 129, 130, 131, 132
定圧方式　3
低血糖　95, 213
定速方式　3
電気刺激　103
D細胞　138

と

糖原分解　15
糖新生　22, 53
糖尿病ラット　215, 222
トリフルオペラジン　233
トリヨードサイロニン（T_3）　36, 237

な

内臓神経刺激　105

に

乳酸　22, 53
尿管　235
尿素　29

索引 **251**

の

ノルアドレナリン（NA） 102, 122, 124
ノルエピネフリン 132

は

パッチクランプ法 79, 80, 112
パルチミン酸 86, 87, 209, 210, 215, 216

ひ

非選択的 β 刺激薬 91
B, A, D 細胞 64
B, A, D 細胞相関 138
B 細胞 142
PP 細胞 64, 139

ふ

フェニールアラニン 84
腹腔動脈 64, 105, 166
副交感神経 64, 95
ブドウ糖 76, 84, 209, 210, 211, 213, 214, 215, 216, 217, 218, 219, 220, 233
フルクトース 60
プロスタグランディン（Prostaglandin） 39
プロスタノイド 39
フロリジン 202
flowthrough 方式 2

へ

β-hydroxybutyrate 25
β_2 刺激薬 91
β 遮断薬 91
β 受容体 89

ま

マンニトール 236

め

迷走神経 103
迷走神経刺激 105, 106
メチルグルコース 198

も

モチリン（motilin） 205
門脈 64, 74, 84
門脈域 52

ゆ

遊離脂肪酸（FFA） 27, 60, 86,

158, 214, 216, 217, 218, 219
遊離膵腺房　180

ら

ランタヌム（La^{3+}）　16
ラ島　64
Langendorff 式　223

り

リバーストリヨードサイロニン

（rT_3）　36, 237
リビチウム　208
recirculation 方式　2

れ

レニン活性　232
レプチン　6, 157, 158, 159, 160

ろ

ロイシン　84

欧文索引

A

A-4166　117,119,120
acetoacetate　25
acetylcholine　95,96,98,99,101,
　102,122,124,126
ACTH　240,242
approtinin　84
arginine　160
ATP　112,79,81,82

C

Ca^{2+}　16
CCK　161,165,167,168,169,184
CCK 8　169,185
CCK-PZ　172
cholecystokinin　175
clonidine　90
Co^{2+}　16
cyclic AMP　13

F

FFA　86,87,159

G

GABA　75
GIP　107,109,110,194,197
GLP-1　109,110,194,197,201
GRF　107,110

I

IGF-I　33

K

KAD-1229　119,120
K_{ATP}チャネル　79,81,82,111,112,
　113,114,115,116,118

L

La^{3+}　16
Love-Tachibana model　171

M

methoxamine　90
motilin　205

254 索 引

N

NAG 235
NIDDM 116, 117
noradrenaline (norepinephrine)
　90, 122, 124, 126

O

OLETF 149, 150, 152

P

phenylephrine 90

R

rT_3 36, 237

S

streptozotocin 89, 208

SU 117

T

T_3 36
T_4 245
TSH 237, 245

V

VDCC 79, 81, 82, 83
VIP 205

W

WBN/Kob rat 153, 156

Z

Zucker fatty rat 153, 155

ⓒ 2000	第1版発行　平成12年3月11日	

臓器灌流実験講座　　　　定価（本体 4,300 円＋税）
　　　　　　　　　　　　　　書籍小包送料 ¥310

　　　　　　　　　　　　　臓器灌流研究会　編

検印
省略

　　　　　　　　発行者　　服　部　秀　夫
　　　　　　　　発行所　　株式会社　新興医学出版社
　　　　　　　　　　〒 113-0033 東京都文京区本郷 6-26-8
　　　　　　　　　　　　電　話　03（3816）2853
　　　　　　　　　　　　FAX　　03（3816）2895

印刷　株式会社春恒社　　　　　振替口座　東京　00120-8-191625
　　　　ISBN 4-88002-420-1

Ⓡ 本書の全部または一部を無断で複写複製（コピー）することは，著作権法上での例外を除き，禁じられています。本書からの複製を希望される場合は，日本複写権センター（03-3269-5784）にご連絡下さい。